世紀之疫

Coronavirus Disease 2019

COVID-19

CONTENTS

PART II

黯黑之城

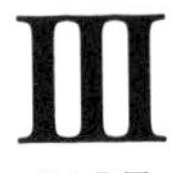

PART

尋找方舟

CONTENTS

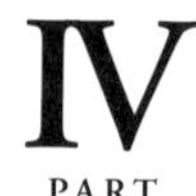

PART IV

這是戰爭

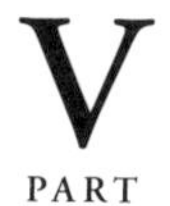

PART V

全員台灣隊

PART VI

一個新世界

CONTENTS

文／楊惠君

序曲　大疫之下的歷史守門任務

——不只尋找遏止之道，更論證防疫的理路

一百零五歲的人瑞潘尼亞（José Ameal Peña），是一九一八年西班牙流感大流行下的倖存者，他四歲時曾染病，居住的西班牙小村莊盧阿爾卡（Luarca），兩千人口裡有四分之一人因而喪命。年幼的他，倚在家裡窗前，反覆看見的是送葬出殯的隊伍。潘尼亞沒想到，他的人生，會第二次見到這樣慘烈的景象。

大疫病，對全體世界、甚至個人生命的撞擊，並不如以為的罕見。但為維護社會在可控的運行之中，各種人為與政治性干預，而忽視、壓制、遺忘，才令僥倖成當然，以為災禍只是偶發。

一百年前，世界處於一次大戰，交戰國嚴格控管媒體報導，身為中立的西班牙，是唯一大幅報導疫情的國家，卻陰錯陽差被這場大流行病「冠名」。謬誤的歷史，致這場史上死傷最慘烈的流感「延遲揭露」；直至今日，人們還在破解西班牙流感的各種謎題——真正的源頭、致命的關鍵、實際的傷亡……。

一百年後，與潘尼亞相隔幾代的我們，與他一同經歷另一場世紀之疫——新冠肺炎（COVID-19，又稱武漢肺炎），疫情爆發短短十個月，全球死亡人數即破百萬。數位時代資訊解放，美國約翰霍普金斯大學系統科學與工程中心（Johns Hopkins CSSE）第一時間整合串聯各國資訊，世界各地皆能同步掌握病毒流竄大致的動態與傷害；但世界尚不和平，歷來傳染病大流行獲得必須跨國合作、彼此同理的教訓，從未實踐。站在媒體前線，我們格外警醒，面對歷史守門任務，看守的不只是防疫成果，更是亂局強風下仍不可忘卻為文明走向定錨。

三百多天、逾百篇報導，從台灣到世界、從病毒解碼到社會人文、從防疫政策到國際情勢、從傳染病史到即時病例，透過科學的指引、歷史脈絡、當事者心聲，《報導者》團隊進行跨國採訪，建構多元敘事，發出近百篇的深入報導，從中集結成本書，記錄這場疫情將世界撞離軌道的完整路徑，每一篇報導，都是歷史的草稿與時代的證詞。

傳染病是最無情、也最客觀的體檢，檢驗行政效能、科學根基、人民素養，讓我們了解人、社會、城市、國家的體質。

我們直探疫情核爆點的現場，有中國、歐美跨國的第一手解析及採訪。突破第一個圍城的中國武漢，採訪方艙醫院裡掙扎的確診患者；專訪加拿大公民實驗室（Citizen Lab）、中國「武漢人間」資料庫管理者，掌握中國兩大社交平台YY、微信上被封鎖的五百六十一個關鍵字，以及超過一千三百條武漢民眾的求助訊息。本次疫情被認為戳破中國大國崛起的幻想，暴露中共威權治理的問題，在地觀察家由李文亮醫師之死掀起六四以來最大規模的民眾自發性悼念，看見徵兆。

我們越洋採訪歐美第一個大規模封城的義大利重症病房醫師、歷史學家與心理學家，由他們的煎熬、焦慮與省悟，了解為何最富裕、醫療發展最進步的北部倫巴底地區（Lombardy）受創最深？而在醫療資源、呼吸器嚴重不均下，被迫必須訂出救治順序指引的醫師，每天在判生、判死的無奈抉擇中，看見疫情重災區中引發的集體創傷。

我們梳理歷史脈絡，重新檢視二〇〇三年讓全台如臨厄夜的SARS夢魘，當年因政治凌駕專業令許多無辜的生命犧牲，和平醫院封院畫面傳送世界，成為台灣最不堪的一頁，我們由當年和平三名醫師抗命、行動、書寫不同的生命選擇，思考防疫隔離的康健康政策在人身自由間，如何取得平衡。也由台灣最後一個SARS感染者的P3實驗室技師，親自解開「十七年前實驗室感染事件」之謎，揭露背後體制和政策的鈍化，讓台灣生技發展面臨什麼困境和危機。

我們探究台灣防疫的亮點與盲點，解析台灣防疫體系層層守門與把關的佈建根基，亦披露防疫體系內衛生與消防脫勾的積弊；揭發外籍看護感染底下，醫療體系長年將照護工作外包的風險與危機。

大疫病時代下，個人的經歷與處遇，往往在國家防疫之名下被靜音，標籤化、汙名化形成的社會分裂，比病毒本身的副作用更激烈。我們取得真實親歷者的聲音，訪問鑽石公主號上與病毒交手的當事人、因身分問題被阻絕相會的兩岸家庭與夫妻，拋出的提問是：「我們」、「你們」思維下，勾動出社會潛藏著什麼歧異和矛盾？

● **科學中重要的事情，不是獲得新事實，而是發現新的思考方式。媒體工作亦然。**

一九一八年西班牙流感的大流行之後，牽動近一個世紀世界的走向：因年輕男性大規模傷亡，創造眾多寡孤殘疾，讓公共衛生和社會福利建置；全球大流行凸顯國際合作的重要，聯合國前身國際聯盟（League of Nations）成立衛生組織（Health Organization）；經濟重創與嚴重缺工，促進女性就業、間接提升女權。更不必說，醫療科技的變革，流感疫苗、抗生素、抗病毒藥物的問世。

儘管如此，流感病毒對人類的威脅依然嚴峻，全球每年仍有數百萬人因而喪生，疫苗的保護力仍難突破、提升。人類與病毒是無休止的生存戰爭。

但因疫情拋出的種種試煉，最快速有效率阻絕病毒的手段，或許並非就是最佳解答。透過本書，我們希望與讀者一起思考：法制底線與防疫手段如何平衡？政策與倫理的界線怎樣畫定？痛苦之後，能否換得真正的安慰？社會的多元價值，能否不為病毒所侵害？疫情是否會加劇社會階級與不公？歷史通過由我們所看守的這刻黑夜後，是否能確保下一個黎明來臨時，仍行走在開放、自由、包容的軌道之上？

全球尚未解鎖的此刻，我們更以本書向每一個防疫線上的守護者致敬，他們是：指揮調度的防疫指揮中心、第一線的醫療人員、消防救護人員、實驗室的研究人員、檢驗人員、化學兵及消毒公司、口罩工廠，以及配合一切守則，保護自己、家人以及他人，在未知恐懼的時刻，仍保有理性與同理的你、我。

厄夜再臨

I

PART

文／張子午　攝影／余志偉、蘇威銘

SARS隔離黑洞的記憶——三位歷經和平封院醫師的生命選擇

二〇二〇年，全世界有超過六千萬人染上新型冠狀病毒COVID-19（又稱新冠肺炎、武漢肺炎），超過百萬人因此死亡，而今疫情仍是現在進行式。它如同中世紀的黑死病、二十世紀初的西班牙流感，在傳染病肆虐人類社會的漫長歷史中，留下深刻而慘烈的印記。

把時間倒帶回到二〇一九年末，這個神祕詭譎、尚未被賦予名字的病毒，從中國武漢開始流傳、蔓延，當下的我們尚無法料想到，它將完全扭轉世界運行的軌道，全球進入「類戰爭」狀態下的隔離、封境，「面對面」、「手牽手」竟成為奢求。但對某些人而言，卻儼然是永劫回歸，多年前噩夢般的記憶再次浮現，歷歷在目。

十七年前，中國南方爆發的嚴重急性呼吸道症候群（Severe Acute Respiratory Syndrome, SARS），隨著全球化的交通移動而迅速傳染到香港、越南、新加坡、加拿大等地，各國如臨大

CHAPTER 01

敵時，尚未淪陷的台灣，於二〇〇三年四月二十日舉辦全球第一場SARS國際研討會，自豪地對外宣傳創下「零死亡、零輸出、零社區感染」的三零紀錄。

兩天後，和平醫院就爆發院內集體感染，疫情蔓延全台，台北市政府旋即下令封院，在這個台灣史上最大規模的傳染病隔離禁地中，多名醫護人員與民眾死亡。

當全球各地陸續展開大規模的隔離措施，以控制傳染力強大的病毒進一步擴散之際，三位曾親歷和平封院的醫師，重返那段難以告別的記憶，分別以「記錄」、「行動」、「抗命」三種不同的生命選擇，持續在當下的現實中迴響。

隔離是一道電車難題，誰能為被碾壓過去的犧牲者負責？

「多日不見，中華路和西門町的燈火比我印象中的還要繁華還要陌生，外面的世界還是充滿著歡笑與活力，沒有一絲的不對勁。回頭望去只見兩棟慘白的建築孤伶伶地聳入漆黑的夜空，像是隻巨獸的骨骸，也像是座廢墟。」

——《和平醫院SARS隔離日記》第十日，二〇〇三年五月三日

小兒科醫師林秉鴻從未真正告別那隻「巨獸的骨骸」。十七年來，紀錄片、十週年、南韓MERS……，直到今年的新冠肺炎，每隔一段時間，他就會被「cue」出來，詢問相關經驗

與意見，即使他早已離開大型的醫學中心，現在受雇於診所亦然。因為SARS時，他恰巧剛到和平醫院擔任第一年住院醫師，封院期間所寫的日記，從被封鎖醫院人員的內部觀點，見證集體隔離狀態中最真實的情況。

每日在充作寢室的A棟六樓小兒科病房，他會在睡前用一台四八六電腦的Outlook express郵件系統打下當天的觀察跟紀錄，發給email裡的所有聯絡人，鉅細靡遺描繪醫院內急速加劇的慘重疫情，更呈現一片未知中（當時甚至還不知道引發SARS症狀的病原體為冠狀病毒）官僚的顢頇、原始的恐懼與絕境下自發展開的行動（已感染SARS的醫師仍透過電話喘著氣與同仁展開土法煉鋼的「疫調」、小兒科自告奮勇接手沒人想做的逐層送便當

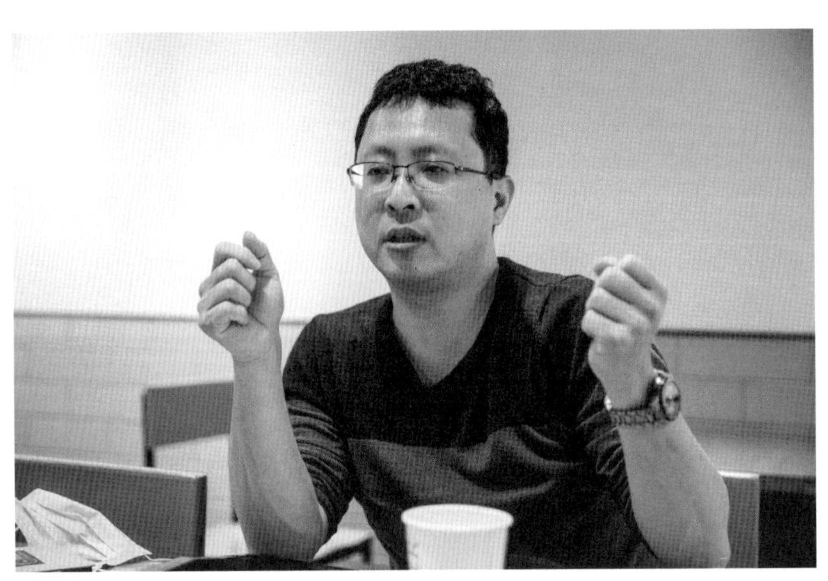

親歷和平封院，讓林秉鴻看見了結構問題，多年來不斷指出不合理的健保制度造成醫院的業績導向，壓榨醫療專業人力的畸形生態。（攝影／余志偉）

業務）。

這份日記透過email被大量轉寄，並被張貼到BBS論壇，如漣漪般掀起廣泛討論，在那個網路資訊仍不發達的「前臉書」時代，可說是SARS事件中唯一的當事者「同步直播」。即便隨著電腦損壞，硬碟裡的原始檔案早已不存在，至今仍能循著關鍵字搜尋，找到許多網路上的備份。

從個人責任，轉為結構問題

兩萬五千字的日記中，處處閃現當年這位R1醫師敏銳易感的年輕心靈，對於疾病、受苦、汙名經驗的反思：

「據我們一位去照顧SARS病患的A6小姐說，她在B8看到的病人都吃不下東西，然後一直吐一直吐，身體非常虛弱，還有頭痛欲裂。病人痛到向她拿止痛藥跟安眠藥，可是幫助不大。那裡的人生存意志力非常薄弱，既無助而且還要面對所有人對他們的歧視。

下午忽然想到外面的世界還是照常運作著，我想到我報名的網球班已經好幾堂都沒去上了。打電話過去球場，老闆娘責備我怎麼沒有事先請假，沒有請假是不能補課的。我誠實地回答說我在和平醫院，她很害怕地回答叫我不要回去上課了，話沒說幾句就掛電話。

我終於了解以前在醫學院上課時，老師所提到的病患人權問題。病人總是覺得生了病周圍的人看不起他、不把他當正常人，醫生用權威來歧視他，或是醫療行為傷害了他的心理。如今我一點一滴的都感受到。」

——《和平醫院ＳＡＲＳ隔離日記》第八日，二〇〇三年五月一日

有別於官方的英雄化、媒體的嗜血窺探、政治的鬥爭猜忌、專業的檢討與研究等事後圍繞在這場台灣近代最大公衛災難的種種議論，林秉鴻的日記無疑為這段歷史提供了直面人性的註腳。這場恍如隔世的經驗，也讓他從歸咎個人責任，轉為看見根本的結構問題。

「一開始我大概只怪三個人：當年和平醫院感染科主任林榮第、院長吳康文跟台北市衛生局長邱淑媞，但大家怪來怪去到最後，會發現是結構的問題。為什麼觸發大規模感染的是洗衣工？在外包制度下，醫院沒有把這些洗衣工人當作自己人，沒有任何衛教就把疑似ＳＡＲＳ病患的衣物丟給他們處理。為什麼醫院要把這些工作外包出去？因為經營有困難。為什麼經營有困難？因為健保費用太廉價，迫使醫院必須拚業績以平衡財務，當這個行業淪為拚業績才能生存，根本不會想要停下來好好處理院內感控。」林秉鴻強調。

市立醫院的公務預算在健保開辦後，從陳水扁擔任台北市長開始逐年遞減，到了馬英九任內幾乎降到零，ＳＡＲＳ前一年，新上任的院長吳康文在自負盈虧的壓力下，引進源自美國的醫院管理方式：低底薪、業績抽成的「駐診拆帳制」[1]。在此一制度的引導與鼓勵下，醫師常傾向多做檢查及開藥，讓病人頻繁回診看報告或抽血，造成醫院門庭若市的景況。

吳康文上任後大幅精簡人力，雇用更多約聘與臨時人員，替醫院省下內部成本，成為市立醫院中「自償率」最高而「回春」的模範，一個多月後的四月二十四日，就爆發SARS大規模群聚感染封院。這一切或許並不是巧合。

身為醫勞盟理事的林秉鴻，多年來不斷指出不合理的健保制度造成醫院的業績導向，壓榨醫療專業人力的畸形生態，只是SARS後一切並無太大改變，如今醫療院所甚至變本加厲地靠各種從停車場到美食街的外包業務，創造營收的核心。

電車難題中的犧牲者，誰該負責？

「任何隔離本身是對的，它就是一個電車難題。」林秉鴻說，即便日記中諸多看似強烈的批判與控訴，他仍無法否認，當未知的新型傳染病襲來，就如同面對加速駛來的電車，幾乎沒有多餘時間停下來準備完善，就得做出判斷。

「這也是『落跑醫師』周經凱釋憲的結果：為了防疫需要，國家限制人身自由是合憲的，電車

1 簡稱PPF（Proportional Physician Fee），即按個別醫師門診、住院或檢查等各項服務數量，以定額或定率方式抽成、計薪，醫師的待遇論件計酬，由羅慧夫醫師在馬偕醫院為台灣首開先河予以實施，早年為鼓勵醫師不要私接病人；後由長庚醫院發揚光大、加上健保開辦後論件計酬，形成業績導向。

還是往少數人的方向開。釋憲過後，《傳染病防治法》的修法方向愈趨嚴格，讓政府執法的權限更大。我個人的註解，它就是一部『戒嚴法』，理由就是為公眾利益，可以犧牲少數人。」

而那些被電車碾壓過去的犧牲者，誰要為他們的受苦與送死負責？

「電車難題每天晚上還有一次機會，但還是繼續這樣子駛去，所以兇手是誰？其實不是操縱轉轍器的人，是站在另外一條軌道上的多數人。非常殘酷。為什麼和平醫院第一天沒辦法找到一千個隔離的房間？拒絕的難道是政府嗎？其實是民眾的恐懼，沒有人願意在自己家附近，最後我們只好乖乖回到醫院。當有人願意出借那一千個房間，我們才有辦法出來。」林秉鴻說。

從單純不甘於媒體扭曲報導、醫院內部黑函滿天飛，敲打鍵盤希望能澄清一些事實，林秉鴻的十日隔離日記像是一道抵抗遺忘的座標，持續存在網海上，讓人們在每個有需要的時刻拾起，參照當下的處境。

但他清楚知道，不是每個人都如他一樣有能力持續發聲。

「我在（未感染者所在的）A棟，所以還有這個能力，那些（感染者集中的）B棟的人，可能沒辦法克服心理障礙去講，那實在太傷痛了，其實有蠻多人是沒有出來的，」林秉鴻說，「我遇過一位急診護理師，她得到了SARS以後，失去了味覺跟嗅覺，有一次在家裡吃飯，眼淚就掉下來，跟她媽媽說，『我都已經吃不到……我都已經吃不到這個食物的味道了，那是否能夠，把它煮得好看一點？』」林秉鴻必須強忍淚水才能斷續轉述著，那許多無聲受害者至今仍難以回復的處境。

從B8病房裡的奮不顧身，看見了一切人性

「我覺得是她們救了我。」台北市立聯合醫院和平婦幼院區精神科主任楊志賢，仍記得當年B棟八樓護理師隔著玻璃窗對他說的話。

SARS十七年後，他仍在同樣的地方任職精神科醫師，現在工作的心理復健中心位在十樓，同一棟大樓下兩層，即是和平醫院封院時，集中SARS感染者的重症區B8。

發病的劉姓洗衣工於四月十六日被送進B8後，病情就如滾雪球般在病房蔓延，台灣第一位因感染SARS過世的護理人員陳靜秋與醫師林重威，就是負責在B8照顧病人，因不知情沒做任何防護而

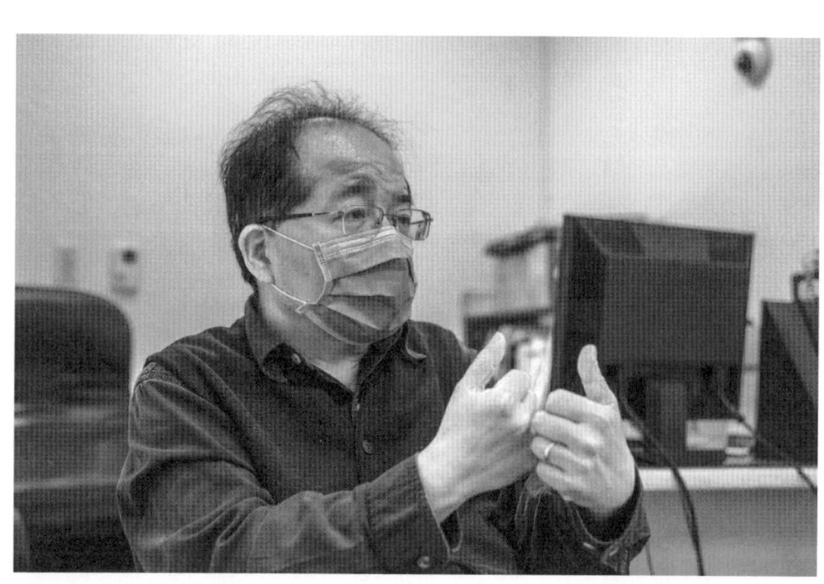

楊志賢是在和平封院期間，帶著美國CDC專家進入防疫禁區的精神專科醫師。（攝影／蘇威銘）

被感染。

四月二十六日，經歷封院三天近乎無政府狀態後，外援終於來了。中研院研究員何美鄉帶著美國疾病管制與預防中心（Centers for Disease Control and Prevention, CDC）專家進到和平醫院協助調查與感染控制，然而醫院卻找不到人引導專家進到B棟大樓，無人願意冒著染病風險踏進那個禁區，院長祕書最後問到楊志賢。成為精神專科醫師後，已對內外科與傳染病知識非常生疏的他充滿困惑，但在對方強調已經找不到人時，便硬著頭皮答應了。

奮不顧身的奉獻精神，消解個人內在矛盾

「What a hell！」楊志賢生動追憶著當美國CDC專家一踏進和平醫院，脫口而出的第一句話，接下來，聽到是精神科醫師要引導他們進去疫區勘察時，「那位叫John的專家錯愕地說：『什麼？你是個精神科醫師！你們沒有其他醫師了嗎？』後來他馬上表示：『算了，已經沒時間了。』」

到了感染最嚴重的B8，楊志賢向留守在內的護理人員介紹，現在國內外的專家都來幫助我們了，有什麼需要協助的儘管講。全身穿戴防護裝備連續工作無法飲食、身旁同事一個個接連倒下、被社會大眾質疑救治患者不力、醫院同仁也避之唯恐不及無人願意輪班……，楊志賢預期這些被推上前線孤立無援的護理人員，一定會拚命把面對的困難、無力、氣憤等連串苦水吐出來。

「楊醫師，我們沒有什麼需要幫忙的，你們肯進來見我們，我們已經很開心了，因為別人都不

願意進來。」

楊志賢此前踏進B棟只是逞強，其實恐懼不斷在內心拉扯，質疑自己的衝動之舉。聽到那出人意表的回答，他整個人被震懾住了，內在矛盾瞬間消解。

「我跟她們比起來真是無地自容，突然覺得整個精神力量昇華起來，心裡的害怕好像剎那間消失不見。當我感受到B棟護理人員為了照顧病人，為了把SARS擋住，堅守在那邊，置生死於度外，看到有人為你這樣做時，自己也就感染到，信心百倍。」楊志賢說。

同一天，B棟一位病人於病房浴室上吊自殺。醫院已經低迷的士氣簡直跌入谷底，當時的精神科主任李慧玟負責安撫兩位當場目擊、飽受衝擊的護理人員，楊志賢則處理如何告知家屬死訊事宜。

「這位先生因為SARS住院，他太太因為陪病也被隔離在醫院，有天早上量出來發燒，被帶到急診室去篩檢，先生熬不住牽連太太的罪惡感，等待結果的過程中就自殺了。」楊志賢說。

「當時我主張，不要第一時間就告訴太太，因為她會崩潰，必須要把外面的家屬找進來，由女兒負責告訴她。但女兒進來必須專案申請，保證進來以後可以再出去，否則先生已經因為罪惡感走了，太太又覺得先生的死是因為她，她也有很大罪惡感。那如果女兒進來又不能出去，那個罪惡感又再加乘，太太很可能就想不開，這個家會像骨牌倒下。」

等女兒來到醫院，他引導對方向母親承諾，雖然父親走了但她會堅強，在外面把自己照顧好，等待母親解除隔離；另一方面，母親也跟女兒保證自己會堅強，雖然先生走了，但是會為了先生繼續活下去，好好陪伴女兒。

在陷落的生命經驗中，建立新的參考座標

不同於如今台灣政府在應對新冠肺炎時，迅速以高規格的方式應對，並盡可能掌握資訊，公開透明地告知大眾，SARS就像瞬間引爆的炸彈，掉在和平醫院，使裡頭的被隔離者突然遇見「生命陷落的經驗」，原有的生活常態一夕之間消失殆盡，沒有知識與即刻外援的情況下，宛如陷入無底洞。

在楊志賢收到封院通知時，他剛看完上午的門診，想辦法趕回家，向家人交代隔離期間的家務事以及可能的應對方式。打包完換洗衣物，他掃過書桌上的書，德國哲學家尼采的著作攫住他的目光，順手放入行李，在接下來的日子裡，這些書成為他重要的精神支柱。

「在一個荒謬、虛無的生命情境裡面，人還是要勇敢地為自己做選擇並付諸行動。雖然困在一個陷落的過程，透過行動建立新的參考座標，好像可以至少觸底，對生命的可能性才能繼續保持信心。」楊志賢強調。

「尼采提出『上帝已死』，講的就是人在面臨極端生命處境的時候，沒辦法寄望外在的力量，不管是體制還是他人，唯一可以憑藉的就是自己。他還提出一個概念『權力意志』，當擁有把意志力貫徹到底的力量，就可以成為衝破生命限制處境的『超人』。超人並不是比別人多偉大，而是當某個生命處境把你困住了，要如何脫困、如何正面面對。」

在失序的封院過程中，人們猶如圍困在孤島，往往憑藉原始的本能求存，人性的軟弱一一顯

現：有醫師拉一道封鎖線把自己圍在醫院一角，每日對著家庭劇院螢幕看ＤＶＤ，不准任何人靠近；當Ｂ棟醫護人員卸下全副武裝要回去市府協調出的替代役中心休息時，有些已在裡頭的Ａ棟同仁激動地要他們滾回去，不要出來散播病毒；甚至楊志賢在家自主隔離的妻子也被牽連，鄰居密集打電話騷擾辱罵使其夜不成眠，彷彿受命隔離者，全家就烙印上毒窟標籤。

「在ＳＡＲＳ的隔離經驗中，我看見了一切人性，但唯一能做的，只能照見自己。我覺得那就是一個選擇，就好像Ｂ８的護理人員，我問有什麼需要幫助，在那一剎那，她的回答就是她的選擇，一個『存在性』的選擇。」楊志賢說。

池上小鎮的濟世仁醫，世紀災難中的沉冤罪人

夫妻兩人如常散步到不遠的大坡池，沿路迎來鄉民親切的笑臉，招呼聲不絕於耳。「周醫師」已是池上鄉民最熟悉的醫師，從花生哽喉到蜜蜂螫傷，從蜂窩性組織炎到老年慢性病，在這個離大醫院遙遠的小鎮，多年來他耐心又仔細地替在地人處理各式疑難雜症。

有次病患叫救護車緊急送醫，被問到要送哪家醫院時，脫口而出的竟是「池恩診所」——周經凱於二〇〇九年來到池上重新披白袍、執聽筒的所在，具體而微反映出小鎮居民對他的信任與依賴之深。

沒有金城武樹、伯朗大道、天堂路，更沒有登上國際版面的稻穗音樂節與騎著自行車四處拍

照打卡上傳的如織遊人，那時候的池上，仍是花東縱谷中典型的農業小鎮，安靜而純樸，小鎮居民對這位曾在台北大醫院擔任過主任，已步入花甲之年醫師的過去所知不多，張開手迎接。

過去三十年來在手術台上鑽研的外科專業，在偏鄉基層診所無用武之地，周經凱像是退回擔任專科醫師之前，重新開始學習：在新買的教科書上抄滿筆記、蒐集醫藥新知剪報，長時間看診後的少數空檔則帶著妻子準備的便當，坐電車去台東參加醫師公會辦的研討會，多年來，他總是池上唯一出席的醫師。

如此拚命下，他來到池上開業兩年就因盲腸炎延誤就醫，引發腹膜炎，在台東馬偕醫院當時少數的手術房幸運排到空檔，緊急開刀處理，才不致引發敗血症送命。

「打給急診醫師問有沒生命危險，因為他的白血球已經超高了，對方說：『有生命危險也是你們自己耽誤的！』真的嚇死人了，天哪！怎麼ＳＡＲＳ沒有被害死，竟然在這裡操勞到得腹膜炎！」周太太說。

世紀災難中唯一的「落跑醫師」

二〇〇三年四月二十四日，台北市政府宣布市立和平醫院因發生大規模ＳＡＲＳ院內感染，即刻封院，在外頭的醫護與行政人員全數需在當天回醫院報到，接受隔離，否則視同「敵前抗命」，將施以嚴厲的行政處罰。

在沒有任何配套措施下，近千名醫護人員及病患、家屬被強制禁閉在醫院中，病毒與死亡的恐懼如影隨形，時有民眾跳窗逃逸、醫護人員對著封鎖線外大聲抗議或在窗戶張貼求救標語，混亂失序的場面透過新聞每日播放，整個社會人人自危，陷入集體恐慌。封院近兩週的時間中，共造成員工五十七人感染、七人死亡；院內民眾九十七人感染、二十四人死亡，其中一人自殺，疫情並蔓延全台，「和平封院」被稱為九二一大地震後另一場台灣「世紀災難」。

周經凱是當時唯一沒有回去醫院接受隔離的醫師，封院隔離結束後，台北市政府以《公務員懲戒法》記兩大過革職、《醫師法》停業三個月、罰款二十四萬等懲戒，當時他已任公務員滿二十四年，再一年就能退休。二〇〇五年，連同另外四位未回院隔離的醫院員工，又被台北地檢署以公共危險罪起訴。

一念之間的選擇，讓他從醫療品質評比全院第一，淪為人人喊打的「落跑醫師」。

「那時候多少想到不回醫院，會有什麼處罰，但也是不得已，要進去的確是大是大非的事，總不能要安全又怕處罰，兩邊要取捨，大部分的人應該都會選擇生命。」周經凱說，當天在外午餐的他，接到病房護理師的封院通知，旋即回家上網查到世界衛生組織（WHO）對SARS隔離規範，提及居家隔離十天、獨立衛浴、沒有發燒就解除等要點，他將其翻譯成中文，傳真給台北市政府與媒體，並判斷目前沒有任何前置規劃的隔離方案是錯誤且危險的，決定自行與家人居家隔離。

「我知道我先生的個性一定是最後一個，對的事他很堅持，不容易妥協。」周太太說，社會輿論與行政命令就像一張網，逐漸收緊抓捕那些還未回醫院接受隔離者，在市府揚言出動警察上門拘捕的壓力下，五月一日周經凱決定返回醫院。

「當時讀醫學院也在居家隔離、沒去期中考的兒子抓著他的手說，『我不讓爸爸進去！寧可讓他醫師執照被撤銷，我養你們！』要進去前還說，『爸爸你只要有咳嗽，一定要趕快打電話給我！』我心裡想這個兒子真是很天真，打電話又能怎麼樣？可是我不能對著孝順的兒子講這種話。」

時間沖不淡的激憤

二〇〇三年和平醫院結束封院被革職後，名聲掃地的周經凱沒有任何醫院要聘用，踏上長達七年與市府的漫長訴訟過程，花了數百萬訴訟費，從行政法院、民事法庭、刑事法庭，甚至聲請大法官釋憲，堅持透過司法為自己的名譽與職業生涯平反，但除醫師懲戒獲高等行政法院判決勝訴，以及刑事的公共危險罪不起訴外，其餘歷審均為敗訴。

即便時間沖淡了許多事情，周太太仍不時地被牽動心緒，回到歷歷如昨的往事，激憤難以平復。

「有一次從台北回來池上，我跟坐在旁邊從外地回鄉的年輕人攀談，他的父親以前是池上開發隊的士官長，這裡有些榮民老伯伯是我們病人，他小時候都認識，要叫叔叔，講起他父親那一輩，整村孩子去學校讀書都沒回來，被國民黨圍著上船直接到台灣，中途如果有人哭著找媽媽，直接叫到台上在全部人面前槍斃，幾次就不敢了；開發隊來到池上，只要有人站上去慷慨激昂講一堆不滿的話，過幾天就消失……在那個時代，我們兩個早就是冤魂了！（SARS時擔任台北市長並下令封院的）馬英九就是在這種氛圍長大的，他是統治者，我們是被統治者，不從命令，就殺雞儆猴。」

「釋憲結束後，負責幫我們聲請釋憲的尤伯祥律師說，『兩位打了一場美好的仗，你們要去找工作了。』」周太太苦笑著說，但不管怎麼請託介紹，都如過街老鼠四處碰壁。偶然得知樓下鄰居的先生，想結束在台東池上經營的診所回北部，隔天一大早，夫妻倆從台北搭第一班六點多的電車，沒有位子，就鋪著報紙坐在地上，往東部去。

一轉眼十一年過去，終於到了返回台北的家的時候了。周太太回到診所整理著棉被壓縮袋，準備拿來打包行李，眼角瞥向牆上的掛飾，「像不像《齊瓦哥醫生》中的場景？

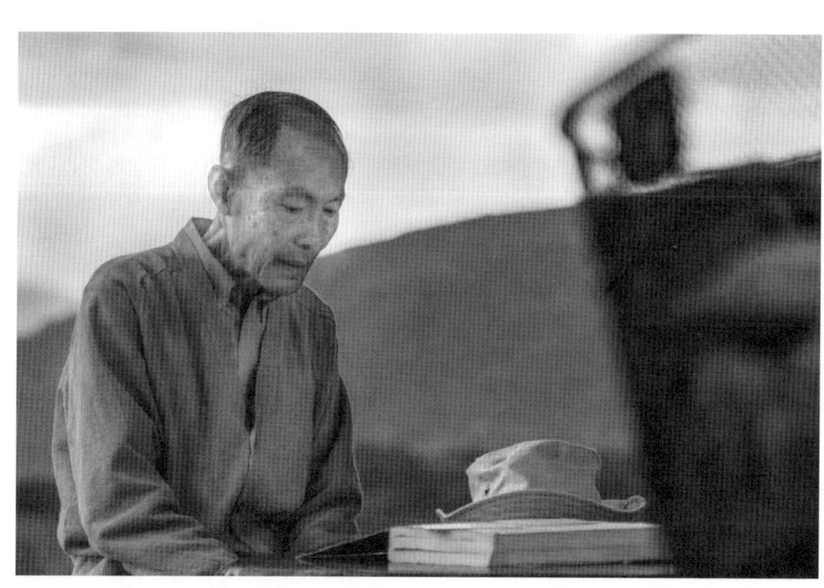

打完官司，周經凱來到台東池上，轉眼已過了十一年。（攝影／蘇威銘）

那種蕭瑟的美。」隨先生來到池上後，她把原本陰暗窄仄的診所打點得乾淨明亮，即將離開的此刻，掛在牆上的畫與飾物已無空間帶走，一併轉讓給接手經營診所的醫師。

七十二歲的周經凱被長年工作磨耗得更加蒼老，即便如此，到了晚上仍時常惦念著該上床就寢，明天一早七點半要到診所看病人，忘記自己已經退休。

他步履緩慢地走過最後一個貢獻專業並度過後半人生的地方，四處張望，細細審視，藥劑室、診間桌椅、擺放醫療器材的推車、後面房間的診療台，長久的沉默後，「這些都過去了」，他幽幽說著。

隔離檢疫的量尺，標準何在？

從SARS到新冠肺炎，歷史像是重複自身，封鎖與隔離，發生在世界各個角落。

二〇二〇年初以來，隨著疫情不斷蔓延，中國、日本、南韓、伊朗、義大利、美國……小至居家檢疫，大到全境封鎖，在有效藥物與疫苗普及之前，各種形式的「隔離檢疫」（Quarantine），這個源自中世紀地中海城邦的詞語，六百多年後仍是人類面對全新病毒威脅，最原始且有效「以空間換取時間」的方法——至少就近日造訪中國的WHO專家觀察，該國在疫情初期引發極大爭議的鐵腕式封城，確實有效遏止了疫情，以致全球確診與死亡人數居高不下的義大利，也步上大規模封城之路。

疫情下亟待正視的心理健康

然而，疫情下的染病風險與照護壓力，加上被隔離所改變的日常生活模式，將為人們帶來的心理影響，已日漸被國際學者關注。

英國倫敦國王學院（King's College London）研究團隊，在國際權威醫學期刊《刺胳針》（*The Lancet*）回溯性分析過去十年中二十四份關於傳染病的研究，發現隔離經驗會造成廣泛的心理影響，包括創傷後壓力症候群（PTSD）、憂鬱症、憤怒的情緒、物質濫用等，原已有精神疾病或第一線照護工作者，會承受更嚴重的後果；澳門大學健康科學學院教授項玉濤，也於《刺胳針》之精神醫學專刊發表專文，呼籲面對新冠肺炎的心理衛生工作急需盡速展開。

項玉濤與研究團隊指出，已確診的患者和疑似病例，因為擔心病毒造成嚴重後果，可能會感到無助、孤獨、憤怒，甚至出現拒絕治療、暴力和自殺等極端行為，他們正在經歷的發熱、缺氧、咳嗽等症狀，亦會加重上述精神症狀。此外，被隔離者會緊張害怕、擔心被歧視、產生負罪感。政府必須提供迅速而正確的資訊，減少大眾的恐懼與隔離感，在區域及國家層級上建立提供心理支持的跨領域團隊，才能有效降低心理危機的可能。

由於目前疫情暫時還看不到停止的跡象，針對SARS後心理健康狀況的實證研究，成為評估與判斷參考的指標。

二〇〇六年北京醫院一份針對五百四十九名治療SARS病患的醫護人員的研究顯示，其中一〇%呈現PTSD；一項針對香港兩百三十三位SARS倖存者的研究也顯示，其中四〇%在一年後仍呈現包括PTSD、憂鬱、強迫症等明顯的精神疾病；在SARS疫情主要區域之一的加拿大多倫多，研究者調查一百二十九名被隔離者，在結束隔離之後，其中二八．九%會有PTSD、三一．二%有憂鬱症。

病菌考驗公眾健康與人身自由間的平衡

與WHO對於中國防疫手段的樂觀論調相反，研究醫療史的專家近來頻頻提出警示，需提防以防疫之名的國家力量，在隔離的大傘底下，權力的任意性施加在社會中相對脆弱的族群身上。證諸西方十九世紀以來面對傳染病的歷史，華人（腺鼠疫）、猶太人（斑疹傷寒）、海地人（愛滋病），都曾成為集體恐慌下的「替罪羊」。

看不見的病菌威脅的不僅是身體，更是考驗整體社會在公眾健康與人身自由間的量尺，永遠存在討論的空間。以和平封院為例，周經凱所提出的釋憲案，大法官最終於二〇一一年做成的《釋字六九〇號》，肯認國家行政權力，因防疫需求而強制隔離並未牴觸憲法對於人身自由的保障。而現任司法院長許宗力在即將卸任大法官前撰寫的不同意見書，則流露出對於國家權力應時時保持警覺：

「專業有無可能濫權，當然也是我們考察的重點。歷史經驗顯示，當權者以罹患精神病為藉口，以達整肅政治異己目的之事例，屢見不鮮。不談前蘇聯格別烏（KGB）惡名昭彰之例，即使在當代二十一世紀不同角落的人類社會，也發生過，或正發生同志或異於主流的特定宗教信徒被惡意以精神病患處置的不名譽事例，他們都有一個共通點：是否罹患精神病，都是由專家參與決定。或許論者認為傳染病疫情防治與精神病有別，不能相提並論。但既然有罹患精神病為名，行整肅異己之實的事例，本席就不得不對涉及傳染病的強制隔離決定同樣生起警戒之心。況文獻另有記載，美國上世紀初的傷寒瑪麗（Typhoid Mary），因疑似傷寒帶原，終其一生前後被強制隔離拘禁達二十六年，且從未經過法院審查。學者的研究認為，傷寒瑪麗所受待遇，與因其低下階層愛爾蘭裔移民的出身背景致遭歧視不無關係。

即使我們對台灣自由民主法治的永續發展，以及台灣人的寬容、人權素養有信心，認為在當代台灣社會，我們所顧慮的應已不可能發生，但我們仍不能冒這個險，法官保留，就在盡可能防杜即使小到千萬分之一機會才會發生的濫權可能性。」

如何拉出一個趨近平衡的點，台灣很明顯從十七年前的SARS學到教訓。

「台灣此次疫情的處理方式受到國內外一致肯定，至少目前看起來在各國中是最正確的，我想其中很關鍵的是帶領防疫的領導者，都不是醫療專業出身（前副總統陳建仁為流行病學者、衛福部長陳時中是牙醫背景），反而比較全面、客觀，比較不會有『隧道視野』（tunnel vision，被單一角度局限），並整合不同部門，像口罩的供應、管制邊境等，就不是一個感染科教授能夠解決的問題。」台大醫院急診醫學部醫師石富元說，他曾赴美國接受「災難管理與災難醫學」訓練。

為保護他人而隔離，不能被犧牲

「疫災應變，必須要很有歷史觀，從古到今的例子非常多，以十九世紀的美國為例，當初是移民社會，從世界各地來的船必須先停在自由女神像旁的艾麗斯島（Ellis Island）隔離檢疫，確定沒有染病才能進入美國，一個例子是，當一艘船裡面檢查出有人感染霍亂，全部人擠在船艙底層不准下船，後來幾乎全死光，和平醫院就像這樣，讓有病跟沒病的人集合在一個地方，很多人染病不是因為SARS本身，而要算在錯誤的措施。」石富元說。

十七年前他也因疫情後來蔓延到台大急診室，而居家隔離了十天，對SARS造成的不幸一直無法釋懷，十多年後在美國研究期間，與其指導教授——一星少將退伍的災難應變專家唐納・芭比許（Donna Barbisch），針對隔離檢疫在國際期刊發表文章，將和平封院當成負面的研究案例。

「我們受的醫學訓練，可以很清楚處理疾病的隔離（isolation），中文用的雖然都是相似的字，『隔離檢疫』（quarantine）卻很困難，因為傳染病有其潛伏期，面對的並不是可以診斷出症狀的病人；加上傳染病是每個社會最深的恐懼，政府被賦予蠻大權力，《傳染病防治法》說你要隔離就隔離，連上訴的機會都沒有，『空白授權』這麼大的法律，好好用就能發揮作用，如亂用就下場悲慘。」石富元強調。

唐納・芭比許與石富元在其研究中設計出嚴謹的樹狀圖，主要以「接觸史」、「症狀」及「傳染性」作為衡量標準，嚴謹地篩選出需要隔離的特定對象，並以緊急突發作業為理論基礎，提出3S架構：Staff為充足的訓練人力，Stuff是物資（口罩、呼吸器等），Structure則分為硬體的空間設備與軟體的作業流程，如需委由專業部門徵收土地與房舍作為隔離場所。

他們也強調，官員不應為了在緊急時刻展現魄力，實行非必要的嚴格舉措，在剝奪公民的人身自由前，需充分考量實證資訊，相較大規模的隔離，還有其他限制性較小卻更有效的策略——各種社會距離（social distancing）的方法可運用，如暫停大型集會、旅行限制、居家隔離與監測、宣導保持人與人距離等。

「和平封院的目標嚴格說沒錯，為了防止疫情擴散，可是沒考慮到後面的流程，變成提油救火。難以想像一個有信仰的國家、一個現代的社會，人竟然就像垃圾被丟在裡面，問題的解決方式不在裡面，而在外面。隔離是為保護其他人，但不能犧牲他們，需要資源，金錢、空間與人力，可惜裡面付出生命代價。」石富元說。

文／楊惠君、柯皓翔

十七年前實驗室之謎

——SARS最後一位確診者的自白

「那次（染SARS）之後，我住在醫院時曾想，這輩子絕對不要再做這個（高感染性病毒實驗）！」但詹家琮沒想到，十七年後，他會再度和世紀大疫產生連結。

詹家琮，中研院基因體研究中心的研究技師，在台灣，提到P3實驗室，沒有人比他的專業經驗值更高；也沒有人，比他的體悟更深刻。

二〇〇三年，SARS疫情正熾，四十四歲的詹家琮是媒體報導中的「詹中校」，在台灣操作高感染病原實驗等級最高的國防醫學院預防醫學研究所P4實驗室中，與病毒近距離交戰。然而，一次實驗室操作不慎使他意外染煞，讓他成為台灣「最後一位SARS確定病例」，一度成為眾矢之的，也一度成為實驗室的逃兵，提早退役、離開研究單位。後在中研院前院長翁啟惠的召喚下，才重回實驗室。

CHAPTER 02

新冠肺炎爆發後，許多學術機構的P3實驗室[2]因無經費支應，不是中止、就是缺乏人力，在病毒分離和研究第一線的P3實驗室，極度缺乏有經驗的即戰力。十七年後，六十一歲的詹家琮再度披掛上陣，成為台灣在本世紀二度和百年大疫——SARS和新冠肺炎「親密接觸」的研究人員。

高感染病原全都交手過

二〇二〇年二月十日，台灣疫情已點燃近一個月，國內許多學研單位早已處於備戰狀態。當天中研院基因體研究中心舉辦一場講座，介紹該棟建築物中的「P3實驗室」。可容納一百一十多人的會議廳，坐到七、八成滿，各國籍的研究員都豎直耳朵，專注聆聽。那場講座的目的，正是要說明日後中研院迎來活病毒時，動線如何規劃、有何保護措施，讓同仁放心。

講座主講人便是詹家琮，在國內學術圈頗具名聲，除了他豐富的P3實驗室經驗、當然也有SARS時染病的經歷，有人推崇、也有人質疑。染SARS前，他即參與魚腥草可殺SARS病毒的研究，留下許多成績；二〇一九年中研院基因體研究中心研究員馬徹及翁啟惠團隊公布成功開發「單醣流感疫苗」，也有他的貢獻。近年H1N1禽流感、腸病毒七一型等國內重大高感染性的病原體，他都無役不與。

2　生物安全實驗室依其操作規範、屏障與安全設備及設施分為四等級，P3實驗室（Physical containment level 3）適用於生物安全等級（Biosafety level）第三級，可操作病原體為「影響人體健康嚴重或可能致死，且有預防及治療可能者」。

SARS的實驗室感染事件，讓詹家琮留下慢性阻塞性肺病（Chronic Obstructive Pulmonary Disease, COPD）的後遺症，甚至說話的聲量也受到些許影響，但曾在國防醫學大學多年的軍人生活，仍保留了軍人耿直的說話風格；一頭華髮，則昭示他在實驗室裡投注的心力與歲月。

中研院那天的演講，他全程以英文仔細介紹：P3實驗室之所以重要，是因為所有和新冠病毒有關的實驗，都要在該等級實驗室中進行。中研院共有兩間，其中基因體中心的P3實驗室是國內少數可以同時做細胞實驗、動物實驗的重要基地。

P3的「P」，指的是Physical containment level（物理收容等級）之意。依據病原微生物對個人及社區危害程度之不同，實驗室由低到高，分為P1到P4四種不同安全等級。其中，P1實驗室適用於處理對個人及社區具低度危害性之微生物；P2實驗室適用於處理對個人具有中度危害性，而對社區之危害有限之微生物；P3實驗室適用於對個人具有高度危害性，而對社區具有中度危害性之微生物；P4實驗室則適用於處理對個人及社區同樣具有高度危害性之微生物。

詹家琮說明，P3實驗室動線有獨立的貨梯進出，出入實驗室會有雙層門的防護、且兩道門絕不會同時開啟；他更當場秀出未來將到疾管署拿病毒的試管防護層，總共有三層「包裝」，再三強調十分安全、不會外洩。另外，人員進入P3實驗室一定要有兩人同時在場，其中一位在外看監視器，確保沒有操作步驟上的錯誤。

解開當年感染被曲解的真相

詹家琮談起操作高感染病原的Ｐ３實驗室，自信篤定。那麼，十七年前實驗室的ＳＡＲＳ感染，又是在哪個環節上出錯？

當年衛生署疾管局的專案調查小組報告指稱，預醫所的Ｐ４實驗室裡，主要的設備包括生物安全操作箱、運輸艙、高壓滅菌鍋，實驗人員把將病原物送進完全密封的生物安全箱裡操作，將做完實驗的廢棄物送入滅菌鍋。詹家琮是事後清理運輸箱裡的實驗廢棄物，沒法透過生物安全箱的操作手套搆到汙染處，於是打開運輸艙門，先噴酒精消毒，等了十分鐘後才動手清理，不知哪個環節感染到ＳＡＲＳ病毒，而被認為是實驗室操作不當。

事發後，預醫所的Ｐ４實驗室和國內少數的Ｐ３實驗室都暫時關閉，重新檢驗，疾管署近年也不斷修定更詳盡的各級實驗室管理規範。

擔任疾管署署長時訂定各級實驗室規範的三總感染科醫師張峰義指出，Ｐ３實驗室管理是「重中之重」，現在管理規範的嚴格無庸置疑，主管機關每年還會查核，其中規範很詳盡，「包括動物試驗流程，如何處理等等，都很具體；實驗室裡要接觸的是高風險的病原和病毒，但照著ＳＯＰ來，就很安全。」

沉默了十七年，詹家琮首次針對該次實驗室意外發表個人的說法。他認為，當年見諸媒體的訊息不是很正確，疾管署後來對於預防實驗室感染或錯誤改善的方向，也不是該次問題發生真正的重點。最根本的問題是，「殺雞不必用牛刀！」他指出，「當時預醫所只有Ｐ４實驗室、沒有Ｐ３實驗室，但像ＳＡＲＳ或這次新冠肺炎的研究，只要在Ｐ３實驗室裡操作即可。」

常理上總認為，安全等級愈高的實驗室，可以操作的病原體危險性愈高，設備理應不是會有更多保護？

詹家琮解釋，Ｐ４實驗室人員是在密閉的生物隔離箱儀器裡操作實驗，「Ｐ４實驗室廠商有一張很傳神的漫畫，就是一個人把手套伸進（生物安全箱）箱子裡面操作，可是腳下面還有雞、鴨在那邊跑。Ｐ４實驗室就是你穿太空衣進去，操作的隔離箱是完全密閉的，所以外面再怎麼髒都沒關係。那種實驗室完全倚賴生物隔離箱的儀器，但如果儀器出現問題，你要去拿口罩、手套做一些其他防護裝備，把儀器打開，卻會發現旁邊什麼都沒有，這就是一個大問題。」

「就像你開車，如果繫了安全帶後，再戴上安全帽、綁上綁腿、穿戴護具，看來防護更多，但真的更安全嗎？如果有一個很基本的小地方出狀況，那時候你就不知道該怎麼辦了？」他以此為例說明，若Ｐ３實驗室可以進行的實驗，在Ｐ４實驗室裡操作會更不方便。

詹家琮回顧，當年因為新加坡舉辦ＳＡＲＳ防治會議，「我們院長要去新加坡參加會議，他跟我說『你一定要來』，臨時把我加進去在會議上做一個報告。那天實驗做到很晚，我要趕快把那個實驗室收起來，就有點急了，沒有再去拿其他的防護裝備，就現有防護裝備用好去做……」詹家琮認為，真正問題是在於，當年台灣沒有很好的Ｐ３實驗室。

ＳＡＲＳ期間，在台灣少數Ｐ３實驗室參與病毒研究的台大醫院兒童感染科主任黃立民，同意詹家琮的看法，「確實ＳＡＲＳ只需要在Ｐ３實驗室裡做，進入Ｐ４做實驗，反而礙手礙腳，」他解釋，實驗室防護裝備，是針對各病原的特性來配置，「Ｐ４的密閉操作箱，是針對空氣傳染的天花、伊波拉這類病毒的特性去設計。」

「從SARS之後，在翁院長的領導下，全國才開始蓋了很多P3，現在預醫所也有一個很好的P3實驗室了。」詹家琮說，「很多手冊或疾管署的規範，會強調實驗室裡的環境壓力，其實是人員，人員實作訓練，才是最關鍵的事。」

他反覆強調，實驗室裡看起來有很多先進的儀器設備，但「不要被那些儀器設備很先進或很方便給迷惑，其實很單純，比方說我們看那個細胞的病變，顯微鏡觀察是最方便的。」

這是詹家琮切身的經驗談。SARS時，他就碰到時間和實驗繁複程度，兩者同時升壓的狀態，「開始的時候，我們都做得很順；做到中期以後，我去參加檢討會議的時候，每一個老師都提出來說，『你們最近篩選藥物、測試速度愈來愈慢了，已經兩個星期了怎麼還沒有結果？』壓力全部都來了，」然後要做詳細的酵素分析、螢光染色，這些操作步驟複雜的研究，會要用到一些福馬林等，就增加困難度，「尤其像以前在P4實驗室裡，戴著厚的手套操作，問題很大。」

「在P3裡面，實驗絕對不要做很複雜的，愈簡單愈好；操作一旦繁複，你在實驗室裡面的時間會很多。如果研究非要複雜化，那麼負責人那段時間的工作負荷量，就一定要少。」詹家琮指出。

新冠肺炎爆發後，國內研發上首先面臨的壓力在於，具有P3實驗室資格的人力不足，許多單位是在疫情期間加緊儲備人才，以因應工時和輪替需求。

目前台灣通過疾管署認證的P3實驗室包括：官部門的疾管署昆陽實驗室、食藥署、農委會，研究機構的中研院、國衛院，教育單位及醫事機構的台大、長庚、中國醫藥大學附醫、成大、高醫、三總、高榮等十二間。動物的P3實驗室則只有預醫所、家畜試驗所、國衛院、中研院四個。P4實驗室仍僅有預醫所，隸屬軍方。

要在P3實驗室中操作病毒，人員必須先完成疾管署訂定的「高防護實驗室之新進人員實驗室生物安全訓練課程」，內容涵蓋十三項主題、至少十五小時，最後還要實際通過測試。

但詹家琮認為，要進入P3實驗室的人員，「實作比上課更重要。」研究人員一定要在實驗室裡面，練習到很熟悉、熟練到可以在實驗室裡的動線閉著眼睛走來走去，對每個儀器設備如何開啟、關閉，都能知道差別點在哪裡，這個上課可能教不出來，就是需要實作。

詹家琮觀察，台灣面臨問題在於，突發緊急事件的時候才開始想到「培訓實驗室人力」。「因為這種高危險性的致病原，平常研究人員要做的機會不多。研究應該是要長期延續下去，你看SARS，後來沒有了，病毒株也被疾管署收回去了，大家就不做了嘛；如果持續做下去，從SARS後一直進行，也許我們現在應該已經有藥啊，結果現在什麼都沒有。」詹家琮感嘆。

老兵從未凋零，只是沙場險阻

十七年前染煞後，詹家琮嚐盡冷暖，身體也承受不可逆的傷害。「我記得那時候剛出院的時候，在預醫所做報告的時候，講話時手、腳都會不自主發抖，臉也因服類固醇變得胖胖的。」與他相熟的預醫所同事透露，他後來升等上校時都未出席，心裡還是有點抑鬱。但家人、同袍的溫暖以及中研院的支持，讓他至今仍堅持在戰場上，留在實驗室裡和不斷湧現的新興傳染性病原奮鬥。

「國軍對我蠻好的，我（民國）九十三年一月出院後、九十五年退伍，因為後來我已經升到上校了，再做會擋到下面的學弟們升遷，所以我選擇退下（役）。原本想追求人生第二春，也找好了其他學校，但是翁院長（翁啟惠）那時成立了基因體中心、他是主任，說這邊（中研院）做好一間P3實驗室，希望我過來；翁院長在SARS時候對我們很照顧，院長這樣講，我就又過來了。」

到中研院服務後，詹家琮也和自己治療留下的肺損抗戰，也大約在二〇〇八、二〇〇九年開始鑽研中醫藥領域。這個人生意外開啟的興趣，讓他二〇一二年時，決定赴廣州中醫藥大學進修、向呼吸道急診名醫學習。不過二〇一五年博士畢業前夕，他得知政府修正的新規定限制公務人員到中國進修，他也因此受到院內處分。

當時，為了追求自己的興趣、取得當地中醫學位，詹家琮毅然辭去中研院工作，也在當地取得中醫師證照。直到後來一年後，詹家琮才再回到基因體中心服務，也剛好碰上此次疫情。

談起中醫篩藥，詹家琮眼裡充滿熱情，更笑稱這如同他人生的「歸宿」，「中醫藥它是有理論基礎的，它算是一種文化，因為你可以自己調配，自己來運用，我覺得我早點退休以後，好多書我要把他讀完。」

當年執行重要實驗的開路先鋒，歷經人生重大轉折後，找到後半生心之所嚮，也記取當年的教訓，繼續為抗疫貢獻心力。

累積多年的篩藥經驗，也讓詹家琮在此次疫情中開創出研究新路。二〇二〇年七月，詹家琮與基因體中心研究員馬徹合作，發現《本草綱目》中記載的「白扁豆」，可以萃取出名為「ＦＲＩＬ」的蛋白質，可以抓住新冠病毒身上的醣分子、阻斷病毒傳播，該研究一舉登上《細胞報告》（*Cell Reports*）封面。

回憶過往經驗教訓，詹家琮坦蕩戲稱，雖然當年感染不是件好事，但對一個參與病毒研究的人來說，有得過病毒再去談病毒的經驗，「自己也覺得蠻珍惜的。」

詹家琮在預醫所服務時，曾被派至為台灣建置Ｐ４實驗室的法國受訓。「不過，那時我們受訓大概就只有半個月或一個月，但中國去受訓就是很長時間，比方說一年，這是中國比較有優勢的部分。」

疫情來了，要資源給資源、要經費給經費，疫情走了，預算人力全都減。這是台灣研究人員長年面對的窘況，研究成果和人才培育，都難以長時間累積。人生大半都站在世紀大疫最前線，詹家琮認為除了新冠肺炎之外，下一個大規模疫情也許很快會來、也許不是冠狀病毒。

「十七年前我四十四歲，今年我六十一歲了。」肺部傷害沒有完全復元，詹家琮繼續在Ｐ３實驗室裡，繼續迎戰高感染的世紀病毒，儘管未來仍有許多新興疾病爆發的可能，但這次寶貴經驗已讓許多老師建立合作機制，「下一次真的有很危險的病毒來的時候，我們應該可以做得更好。」

實驗室操作若能確實做好規範及扎實訓練，高感染的病原並不可怕；令人無助的是，人們面對一次又一次來襲的新興病毒，能不能真正面對問題做修正、有沒有持續讓計畫和研究延續，而不是每一回，都從頭來過。

文／丁元元

十七年後的翻拍重演
——中國沒有單純的天災，背後都是人禍

03

七十一年的人生裡，知名武漢作家胡發雲第一次沒在家鄉過年。妻子是奧地利籍華人，兒子一家也在維也納定居，胡發雲一年約有三分之一時間生活在那裡。原本訂了一月二十日的機票回故鄉，但接到大量國內親友傳來的「疫情嚴重」訊息後，他退掉機票，留在歐洲。半個月過去了，胡發雲聽說了不少直接、間接認識的人，疑似了、確診了、往生了，他馬上冒出的念頭是：「去世的許多都不在官方的統計數字之中，和SARS時一樣。」

在中國，胡發雲的名字未必像一些通俗作家那樣眾人皆知，但在嚴肅文學圈內，他的長篇小說《迷冬》、小說集《隱匿者》等，被公認為相當有分量的作品。而在這個病毒肆虐的初春，很多人又一次想起了他的代表作《如焉@sars.come》（後簡稱《如焉》）——中國唯一一部以SARS

為背景的小說。

十七年一個輪迴，當時被寫進小說的歷史悲劇，如今又成了活生生失去親人的哀嚎聲。SARS時，中國人對流浪動物乃至自己的寵物開始滅殺，胡發雲說，如今這一切仍在重演。

胡發雲記得很清楚，二〇〇三年SARS在中國爆發，疫情漸漸平息後的十二月中旬，以往擅長中短篇的他，開始創作自己第一部長篇小說《如焉》，並於三個月後完稿。

他去世的第一任妻子李虹是一位資深編輯，當時已因胃癌病重住院。妻子看了《如焉》的書稿，確信這是一部難得的好小說，但也擔心恐怕很難找到地方出版。當時胡發雲也做好了「深藏山林、留待後世」的準備。

一九四九年出生的胡發雲，是土生土長的武漢人。一九六八年還在「文化大革命」期間，他高中畢業，去了湖北天門縣插隊。一九七〇年回城後，他當過工人、企業幹部，上了大學，一九八四年開始專職從事創作，後又退出中國作協、湖北作協和武漢作協，特立獨行地奉還了各種頭銜。胡發雲之前的寫作題材包括「反右」、「文革」等眾多中華人民共和國史中的敏感議題。當SARS疫情爆發後，胡發雲把目光聚焦在當下發生的重大事件。他說：「寫《如焉》的時候，我就意識到，這樣一次瘟疫，不僅僅是一次衛生事件，更是社會事件、政治事件。」

書中寫了SARS時奮戰一線的醫護人員，寫了主管的官員，也寫了在網路上傳遞疫情訊息的網友，及社會各界的各色人等，藝術地還原並思考了苦難重重的中國百年史。

完稿後，常向胡發雲約稿的一些文學刊物和出版社，都很肯定小說的價值，但又因為議題敏感不敢出版，一位老同學把它傳到網路上，迅速傳播開來，甚至有了用A4紙列印裝訂的現代「手抄本」，在地下悄悄售賣。直到二〇〇六年初，它才得以在浙江作協主辦的《江南》雜誌上一次全文刊出，一時洛陽紙貴，刊物由原來的兩千冊增發到兩萬冊，還一本難求。十月出版了單行本，首印五萬冊，但三個月後即遭官方查禁。一時間盜版蜂起，總印數遠遠超出正版書。

同一批被禁的書分別與政治運動、參政權利、新聞自由等主題相關[3]，禁絕固然可以讓大多數人對此無知，卻註定無法避免歷史的悲劇再度發生。二〇二〇年，新冠肺炎疫情席捲整個中國，衝擊全球。它的發源地，竟然是SARS記錄者胡發雲的故鄉。往事如煙，十七年後的中國

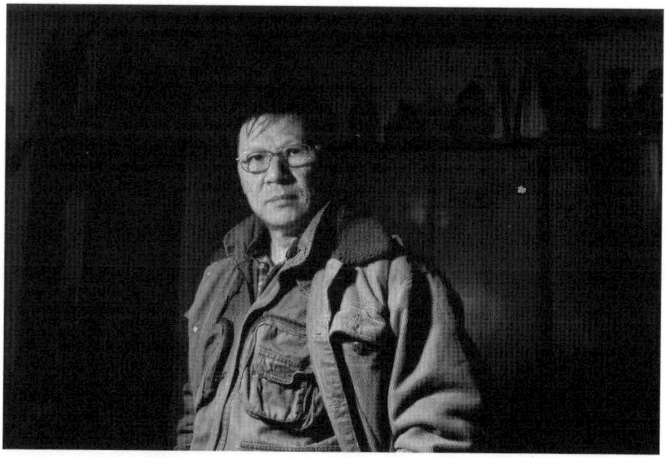

《如焉》作者胡發雲說，最近很多讀者再次提到了《如焉》，覺得十七年過去了，對比它所記錄的SARS，現在新冠肺炎的情況是「升級版」。（照片提供／胡發雲，攝於二〇〇九年一月）

3　二〇一七年一月，中國新聞出版總署禁止發行了八本新書，其中包括作家章詒和回憶中國政治運動衝擊戲劇界的《伶人往事》、記錄民權人士姚立法兩次參選人大代表過程的《我反對》、揭露中國媒體業真實生存狀態的小說《新聞界》等。

依舊「如焉」。

二月四日，我們獨家專訪了胡發雲。他犀利比較中國多次災害、疫情的相似性，以及中共統治下的官場和人性。

再蠢的驢，也不會在同個坑裡摔兩次

《報導者》（以下簡稱報）：對比二〇〇三年和現在的兩次肺炎疫情，情況有什麼相同和不同？

胡發雲（以下簡稱胡）：今天的很多情況，對比SARS當年，可以說是一部大片的翻拍重演，連許多細節場景道具都是一樣的。

二〇〇二年歲末，廣東發現不明原因的肺炎，但直到二〇〇三年四月後才逐步公開。這四、五個月中，當局也是封鎖消息，控制輿論，打擊所謂造謠傳謠者……有所不同的是，當時中國的網路還在比較原始的階段，網民的數量可能只有現在的幾十分之一。當時沒有智慧型手機，沒有微信、微博，也沒有那些國外的社群媒體推特、臉書、YouTube，最主要傳播訊息的工具是BBS（論壇）。期間也有一些BBS被封，也有作者被當局發出警告，刪帖斷網。但回過頭來看，當時高科技管控的技術能力遠不如現在，所以管控力度相對寬鬆一點。

二〇〇三年，在疾病的發生、延續、擴散的過程中，透過互聯網的應用，很多知識分子盡力向中國社會及全世界發出警報，使SARS的疫情得到了一定程度的控制，挽救了很多寶貴的生命。

民間「倒逼」的結果是，政府開始每天播報新聞，向WHO披露資訊。中國的公衛事件，第一次做到了盡可能透明。在此之前，這是無法想像的，因為那屬於「國家機密」。

報：既然政府後來被迫讓事件透明，為什麼《如焉》的出版經歷了這麼多的波折？最後還會被查禁？

胡：首先，在他們看來，SARS依然是政府的一個「痛點」，他們希望人們盡快遺忘。書裡寫到的對SARS背後的制度性原因更是諱莫如深，我寫到當時的社會眾生相，寫到了醫護人員，寫到相關單位負責人，寫到主管文教的副市長等。我也寫了一批人思想上的覺醒。書中的一些人物，曾以為自己生活在「改革開放」後的年代，但遭遇了這次重大事件之後，才發現許多事情並沒有變。

另外，《如焉》所呈現的人物背景很複雜，他們的人生故事追溯到中國近百年來的歷史跨度中，出場的人物包括老幹部、知識分子、胡風分子、「紅二代」、現職幹部等。通過他們在情節中的表演，展示中國一個世紀的故事——反右、三年大饑荒、文革、六四，告訴讀者這些不同身分的人都在怎麼做、怎麼想。當時很多讀到它的人覺得尺度太大，估計可能無法問世，出版延宕很久，最後被禁也不意外。

報：SARS和《如焉》的誕生過去了十七年，《如焉》被禁也過去了十三年。如今類似的疫情再次爆發，還發生在你的家鄉武漢，這之間有著怎樣弔詭的聯繫？

胡：有一句老話叫，「再蠢的驢，也不會在同一個地方跌兩次」。可是我們還是眼睜睜看著他們第二次在同一個坑裡跌倒，而且這一次跌得更難看。最近，很多讀者都提到了《如焉》，也覺得十七年過去了，對比它所記錄的ＳＡＲＳ，現在的情況是「升級版」。

這一次，在湖北黃岡，有一位單親爸爸，一個人帶兩個兒子，大兒子患有腦癱，小兒子患有自閉症，一直照顧得很好。可是，爸爸被隔離了，拜託村委會的人照顧，六天後，十七歲的大兒子就被活活餓死。這還只是被披露出來的，更多沒有被披露的，也許要以後才會知道，也許永遠沒有人知道。為什麼這樣的事情會一再發生在同一片土地上？

在中國，沒有單純的「天災」

報：《如焉》之前的很多作品，都是在寫一九四九年後的歷次政治運動，尤其是「文革」。這些政治運動和ＳＡＲＳ、新型冠狀病毒疫情之間，存在著怎樣的聯繫嗎？

胡：最關聯的地方在於這個國家的政治制度、意識形態。可以說，所有的天災背後都是人禍。如果不吸取教訓，災難還會一而再、再而三地發生。一九九八年長江水災是和生態被破壞有很大關聯。二〇〇八年汶川地震造成那麼嚴重的死傷，和建築的偷工減料有直接關係。作家們如果看不到這一點，或者轉過身、閉上眼，裝作它們不存在，那中國文學永遠都是偽文學、幫兇文學！

報：你認為，《如焉》這部作品被大家記住，是因為它的內容，還是它被國家機器「禁」了？

胡：二〇〇七年《如焉》被禁前，就已經引起廣泛的關注，熱烈的討論。作品一發表，就在中國大陸引起很大迴響，還為此發生過一場規模不小的論戰。《如焉》希望透過文學作品表達真實的生活和社會狀況。本來作家把想寫的東西寫出來，是天經地義的事情，但在中國竟變成了稀罕事兒。但有些人不習慣這樣的表達，不知道中國小說可以這樣寫。

無法和前輩相比的武漢人及知識分子

報：作為武漢人，你認為武漢這座城市和武漢人的特質是什麼？

胡：這要看是哪個時期的武漢人。辛亥革命，武漢首義，武漢人冒天下之大不韙，頂著頭上的辮子，打響推翻滿清王朝的第一槍。抗日戰爭時期，武漢保衛戰，傾盡全城的人力、物力、軍力，極盡慘烈的拉鋸戰，消耗了日軍很大部分的主力部隊，阻滯了他們的西進步伐，保障了大批人員、設備、原材料及知識人才向大後方的轉移，為抗戰的最後勝利毀家紓難，氣貫長虹。百年以來，武漢為中國的鋼鐵工業、兵器工業、交通建設，也做出了很大的貢獻。武漢的知識分子，從清末以來，在中國的知識界有著很重要的分量和地位。

報：但我們現在看到的武漢，官員知道有大量人被感染，卻不公開疫情，照樣開「兩會」，舉辦「萬家宴」。開發布會搞不清楚生產多少口罩，甚至連戴口罩都不會。醫院醫療物資緊缺，向社會求助，紅十字會為了面子，故意刁難，逼得醫生只能披著塑膠布甚至垃圾袋看病……

胡：我已經不想把今天的武漢人和前輩們相提並論了。我不知道怎麼去定義武漢人，許多官民變得更小心翼翼、更勢利、更猥瑣。即便文革的時候，武漢的武鬥很嚴重，思想很活躍，對體制的衝決在全國屈指可數。雖然其中正向、反向的都有，但那種豪情壯志、那種勇猛，為了義氣，或為了對真理的追求，不管不顧的犧牲精神，今天已經很難看到了。我真的希望這一次，能夠讓武漢人驚醒，能夠讓武漢吸取教訓。

報：除了官員、民眾，大家也十分關注知識分子在公共事件中扮演的角色。比如二〇〇三年SARS中的蔣彥永醫師。擔任解放軍三〇一醫院外科主任的他，把真實的疫情告訴了《華爾街日報》（*The Wall Street Journal*）等外國媒體，揭穿了官方公布的虛假數據。但一九四九年後的中國大學，可能已喪失了這傳統，這一次我們看到中國CDC的專家竟然在明明知道病毒傳染性的情況下，一度對外宣傳新冠肺炎只會「有限人傳人」？

胡：是的。這正是非常可悲的地方。相比病毒，這更令人感到悲哀。他們不但是人，而是有專業的人，作為醫務人員，理應救死扶傷，卻竟然墮落到這樣的地步，可以說駭人聽聞。這樣的作為，失去作為醫生基本的職業道德、職業操作，也失去了普通人應有的良知。

報：所以也是因為這樣的考慮，你在《如焉》中也寫到了蔣彥永醫師？

胡：關於蔣彥永先生，我在書中只是沒有提他的名字，但幾乎是根據真人真事來寫。當時有規定不允許採訪他，也不允許寫到他的名字。小說裡，我寫到揭露者的「老軍醫」身分，他通過國際媒體發聲，這件事才開始進入公眾關注的視野，拉開SARS的阻擊戰。沒有蔣彥永醫師這樣的人「以身試法」、振臂一呼，二〇〇三年的後果恐怕會更嚴重，更多無辜的人會失去生命。時隔多年後，我曾在一次會議中見到了蔣先生，並當面向他表達了我的敬意[4]。

中共統治下的黨性與人性

報：我們從媒體報導中了解到，湖北、武漢官員瞞報疫情和無能的表現，紅十字會搶奪物資、發國難財的行為，一些學者則成為了他們的幫兇，對此你怎麼看？

胡：官員們的表現，可以說是逆向淘汰的結果，在一個極權社會中，這是必然的。在政權中，如果一個人極權，那必然會造成大批唯唯諾諾、唯命是從的下級官員。因為選拔官員的最高標準是「忠誠」。其他的，像德行、品格、獨立思考等都無關緊要。地方官員中，本來不乏有能力的人，但經過一輪輪逆向淘汰之後，得以上位的人，卻往往是位子愈高，智商愈低，德行愈差。這對國家來說是非常可怕的。在這樣的情況下，任何時間都可能出現巨大的災難。

報：從一九九八年長江水災，到二〇〇三年SARS，到二〇〇八年汶川地震，再到二〇二〇年的新冠肺炎疫情，中國經歷了江澤民、胡錦濤、習近平三代最高領導人。他們之間有什麼不同？

胡：本質上沒有區別。二〇〇八年汶川地震後，很多民間機構、非政府組織（NGO）前往救

4　蔣彥永醫師畢業於民初的教會大學燕京大學，一生遵循燕京校訓「因真理　得自由　以服務」，敢於揭露真相。蔣彥永也長期要求為「六四」事件正名，二〇一九年三月他為此寫信給中國最高領導人習近平，之後就與外界失聯。

援，調查傷亡真相或者關注災後重建的情況，卻遭到了不同程度的打壓。中國各種NGO，幾乎被悉數撲滅。所以在新冠肺炎發生後，我們看到民間救助幾乎都是重新臨時組織的。而官方的組織像紅十字會，還在不斷對他們進行干擾、打壓，讓他們的救助行動更加艱難。這些是多年來一脈相承、愈演愈烈的。

報：但SARS時至少免掉了北京市長孟學農、衛生部長張文康等人的職務。

胡：這樣做，本身就是「周瑜打黃蓋」一類的苦肉計，被免職的官員後來基本都復出了，甚至可能官位比原來更高[5]。即便有被處罰的人，也不過是大盤棋局中一個犧牲的棋子。在肺炎事件中，武漢不可能有自作主張的權力。在黨紀和法規下，流行病疫情根本不是當地主政者或者醫學專家有權力發布的。

報：但至少SARS時看起來還有問責，現在連問責都沒有？

胡：「問責」並沒有什麼意義。如果時局不穩，「問責」對其他下層官員雖然是警告，但讓他們更不敢按規律辦事，只會服從上級命令，看上頭臉色行事。現在這件事，知道內幕的人愈來愈多了，所以政府應該也不想「演」了，對省長、市長這樣階層的官員，應該不會有什麼所謂「問責」出現。

報：你如何看待疫情之下的人性和中國共產黨治理下的中國社會？

胡：人性需要長時間滋養、薰陶，但摧毀它卻可以在一夜之間。將近一個世紀裡，從土改到反右、文革以及之後的政治運動，已經把傳承下來的人性中善良、真誠、悲憫、正義等摧殘殆盡。油滑、自私、虛偽、強暴這些邪惡的東西卻在擴張。所以人性的建設非常重要，但因為被傷害太重，中斷太久，中國人經歷了太多磨難與毒化，只能希望痛定思痛，期待在未來鳳凰涅槃。

令人欣慰的是，這次世紀大瘟疫中，我還是從一些武漢人身上看到楚人的豪邁與俠義，他們不顧個人生死安危，不顧強權打壓警戒，報導傳播疫情真相，徵集遞送抗疫物資，有人甚至為此獻出生命，真正體現了先祖「楚雖三戶，亡秦必楚」風采。

對其他生命與言論自由的漠視

報：一九九八年中國長江、松花江、嫩江等主要河流發生水災，造成四千多人死亡，直接經濟損失人民幣兩千多億元。當時沿長江的武漢也有災情，然後你寫了中篇小說《曉曉的方舟》，講一個女生雇了一條船救出被大水困住的動物。這是根據真實故事改寫的嗎？

胡：這個故事的原型是武漢一位金牌記者、范長江新聞獎得主范春歌女士，故事的主幹是她的親身經歷。當時她在一線採訪，看到了很多動物被遺棄，其中有一窩小豬仔，趴在洪水中的樹枝上，就租了一條船，把牠們救出來。

報：雖然一九九八年就有《曉曉的方舟》，但我們也看到，新冠肺炎之下的中國，很多人丟棄

---

5 在中共黨紀和政府行政處分規定內，「撤職」屬於處罰，「免職」其實並不是一種處罰。

甚至殺死自己的寵物或者流浪貓狗。為什麼？

胡：這種情況一直都在。一九九八年洪水中，雞、鴨、牛、豬、小鳥、老鼠，都面臨著生態災難。牠們不像人那樣具有自救的能力和等待被救援的機會。SARS的時候，很多人怕傳染，就把動物掐死、摔死。政府也組織大規模捕殺貓狗的圍剿行動。這些我在《如焉》都寫到過。對其他生命的漠視，在中國是一個傳統。今天重複這件事情，一點都不奇怪。

報：《曉曉的方舟》原型是一位記者。那在這一次的肺炎事件中，我們也看到有一位名叫張歐亞的湖北記者，在微博上發文要求武漢市長請辭。是否可以認為中國媒體人仍然有其獨立的精神？

胡：一個人選擇做記者，一定有一種骨子裡的精神、道德、擔當、榮譽感。但在中國的特殊環境中，在輿論管制下，記者無法完成他們應當承擔的全部使命。有的做不下去了，有的不得不改變自己，這是可悲的。有的記者選擇在關鍵的時候，發出自己良知的聲音，但也可能為此付出很大的代價。

報：你對台灣非常熟悉，和許多台灣作家也都是好友。那你如何看台灣在這一事件中的表現？

胡：因為這段時間主要關注國內，關注武漢，對台灣的表現了解不多，但我不會擔心台灣會出大事，因為在那裡，媒體不會完全受權力控制，民眾也可以發表自己的聲音。更重要的是，民眾手裡還有一張選票，這就提供了事前防範和事後修正、補救的可能性。這一點大陸應該學習台灣，保障民眾與媒體有這樣的權利，這不僅僅是對百姓好，也有利於社會的長治久安，對政權本身的穩定也有好處。

黯黑之城

II

PART

文／史不凡

吹哨者李文亮最後的抉擇

——滿屏的網路國葬，是否正推著中國轉向？

二〇二〇年九月八日，中國舉行了「全國抗擊新冠肺炎疫情表彰大會」，會中有一千五百名抗疫人員、五百個團體，兩百名優秀共產黨員和一百五十個基層黨組織代表獲得表彰。但當日微博湧現超過一百萬條的評論，都在為一個「表彰大會」上未提及的名字平反——已故的武漢市中心醫院眼科醫師李文亮。

二〇一九年十二月，武漢市華南海鮮市場傳出多起「不明原因肺炎」，當官方試圖封鎖消息，看到病人檢驗報告的李文亮在微信的同學群中發出警告：「華南水果海鮮市場確診七例SARS，在我們醫院急診科隔離。」

他原意是讓親友提高警覺，不料訊息截圖迅速傳遍網路，讓他無心插柳成為最早一波披露新冠肺炎疫情的「吹哨人」。說真話的代價，是遭公安局約談，並以「在網路上發表不實言論、嚴重

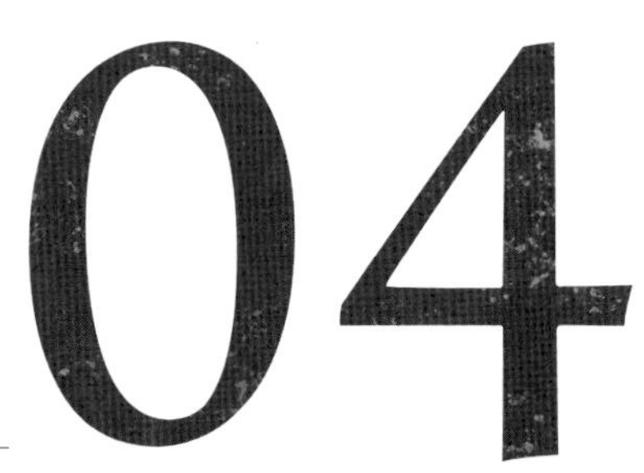

CHAPTER

擾亂社會秩序」為由被要求簽下訓誡書，若再犯，將接受法律制裁。

中國政府並未使出和輿論維穩等同的力道防疫，當疫情失控的消息再也壓不住，在欠缺防護環境下看診的李文亮已被病人傳染，親人、同事一個個因病毒倒下。政府的欺瞞怠惰，讓他栽在這支自己最早示警的病毒手裡，眼睜睜看著災禍殃及親友與天下。這致命重擊，讓不曾想過當英雄的李文亮幡然醒悟，重症無法言語的他透過簡訊接受專訪，對記者一字一句寫下：「健康的社會不應該只有一種聲音。」

近似遺言的話語，在他死後成為中國維穩手段的反諷。二〇二〇年二月六日，死訊傳出的一夜之間，「#我們要言論自由」標籤在微博掀起海嘯，但逾千萬閱讀量迅速被公權力抹淨，如今關鍵字搜尋只剩下「未找到相關結果」，僅存少許被及時截圖的數位殘跡。

同時，在武漢揭露疫情實況的公民記者陳秋實、方斌失蹤，迄今音訊全無。上百個疫情關鍵字被封鎖，連同新冠肺炎確診者的求助訊息都被噤聲。另一方面，在官方主導下，武漢市公安局撤銷對李文亮的訓誡書，對其家屬道歉，「造謠醫師」李文亮被安上「抗疫烈士」冠冕，民間要求言論自由的連署仍不斷被徹查，伴隨刪文與封號。

李文亮的最後一則微博，是宣告自己確診。這則曾被形容為「中國哭牆」的貼文下，已累積超過一百萬則留言，人們問李醫師在那邊過得可好，告訴他武漢的櫻花盛開，夏季熱浪，秋意到來，訴說自己的失戀失意，以及被容許留在版面上的埋怨與寄望。「對你的調查報告，總有一天，會讓人民重寫。」有人這麼寫著，其餘的，都已船過水無痕。

不是反體制英雄，不等於從來就沒有異見

中國舉國上下大規模的自發悼念，一九四九年中共建政之後，僅有三次。一次是一九七六年周恩來去世，所謂十里長街送總理，隨後北京十月政變，毛的政治繼承人「四人幫」倒台；一九八九年前總書記胡耀邦去世，民眾自發悼念，最終引爆震驚中外的六四學生運動。

此次猝然爆發的民眾自發悼念，則與前兩次完全不同，不僅規模更大，席捲全國各地各階層；更重要的分別是，這次民眾自發悼念的對象，不是政治領袖，不是名人，而是一個普通人，在此之前名不見經傳的普普通通的年輕人。

他的名字叫李文亮，武漢市中心醫院眼科醫生。去世時還不到三十四歲。他去世的噩耗剛剛確認，互聯網、尤其社交媒體上馬上驚濤拍岸，數千萬人徹夜哀號怒吼，堪稱一場空前規模的網路國葬。親歷其中一個體制內的朋友後來告訴我：那時他的微信朋友圈用「刷屏」已經遠遠不足以概括了，根本就是「滿屏」，所有人談的都是李文亮之死，沒有任何別的話題。那簡直就是一場海嘯，衝決一切，可謂驚天地泣鬼神。

談到這點，他顯然心有餘悸，感慨幸虧時間是在淩晨，不是白天；而且幸虧是在假期，學生不在校園，否則說不準誰一馬當先，人就不是上互聯網，而是直接湧上大街了。後果不堪設想。

以周恩來、胡耀邦的影響力，其去世引發政治震盪不難理解；一個名不見經傳的普普通通的年輕人去世，何以也具備那麼巨大的政治能量呢？這一切，必須置入「轉向」這一時代大背景，才

可能得到合理的解釋。這轉向不是一次性，也不是只有一個方向，而是一個過程，由一連串事件組成，而且先後朝著不同方向。

這點上最有說服力的，還是本文主人公李文亮的轉向。

李文亮去世後，引發民眾巨大悲情的同時，也引發輿論上的激烈爭議。爭議主要在體制和民間社會之間展開。這時的李文亮已經不再普通，而具備了英雄的光環。體制和民間社會的爭議，主要是爭奪英雄。比如中國駐法使館就在其官網上發了一篇短評，義憤填膺地指責民間社會給李文亮貼上政治標籤，「居心不良，目的是分裂中國民意，」而特別突出李文亮政治上正統的一面，尤其強調「李文亮醫生是一名中國共產黨黨員。」換句話說，李文亮絕非反體制英雄，必須生是黨的人，死是黨的鬼。駐法使館這種說法在體制內無疑極有代表性。

這種官方說法也對，也不對。說它也對，是因為李文亮本來就不是反體制英雄，不是鬥士，不是政治異議人士。說它不對，則因為本來不是反體制英雄的李文亮，並不等於從來就沒有異見。

第一次轉向，待在混沌的灰色地帶

李文亮去世後，其人生軌跡尤其網路活動軌跡逐漸曝光，這時人們發現，他在二〇〇九年就註冊了推特帳號，是中國最早的推特用戶之一，並一直翻牆瀏覽。他關注的有美國前後兩任總統，有CNN、BBC等主流外媒，說明他的資訊攝取是開放多元的。後來他又成了新浪微博的用戶，二〇一一年七月他在新浪微博發出的第一個帖子，就是徵集簽名，呼籲讓溫州動車事件中敢言的主持人王青雷復職。這時的李文亮，即學生時代的李文亮，是一個有價值觀、有公共關懷、有一定獨立思考的成長中的公民。有論者把這時的李文亮定位於泛自由派，大致不差。這一切，顯然直接受益於當時以《南方周末》和互聯網為主要平台的轟轟烈烈的普世價值大啟蒙。

結束學生時代之後，李文亮進入了體制，成了主流社會的一員。在他進入體制的同時，剛好體制開始了大轉向，時代開始了大轉向。從此前的一定程度容忍啟蒙，轉向大規模的反啟蒙。全能政府開足馬力反彈，民間社會遭到空前壓制，幾乎再沒有任何空間可言。意識形態上的爭奪尤其慘烈。極其嚴密的政治和意識形態控制，加上利益收編，加上中國經濟的持續成長，國力的持續增強，所有這一切，對信念談不到多麼堅定的普通人來說，其裹挾力不言而喻。

體制的大轉向和時代的大轉向，不可避免地導致大規模的個人轉向，甚至包括部分啟蒙時代極其活躍的自由派公共知識分子，也向主流意識形態繳械，淪為新時代的頌聖者。年輕的李文亮這點上也不能免俗，其逐漸與青春時代告別、尤其與理想主義告別，逐漸主流化、體制化，是不難想像的。

即便如此，李文亮與所謂小粉紅、五毛水軍仍有本質分別。他可能膽小怕事，可能隨波逐流，但並未失去愛的本能、獨立思考的本能。可以說仁心染塵，但仁心仍在，並未沉淪。他的內心，應該並不平靜，而是充滿了疑惑、困頓和矛盾。即是說，在思想上、價值取向上，他可能處於一個廣闊的灰色地帶，屬於廣闊的灰色的中間社會的一員。無論是原來的泛自由派立場，還是後來的體制化、主流化立場，他都有，但都很動搖，都不堅定，處於一個斑駁的混沌狀態。

這就是大轉向時代，一個普通人的大轉向，一個普通人實實在在的心路歷程。如果沒有大的衝擊發生，這樣普通人的人生或許就會永遠錨定於斑駁的混沌狀態，很難再改變。但問題是，衝擊是必然要發生的，而且這種衝擊必然是一連串事件，並由一連串事件構成不可抗拒的大趨勢。

第二次轉向，因天下人都被當局忽悠

這在最近兩年，尤其這一年來愈來愈明顯。新的時代大轉向應該為主流社會絕大多數普通人始料未及。當新的大衝擊沒有發生在自己身邊，沒有直接衝擊到自己的人生時，他們還可以只是旁觀，還可以選擇沉默。但是一旦衝擊到自己，並不堅定的他們，不可能經得起新的大衝擊，不可能不在前一次大轉向之後，新的時代衝擊之下再來一次大轉向。必須經由這樣的視角才能夠解釋，為什麼李文亮去世當晚，中文互聯網尤其社交媒體上會有徹夜海嘯，會有幾千萬人哀號怒吼。那幾千萬人絕大多數都是李文亮式的主流社會中的普通人。他們從來不曾明確反體制，不是鬥士，不是政治異議人士。他們只是因為始料不及的一連串事件的巨大衝擊，而且直接衝擊自己的人生，才終於從曾有的疑惑、困頓和矛盾的灰色地帶走出，開始自己的第二次大轉向。

在這空前規模的主流族群大轉向中，最先遭遇衝擊的李文亮走在了最前列。一開始他並沒有要做英雄的念頭，並沒有跟體制對抗的念頭。一開始他還是審慎的、克制的，甚至是服從的。他只是做了任何一個正常人都會做的事，即當他最早發現可能有神祕病毒的血盆大口要吞噬掉身邊親友的時候，他出於保護親友的本能，在極小的範圍內說了出來，向他們報了警訊。如此而已，沒有任何政治上和意識形態上的訴求。當這種僅僅屬於人類本能的舉動跟體制發生衝突，被公安局半夜傳喚和一紙訓誡之後，他也沒有反抗，而是選擇了默默忍受。到這一步，還不能說他已經開始了人生的新轉向。

他的新轉向，發生在這之後體制給他的致命一擊，即疫情被當局封鎖，天下人被當局忽悠，甚至作為醫生的他居然也被忽悠，而在接診時防範不足，被自己最先預警的病毒擊中。不僅自己，更殃及家人。不僅殃及家人，更殃及天下人。疫情因當局怠政最終失控，荼毒無數生靈，慘烈之極，超出所有人的想像，更超出他的想像。

體制給他這最後的一擊，終於令他在最後時刻徹底醒悟。他不再畏懼，毅然決然告別了原來的疑惑、困頓和矛盾，毅然決然告別了原來的灰色地帶，一步跨回到早年的青春時代。青春時代的理想主義終於復活，青春時代的啟蒙底色重新閃閃發亮。他不僅坦然接受媒體採訪，說出了他知道的真相，而且作為一個共產黨員居然未經組織批准，就接受了屬於典型「境外媒體」的《紐約時報》（*The New York Times*）採訪，為天下人留下了「健康的社會不應該只有一種聲音」的政治遺囑，用生命的最後一絲力氣為言論自由衝刺。

這時的李文亮，已經不再是普通人，他跟體制曾有的曖昧關係，至此一刀兩斷。他在最後一刻回到了自己的本心，在最後一刻昇華成了英雄。只是，這一點是官方無論如何都要刻意迴避和遮蔽的。但無論如何迴避和遮蔽，時代新的大轉向的衝天海嘯，已經撲面而來。李文亮離世當晚網路上幾千萬人的哀號怒吼，不過是這衝天海嘯的第一波而已。

文／姜詠諺、陳潔

恍若圍城的困境

——方艙醫院真的是患者的「諾亞方舟」嗎？

為了控制疫情，武漢落實「集中收治、集中隔離」的政策，二〇二〇年二月改造了十三個地方成為方艙醫院，收留確診患者。在這個被封為「生命之艙」的方艙，中國官媒正面宣傳著輕症患者在裡頭輕鬆跳起廣場舞；但當外面求醫困難者想擠進方艙，許多人踏入裡面後，反而急著想離開。

二〇二〇年二月八日凌晨兩點多，武漢街頭的氣溫只有零度出頭。四十歲的Z女士戴著口罩，把自己裹得嚴嚴實實的，提著行李箱和幾個包。她接到社區的通知，前往附近一家學校的門口，等待著大巴前來，把自己送進方艙醫院。

學校門口還有幾個人，大家一起上了大巴，車子走走停停，座位漸漸坐滿了。行駛的目的地，是一個叫「武漢客廳」的地方，原是一個集聚藝術品展覽等功能的大型城市綜合體；其中的一

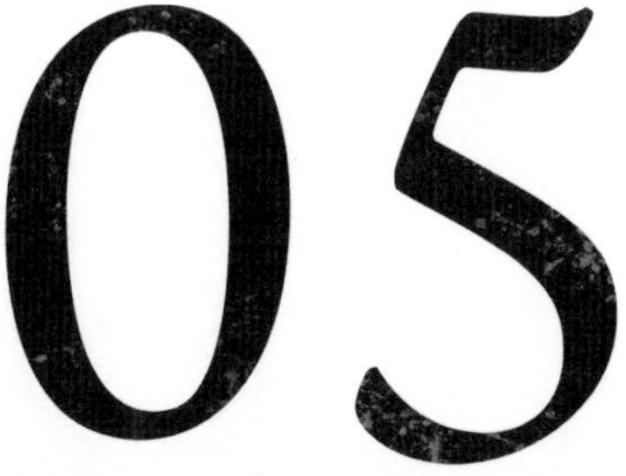

部分「中國文化博覽中心」，已被當地政府徵用，被稱為「東西湖方艙醫院」。所謂「方艙」，從字面解釋就是方形的艙體。方艙醫院英文叫「mobile cabin hospital」，起源於一九六〇年代美軍在越戰時應急打造的野戰醫院。

抵達方艙醫院時，門口停著好幾輛大巴。全武漢市已確診的新冠肺炎感染者，和Z女士一樣，紛紛被送到這裡。

「中國文化博覽中心」有四個展廳，其中三個將成為方艙醫院。首先開放的A區，原為最大的一號展廳，面積約九千平方公尺，比一個標準足球場還大。如今，它被板材隔成四個區域，每個區又有若干未置「屋頂」的小間。若從高處俯瞰，A區就約有一千張病床整齊地排列著，顯得極為壯觀，也讓Z女士產生一絲密集恐懼感。

集體跳廣場舞的超治癒「正能量」

武漢作為全世界新型冠狀病毒的「震央」，截至二月十一日二十四時，官方公布的武漢市累計確診病例數為一萬九千五百五十八人，湧進的患者還在增加。這個壓力使得中國政府在二月三日開始，把武漢國際會展中心、洪山體育館和武漢客廳改建為三家大型的「方艙醫院」；次日又發布消息稱，方艙醫院增至十三家，準備提供超過上萬個床位，集中收治已確診的輕症患者。五日晚，幾家方艙醫院開始陸續接收病人。

方艙醫院外有專人把守，戒備森嚴，即便患者家屬也無法進入。投入營運之後，只有《新華社》等幾家主要中國官媒得以進入，拍攝了一些正面報導的影片。除此之外，方艙內的情況，外界幾乎無從得知。

二月九日開始，網路上出現了多部「方艙醫院內患者跳廣場舞」的影片，點閱數動輒幾百萬。多家官媒經營的微博上轉發時稱「超治癒」，不少中國網友也以為跳舞是患者們自發的，看後表示深受「正能量」感動。但Z女士告訴我們，其實是醫院把病人們組織起來，「讓大家跳幾下，然後就在旁邊錄像。」官方利用新媒體刻意製造的正面宣傳意味濃厚。

中國媒體將方艙醫院稱為「生命之艙」，冀望它成為拯救輕症患者的「諾亞方舟」。但對身在其中的患者，方艙醫院卻像是「圍城」——外面求醫困難、進不了醫院的人想進方艙，但踏進裡頭了解真實狀況的人卻想出來。

用所謂「中國速度」和不盡真實的宣傳手法，快速建成的這些不能稱為醫院的「醫院」，其意義或許只是將患者與其他人隔離開來。

中國才可能有的建設速度

二月一日，肆虐的新型冠狀病毒，侵入了Z女士一家五口的生活。先是婆婆高燒三十九度持續不退，第二天，她自己發燒到三十八度，到了晚上丈夫也開始發燒。四日，三人去了一家接診發熱病人的定點醫院，並將「病毒性肺炎」的診斷結果上報社區。兩天後，核酸檢測結果顯示，她和婆婆確診，丈夫的結果則是「陰性」。婆婆被收進一家快捷酒店隔離，她和丈夫則只能「居家隔離」，家中還有年過七旬的公公，以及年幼的女兒，「我們全家瀕臨崩潰。」

無奈之下，她透過網路求助，在好心人的幫助下，婆婆終於被醫院收診，丈夫則住進了快捷酒店。二月七日晚上，她自己也終於等到了社區的消息，被告知次日凌晨集合前往方艙醫院的時間和地點。Z女士坐車抵達「武漢客廳」裡的東西湖方艙醫院時，已有約三百張床分配了各自的主人，她被分配到的隔間算是比較小，裡面有十二個床位。

「武漢客廳」是十三間規劃中方艙裡最大的一間，裡頭三個展廳可容納約兩千名病患。出門之前，Z女士想到在醫院裡無事可做，便帶了一本書在身邊。但從入院至今，她仍不時有發燒、胸痛、呼吸困難等症狀，發作時根本沒法看書。每張床上躺著的都是確診患者，即便休息睡覺的時候，大家也都戴著口罩。身邊沒有認識的人，Z女士也不和別人聊天。但即便沒什麼人講話，「環境還是很嘈雜，」因為很多通風設備在不間斷地運轉。整個空間二十四小時燈火通明，也沒法像普通病房那樣到了晚上就熄燈，病人想要好好睡覺，並不那麼容易。

一月二十三日、二十五日，武漢市政府決定，依照二〇〇三年SARS期間的小湯山醫院模式，新建火神山、雷神山兩家醫院。它們分別於二月四日、八日啟用，收治病患一千人和一千六百人。《環球時報》等媒體自詡，這是中國才可能有的建設速度。

二月二日，武漢開始對確診患者、疑似患者、發熱患者和密切接觸者四類人群進行「集中收治、集中隔離」。在此之前，因為沒有足夠的病房，大量確診或疑似患者只能按照醫生要求居家隔離，由此引發的家庭傳染極為普遍。可是，「集中收治、集中隔離」的新規推出，距離一月二十三日決定封城已經過了十天。民眾質疑政府反應太遲鈍，同時也對這樣的「亡羊補牢」能否起到效果存疑。

因為既有的定點醫院加上火神山、雷神山醫院床位仍遠遠不夠，方艙醫院的計畫於三日浮出水面，但這種「戰地醫院」的模式在一開始就決定不可能達到火神山、雷神山那樣兩人一間的條件。短短兩三天要改建出一座方艙，看似神速，也導致了病人入住時，各項軟硬體條件尚未準備完善。

硬體有「舉國之力」，軟體醫療資源仍不足

二月六日，一長串微信群組裡的聊天紀錄流出。在總共有八百張床位、首批開放四百張並最早接收病人的洪山體育館方艙醫院，患者X先生稱，這裡雖然安裝了插座，病床上準備了電熱毯，但插上插頭卻發現沒有電，食物幾乎只有白米飯和饅頭，「沒有藥，沒有醫生」、「就把一群廣西的小護士放在這裡」。

另有一段網路影片顯示，在方艙醫院中，一位女士正在怒摔各種物品。聊天紀錄裡，X先生所發的照片也顯示，醫護人員正在安撫患者。他將這裡稱為「集中營」，「隨時發生暴亂」，相關影片和群組聊天紀錄流傳甚廣。

不過，之後的官媒報導和網路上流傳的照片顯示，隨著配套服務跟上，洪山體育館方艙醫院裡的飲食確有改善，電力也已經接通。

患者家屬C小姐告訴我們，自己的父親於二月八日入住武漢國際會展中心方艙醫院二樓，樓下先開放的約有一千一百張床位，樓上則有五百張左右，「住進去的時候，二樓還沒整修完，沒有通電，晚上睡覺挺冷的。」次日晚上才通上電。

對於這些，Z女士表示，自己有所耳聞。「洪山開館時，水電都沒通，那不是坑人嗎？東西湖這裡，至少開館時水電是通的，飯菜按時發放，所以沒有發生那樣的糾紛。」中國媒體報導稱，東西湖方艙醫院原定於六日晚上九點開始接收病人，但推遲到了七日下午五點，為的是完善設備，讓患者入住更加舒適。

另一個問題是上廁所。據了解，首批三家方艙醫院，均是在室外設置流動廁所。爆料洪山體育館的X先生稱，廁所很遠，還是露天的，六號那天外面下大雨，也沒有遮雨設施，地面還嚴重積水。

東西湖方艙醫院負責人章軍建，在接受《新華社》採訪時也提到，「給部分身體較弱病人準備了軍大衣，上廁所時可以披一下。」Z女士接受我們採訪時表示，方艙裡面沒有廁所，廁所在室外，而且很髒。

方艙裡能得到什麼治療？

在社區排隊的確診患者，以為自己終於等到了方艙，會有較好的醫療資源，但患者在方艙醫院內真的可以得到治療嗎？

中國媒體報導稱，全國各地抽調了二十多支國家應急醫學救援隊約兩千三百八十餘名醫護人員，參與三家方艙醫院的組建工作。其中，八支前往東西湖方艙醫院，五支前往洪山方艙醫院。

據Z女士觀察，有一千張床位的東西湖醫院A區，裡頭有四個小分區，小分區各設有一個護士站，每站當值的護理師有四到五位，但要負責兩百五十位患者，等於一位護理師負責五十名。至於醫師，Z女士說，起初她並沒有看到醫師，後來了解到「每個小分區醫生只有兩三個」，A區總共不過十幾位醫師。而外省應急醫學救援隊，抵達後並沒有改變什麼。

台灣感染症醫學會理事長、台大感染科醫師黃立民說，在台灣，並沒有特別的醫病比，端看病人的嚴重程度。若是輕症，可能十個病人配一個醫師；若重症，可能三床就需一個醫師、每床都需要護理師。但以方艙醫院的配置是「絕對不足夠」的。「一個護理師負責五十個病人，光對一個病患量血壓、體溫、詢問身體狀況，就需要五、六分鐘，全部問完就五小時了！什麼事情都不能做。就算人力配置再增加一兩倍，依然吃緊。」

章軍建則告訴《新華社》，東西湖方艙醫院內有電視、圖書角，也有體溫計、移動CT以及一些必要的搶救設備，但實際配備的醫療設備仍然不足。

「這只是一個休息站，不是一個醫療院所」

S先生的父母，也是二月七日住進東西湖方艙醫院。他表示，父母第一天有領到藥物，但第二天則沒有，附近的其他病人也是如此。Z女士則表示：「得自己去找醫生，不去找，醫生就不給開藥。整個方艙醫院裡，還沒有看到一支氧氣瓶，更沒有看到一個人吸氧。」

「方艙醫院只是一個休息站，不是一個醫療院所！」黃立民認為，設置方艙醫院，比較像是將輕症病人集中「自主健康管理」，最主要是降低患者在外頭再傳播給他人的機會，而非以治療為目的，但就算是方艙醫院，所需要的基本配備也不該少，例如呼吸器、氧氣筒、輸液等各種管線。

微博實名認證為「協和醫院神經外科醫生」的博主「協和醫生Do先生」，在新冠肺炎事件中，傳遞了不少第一線情景，受到中國網友關注。他在二月六日發文稱：「根據現在一萬多例病人的分析，這些進入方艙醫院的輕症患者九五%以上都是可以自癒的，大部分堅持兩三週就自癒出院了。那些少於五%的患者萬一不幸病情加重，將會優先安排進入定點醫院進一步治療，不用等床。」

但，事實真如他所言嗎？

「確實所有的疾病，本來輕症幾乎都會自己好起來。面對這種急性傳染病，兩週是身體跟外來病毒的決戰期，兩週一過，免疫系統就會慢慢恢復、增強，最終康復，」黃立民指出，作為一個醫院，仍然要維持基本的品質和設備，方艙醫院人口密集、間隔不足，沒有任何感控，並未降低任何可能發生交叉感染的風險，反而增加醫院內病患、醫護人員感染更多疾病的可能。

對於交叉感染的問題，Z女士本來不太願意回應，但在方艙住了兩天之後，她告訴我們：「我覺得有交叉感染的風險。有幾位病人咳嗽得很嚴重，那聲音，我聽著都難受。」

黃立民從過去的豐富經驗分析，一般針對這類型傳染性疾病，醫院會將病人安置在隔離病房，減少與醫護人員、其他病人接觸機會。若是逼不得已要多人一起隔離，兩個患者中間必須要有物理性的區隔，例如圍欄、窗簾，讓飛沫得以被擋下；若沒有，兩個病患之間至少需相隔一．五到兩公尺，達到隔離效果。但從官媒報導的影片來看，東西湖的病床之間距離，只有約一公尺。而洪山方艙醫院內，很多病床竟然床頭與床頭相連。

中國醫學科學院院長王辰向《新華社》表示，由於是確診患者，病原相同，交叉感染這個問題不是突出問題，「患者之間其他一些疾病的交叉感染其實在任何醫院、任何社區都存在著這種可能性，方艙醫院並沒有額外增加這種風險。」

但仍然有民眾乃至專業醫師擔心，方艙醫院內的病人恐因交叉感染難以痊癒，或者病毒在此環境內發生變異，再傳播給其他患者。對此，黃立民指出，同一支病毒並不會造成一個人重複感染，一旦感染過，身上就有抗體，因此不會在快痊癒時、痊癒後，被不斷重複感染，而即便病毒有程度較小的變異，抗體仍然具有識別能力。

較讓人擔心的，其實是住院的病人，除了新冠肺炎，還可能帶有其他病毒。黃立民說，這就可能讓其他病人也感染，最後導致各種病毒都在醫院裡流竄。

王辰向《新華社》表示，入院前除新型冠狀病毒核酸檢測陽性外，還會經過流感抗原篩查，盡最大可能避免其他的生物安全風險。但是，身在東西湖方艙醫院的Z女士明確表示，入院時並沒有篩查流感這道程序。

就算做了流感篩檢，也難以降低方艙醫院內交叉感染的機率。黃立民說，疾病有幾千幾萬種，「怎麼可能篩得完？」更何況，若疾病仍在潛伏期，也篩檢不出來。「只要一個在潛伏期的麻疹病人進來，在裡面發病，就慘了！」此外，他也表示，擔心因為管理不善和防護物資不足等原因，導致醫護人員也出現群聚感染，「最後就面臨沒有醫護人員的窘境。」

重症者能及時轉出嗎？

受訪者提供的「入院證」顯示，宣稱「只收輕症患者」的方艙醫院，對入住患者要求符合一定的條件：新型冠狀病毒感染的肺炎確診病例；有生活自理能力，年齡在十八到六十五歲之間；無呼吸系統、心血管系統等基礎性疾病及精神疾病；流感病毒核酸檢測陰性。

章軍建向《新華社》表示，東西湖方艙醫院病人精神狀態不錯，因此才會有網路上那些在方艙醫院裡跳廣場舞、打太極拳的影片。但據Z女士觀察：「說是輕症，其實差蠻多的，有些確實精神挺好的，有些明顯病懨懨的。」

從受訪者所提供和網路上流出的檢查報告、病歷來看，醫師一般不會定義患者為輕症或重症。黃立民解釋，對醫師而言，定義輕重症主要是為了方便判斷，當疾病進展到哪個階段，可以使用何種治療方式。他說，把輕重症病人放在一起，並不會彼此交互影響疾病的進程，「需要擔心的是人力問題，醫護會集中照顧重症患者，輕症就只能分到更少的醫療時間。」

那麼，這些患者究竟是怎麼進入方艙醫院的呢？綜合幾位受訪者的說法來看，應是患者將自己被確診的訊息上報到所在社區，「排隊」等待醫療資源。社區則等待上級單位安排給的名額，然後通知相應數量的患者，入住方艙醫院。究竟是不是「輕症」，一般的社區工作人員並無能力判斷。

不做區分地接收嚴重程度不同的病人，而一旦確診病人在方艙裡轉為重症，或者合併其他的疾病，真的可以如「協和醫生Do先生」所說，及時轉到定點醫院接受治療嗎？

八日上午，醫師查房時，看到S先生的父母呼吸困難，氧飽和度低，判斷需要吸氧。但方艙裡並沒有設備，醫師便開了一張轉院單，讓他們去定點醫院金銀潭醫院。

S先生父母收到的轉院單上，其實只是在列印好的「入院證」上，醫師手寫了「轉金銀潭醫院」等字，然後簽了個名，也沒有醫院或醫師的蓋章。但拿到這張紙之後，兩位老人就被「趕了出來」，只得站在醫院外面，隨身物品也都被放在醫院外。

S先生先後聯絡了金銀潭醫院、一二〇救護車、東西湖區衛健委、自己所住區的衛健委，最後又聯絡了社區，結果社區竟讓他把父母接回家！

「父母不想回家。方艙醫院的名額等了兩天，好不容易排上，回家就得重新排更難進入的定點醫院。」不過，方艙醫院最終同意讓兩位老人再先回原病床住下，第二天凌晨順利轉入了定點醫院。他表示，「後來是醫生聯繫的一二〇（救護車）來接人，可能剛開的方艙醫院沒有溝通好吧。」

Z女士則透露，自己聽說有個病人本身患有肺癌，「護士就跟她說，妳不能住這裡。」但兩三天過去了，這位病人依然待在「武漢客廳」，並未被其他醫院接納。

「諾亞方舟」輿論戰下，真正的「圍城」困境

在微博上，「協和醫生Do先生」發文稱，「方艙醫院是為了救人！請現在不要給方艙製造負面輿論，如果讓其他患者都拒絕入住，害的是更多人！」

一位中國媒體從業人士透露，最近幾乎每天都會收到主管部門的「宣傳通知」，要求對肺炎疫情必須堅持正面報導，方艙醫院這樣的重點工作，自是不容批評。微博等中國社群媒體上，對方艙雖有質疑聲，但基本處於被淹沒的狀態。

二月四日，中國律師、公民記者陳秋實的YouTube頻道上傳了最後兩條自拍影片，內容分別是探訪方艙醫院建設現場、對話肺炎死難者家屬。陳秋實在「封城」前就趕到了武漢，持續播報自己在武漢了解的情況，尚為官方所容忍。但在質疑方艙醫院後不久，陳秋實即與外界失聯。七日，他的一位朋友發布消息稱，獲悉陳秋實在其住所遭武漢警方強制隔離，並被收繳了手機，直到現在仍失聯。在自拍影片的最後，陳秋實援引一位武漢醫生的話：

「這個方艙醫院形態明顯很像那種戰地醫院，或者水災、地震的臨時避難所，但是這並不

適合傳染病人居住。傳染病人本來就應該把它們放在一個隔離的空間、病房裡面，去專業的隔離病房，只不過確實沒有這個條件，所以才讓他們回家去居家隔離。但是居家隔離如果處理得不好，又很容易造成家庭性的感染，一個人感染，一家人都遭殃。所以現在進入了一種兩難的狀況，家庭感染的狀況已經在武漢出現了，現在的方艙醫院會不會出現大量的交叉感染，把這麼多疑似病人放在這個空間裡面，問題怎麼解決？現在依然困擾著當地的醫療人員們。」

「方艙醫院」並沒有讓收治的病人充分相信，這裡是可以拯救他們的「諾亞方舟」，反倒讓一些患者感受到這是一座「圍城」——外面的人想進去，裡面的人想出來。

Z女士向社區登記，並接受安排住進方艙，既是因為之前所能得到的醫療資源有限，也為了避免把疾病傳染給還沒有症狀的公公和女兒。進來之後，面臨的卻是各項軟硬體不足的狀況。可是，政府已經提出了「確診患者必須集中隔離」的規定，方艙醫院外也有人把守，想走又不可能。

網路流出的微信群組聊天紀錄中，有人勸X先生「早知如此，不如在家」，但他回答「不讓在家」，並說有不少人想「等雨停了跑路」。他感慨，「哪來的方艙？方舟？就是救災模式。」

二月六日，一段方艙醫院女病患的求助影片透過微博流出。她在影片中求助稱，洪山體育館裡面到處都是人，又沒有隔離，沒有藥吃，也沒有針打，沒有開水，上廁所要到兩百多公尺外。「本來指望進來醫院就好，這倒還怪了。這是什麼方艙醫院啊？救救我啊。向社會上反映一下。」

一層又一層的「封城」和方艙裡的「圍城」，把疫情緊緊地封住，避免向外擴散，但封在裡頭的人，沒人能預料將付出什麼代價。

文／劉致昕、姜詠諺、張軼

封城之下「被英雄」的無名者

——外賣小哥、網約車司機與志工

疫情期間，中國官媒上出現了幾種英雄人物：外賣小哥、司機、志工。在封城之際，人們能逃就逃、能躲就躲，但這群人依然在街頭，扛著政府需要的正面能量形象、老百姓生存所需的物資需求，冒險在城市與街弄裡穿梭。我們透過電話和社群媒體，在封城期間採訪這些被稱為「最美的逆行者」、「武漢血脈」的人，聽這個體制如何讓他們不得不「英雄」？

二〇二〇年一月二十三日，擁有一千一百萬人口的中國湖北省武漢市，因為新型冠狀病毒的疫情，宣布封城。從那天起，被稱為「老計」，一名三十出頭的外賣小哥，在中國的網路世界紅了起來。

封城後的武漢街頭空蕩，繼續送貨的老計，每天透過微博發布「封城日記」，照片搭配文字的紀錄，成為許多人理解武漢現況的窗口。連武漢當地人都留言稱，不能出門的他們，透過老計的

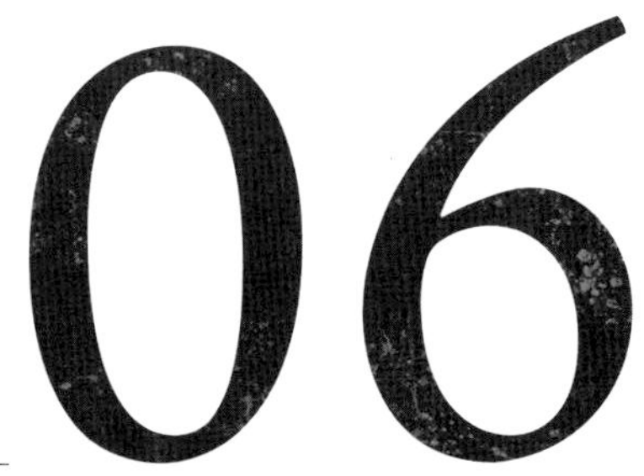

CHAPTER

貼文，看到每天上班的路途如今如鬼城一般，看著看著就哭了。

老計在封城時接到的任務，也是人們觀察這空前防疫手段的一種方式，媒體為他的日記這樣下標：「外賣小哥的訂單裡，藏著武漢的一百種需求。」

需求，在中國呼吸病學專家鍾南山出面確認新冠肺炎人傳人的傳染力後，開始飆升。老計收到口罩、消毒液、零食、蔬菜等訂單，武漢封城之後，他除了送貨，還得知道去哪裡搶貨或囤貨，以免滿足不了客戶的訂單。

城內的人們，維繫起生活機能和情感連結

封城來得突然，老計甚至得幫寵物的主人餵貓，意外發現新生貓兒屍體的他，也擔起「送行」的責任。有貓兒逃跑了，他又幫忙抓貓。老計的眼，也看見封城時刻人們的絕望與互助。例如他替街上的流浪漢戴上口罩，或是收到無名訂單，要他向醫院送上大量熱食。

「我為什麼願意分享這些呢？因為這也是我療癒自己和做心理建設的一個過程。所以微博上面我大部分記錄的都是相對比較溫暖、向上的東西，悲傷的東西我不太愛寫。當然在現在這種特殊時刻，難免會碰到一些讓人心情複雜的事。比如前幾天，我經過武昌醫院的時候，在路口看到一個中年人手裡提著一袋片子，背著一個年紀稍長的人慢慢地走過，背上的人一

動不動。很平靜，周圍站著的人、後面的保安、馬路旁的醫護、身後商店的老闆，都很平靜，我卻覺得好像有一座山向我壓過來。」

除了老計的文字，還有一名二十出頭的外賣小哥趙彬，以影音記錄在武漢送貨的過程。二月九日，趙彬的影片登上《人民日報》等官媒在各平台的帳號，成為激勵人心的正能量內容。《人民日報》如此寫道：

「看到淚目！#九十後外賣小哥鏡頭裡的武漢#：武漢人不會輸！疫情爆發後大家都戴上了口罩，街頭也不再熱鬧，趙彬沒有停下工作，也沒放下相機，他記錄下疫情下的武漢令人動容的一幕幕。『春天來了，櫻花就要開了，一切都會好起來』。」

武漢外賣小哥趙彬的影片也登上《央視》，成為新冠肺炎疫情中，官方正能量宣傳的一環。封城期的外賣小哥，不只是背起情感上的寄託，也是實質上，勉強維繫人們生活機能的仰賴。中國已有超過八十座城市採取被稱作「封城」的封閉式管理手段，許多人們失去移動自由。根據旗下有京東到家、達達快送的零售與物流平台達達集團統計，中國B2C商城「京東到家」全平台的銷售額較二〇一九年同期成長五倍，專營生鮮配送的「盒馬蔬菜」，供應量也比平時最高峰還多了五〇%。標榜產地直送的蔬果零售平台「每日優鮮」除夕到初四的數據顯示，交易額比二〇一九年同期多了三二一%。

城外的人們，透過平台和配送員支援疫區

平台、配送員，在封城時成為許多人食衣住行的仰賴。在中國，人們也靠著配送員在支援武漢。農曆年跨年的一週內，中國各地為武漢人下訂一．八萬個口罩、兩千七百多份消毒液、一千兩百多份感冒藥。

這架由平台企業、配送員搭起的物流網，還成為中國政府在疫情裡物資發送的重要管道，試圖補救各地醫療物資、食糧供給的不足。

中國國務院總理、中央應對新冠肺炎疫情工作小組組長李克強，在一月二十九日召開領導小組會議，指名物流企業包括電商平台，必須做好物資投放工作。國務院也在記者會中表示，已動員中國十一家主要電商企業，從三個面向確保居民生活的維持：積極增加供給、暢通配送渠道、保障消費安全。

我們向阿里巴巴內部的知情人士求證，阿里巴巴的確在與政府政策同軌之下，展開從全球採買、跨國供應鏈合作、國內配送等不同方向的動員，從海外的供應鏈到國內第一線的配送員、線上的服務流程等，阿里巴巴視作練兵。這位知情人士強調，這樣的動員不完全是公益性質，也是進一步搶占市場、提升服務，這一次至少在全球十四國加強了上游供應鏈的建置。

「參與得愈深，往後的優勢就愈大，」他說。二〇〇三年的SARS病毒被視作中國電商崛起的契機，新冠肺炎疫情發生後，各大經濟預測報告，都看好疫情之後新零售服務、線上消費的另一次產業升級。包括阿里巴巴集團的平台，其他線上教育、醫療、食物外送、生鮮配送等平台，都祭出新的政策，在非常時期試著招募新騎手、搶用戶，甚至直接向其他停工產業搶人。

這些過去沒有面孔、常常被忽略的外賣小哥和配送員，如今從國家層次、企業競爭，到民眾個人生活寄託，都是焦點。背上「逆行者」、「平民英雄」、「武漢血脈」等名稱的他們，在疫情中卻堅持工作，他們想的是什麼？看見什麼？

外來的「逆行者」：騎手、司機為求生，得上路掙錢

我們與Ken在線上的騎手群組裡相遇。我們加入了四、五個上百人組成的武漢送餐騎手群組，他是唯一回覆、告知自己在疫情下接單配送的騎手。群組的成員幾乎都是男性，多為「九十後」，近半數單身。有人發了他們出發準備上工的影片，鏡頭中他帶著香港反送中運動裡常見的「豬嘴」，對方嘆道，平常淘寶上人民幣一百多元的防毒面具，現在漲了一倍。

「你千萬不能把我真名寫出去，我是瞞著爸媽、女友出來送單的。本來他們就很擔心了，萬一看到了……」Ken是福建人，一九八八年出生，在武漢工作多年，從事的是電商運營工作。之前的工作有些倦怠，便在元旦後辭職了，準備過完年再找份新工作。春節前，家住在湖北省其他地

區的女友先回去了，Ken原本打算小年夜回福建老家，結果正巧趕上了這個國家歷史上的第一次封城，走不成了。

「政府宣傳說，老實待在家，就是不給國家添亂。話是這麼講，可是人總要生活啊，」Ken說，他的手頭不寬裕，也不知道什麼時候能找到工作，從年初二開始，正式入行成為外賣小哥。

「這個時間還出來跑的，肯定主要為了賺錢，」Ken介紹著，平時派送一個單，通常只能賺到人民幣六、七元，現在可以增加一倍，「加的錢都是店家出的。店家肯出錢，也是因為現在東西平時賣得貴吧。」他透露，自己每天中午晚上出門派送，時長六小時左右，可以賺人民幣三、四百元。「我是新手，老鳥一天可以賺到五百以上。」

Ken住的江岸區，就在傳言指稱的疫情起源地「華南海鮮市場」的隔壁區，但因為只是兼職接單派送，Ken無法從平台業者領取任何防疫用品，口罩、酒精噴霧等都是自己買的，「回家就把外衣全脫了，放在通風的地方，目前也只能這樣了。」

當別人為了求生而宅在家，他們要求生，卻必須上路。

「我在孝感（湖北的另一個市）隔離了，沒法出來，著急啊，」群組裡另一個騎手寫道，「大家都是用生命在掙錢啊！」也有人問，「萬一生病了，美團（外賣平台）會給點錢（作為補償）嗎？」沒想到卻被人酸：「想多了，死在路上也是你自己的事情。」

武漢疫情爆發後，媒體報導中挺身而出、組織自救和互助的，一般都是武漢本地人或者深度在地化的外地人，配送員、外賣小哥，通常是外來務工者，他們更像是這座有千萬人口的大城市裡的過客。根據外賣平台「美團」二〇一八年的調查報告，旗下兩百七十萬註冊騎手中，七七%來自農村，近六成是到外地打工。

報告指出，這些到城市裡打工的外送員普遍背著龐大的經濟壓力跟焦慮，在都市裡的房租、房貸，讓他們不能不上工。這是他們在疫期中，成為人們口中「逆行者」的真正原因。

透過電話，我們聯絡上另一位「逆行者」，在廣州的網約車司機王先生。

「我坐不住啊！」王先生坐不住，是因為他每天早上睜開眼，自己就先還人民幣幾百元的債務。今年三十三歲的他，去年八月來到名列中國四大一線城市的廣州開網約車（類似台灣的Uber司機）。廣東是這次新冠肺炎中，感染者人數始終名列中國前三名的省分，當時省會廣州也已進入「半封城」狀態。

第二個孩子即將出生的王先生，在妻子工作地買的新房，每個月要還人民幣四千元房貸；開車的每月成本也要人民幣近六千元，另加上在廣州上千元的房租，壓力實在太大，逼得下個月就要臨盆的妻子，還在公司上班。

在春節前，王先生聽說有種可怕的傳染病，趕緊花幾百塊錢買了一百片口罩。「有別的司機，因為沒有口罩，想賺錢也沒法出車。就算你出車，乘客看到司機不戴口罩，人家也不敢坐。」酒精等消毒用品也搶不到，他能做的只有勤洗車，裡裡外外多抹幾遍。在車上，司機跟客人有默契地全程保持沉默，「畢竟，誰都不知道對方之前去過哪裡，接觸過什麼人，有沒有被感染那個。」

「你說我不怕嗎？怕啊。不敢去見老婆，更不敢回老家見父母和孩子。但是不出車，一天就先虧一百三十塊錢，」王先生不否認，自己願意接受採訪的重要原因就是，「希望媒體能呼籲呼籲，讓公司幫我們減免一點（汽車）租金。」

王先生和Ken，對於自己在網上、媒體上被描述成英雄一般的形象有什麼想法？「這個問題……」王先生遲疑了一下，「對我來說，如果事情是發生在自己身邊，我也可以無償去奉獻；但現在的情況，都是出於經濟壓力被逼的。」

Ken則以市場機制形容，資本主義那隻看不見的手，正在疫區發生作用，不能出門的人們、對物資有需求與恐慌的人們，創造了需求，而需要掙錢的底層，此時當然搭上平台提供的機會，在疫情裡能掙多少是多少。騎手間流傳的一句話是這麼說的：「你都他媽的當騎手了，你還在乎個他媽的傳染病？」

Ken感嘆，「不會覺得自己是什麼英雄，這只是媒體刻意描述的，普通大眾不會這樣認為，而且其實很怕和我們接觸。」在深圳傳出外賣騎手確診個案之後，民眾陷入另一波恐慌，逼得政府和平台一邊加強正面宣傳，一邊推出「無接觸服務」等方案，五天之內，外送平台「餓了嗎」就收到六．六萬筆訂單，使用無接觸的服務選項，網路上甚至出現無人機傳遞食物的影片。

現在的配送員，不僅要面對病毒的危險，還得想辦法自備消毒物資，在社區封鎖、保安拒絕等情況下，以讓客戶安心的狀態，在時間內完成訂單。種種困難，讓中國網民以遊戲《死亡擱淺》來形容封城之下配送員的處境——遊戲裡，主角在送貨的過程中，得面對搶貨、看不見的病毒、恐怖分子攻擊等危險，但也透過主角在人們之間創造連結，為遊戲中荒蕪的世界帶來希望。

太太在醫院工作的鄭先生（化名），是武漢市的地方公務員，如今多了一個身分：社區志願工作者。

疫情之中，除了外賣騎手、配送員之外，最忙的大概就是公務員。在新浪微博上，一條疫情期間公務員因公殉職的名單被大量分享，死因多是過勞。《人民日報》亦發表評論，讚頌公務員、特別是共產黨員的貢獻。

被迫輪班的「志工」：派去社區站崗的公務員

這批被認為要「衝鋒在前」的人，因為是公務員，於是被安排擔任「志工」。鄭先生的年假從初一起就被迫中止，每日在家遠距辦公，偶爾到辦公室值班。二月三日，他在家中接到來自地方政府辦公室的電話，被要求以志願者的身分，到社區的主要路口管理人員進出。

這是武漢市政府為了阻止疫情擴散所發的通知，要求各區政府以局為單位，分配管理的社區，每個局大致負責一個社區，局中的公務員以輪班方式提供服務，但政府並不提供額外薪酬。他們得在各個路口設置攤點，登記來往人員與車輛、測量體溫，並為有特殊需求的人提供指引。

鄭先生說，自己的領導可能想要邀功，為所屬部門攬了雙倍的任務，一個局要照顧兩個社區。每個人每隔一天就被安排去當「志工」，早八晚九的時程，在氣溫個位數的武漢，一站就是一天。鄭先生說，還好太太在醫院工作，才能在社區工作時，帶上N95口罩、一次性手套與裝有酒精的噴瓶，否則，社區只備給志工簡單的單層口罩。

穿著紅背心站在街頭的鄭先生，必須要求每個經過的路人告知出行目的，並用體溫槍檢測。有次值班的下午，他遇上社區的男住戶前來求助，說一家六口人都有疑似新冠肺炎的症狀，派症狀較輕的男丁出來求援，這位男住戶在一月底被判定為疑似病例，但因為床位不足，只能回家自我隔離。「路上很緊張害怕，他找我們幫忙，我心裡總擔心他把我傳染了怎麼辦，但又慚愧，我什麼忙也沒幫上，」鄭先生回憶。

疫情最為嚴峻的武漢醫療體系近乎崩潰，於是緊急搭建臨時醫療場館，將體育館與會展中心改造成「方艙醫院」。其他，對疑似但尚未確診的、發熱的患者，政府則徵用民營醫院、酒店、學校等進行不同級別的「集中隔離觀察」。但在患者到醫院或是隔離設施之前，被派駐在社區的志工，是實質上的第一線。

在擔任志工的日子，鄭先生沒有伙食，也不敢回家。他用零食打發午餐，傍晚休息被妻子喊回家吃飯，卻不肯進門，擔心會把病毒帶到家中，太太只能用一次性的碗筷裝了後，放在家門口的地上。等妻子關上門，鄭先生才敢拿起碗筷，在樓梯間把飯吃完。晚上終於做完志工了，鄭先生向自己全身噴灑酒精，洗澡後將穿過的衣服全部清洗完，曬到陽台上。

隔天，鄭先生換回公務員的身分，繼續上班工作。

正能量「英雄」的操作宣傳，遮掩了什麼？

新型冠狀病毒的致死個案已經超過SARS奪走的人命，而且疫情持續擴大。元宵節那時，中國官方透過朗誦和現場的螢幕投影，紀念並歌頌了包括李文亮等在第一線的醫護人員和相關的工作者。《新華社》則在發布的新聞中，以一張張送上食物的外賣小哥、公車司機等照片，寫上：「在疫情防控路上，他們用自己的方式，傳遞陽光和溫暖，守護著他人。」

《人民日報》也在社交平台上發起#我不是英雄只是有人需要我#的串聯活動，透過漫畫，畫出醫護人員、外賣小哥等疫情期間人們互助的故事，配上文案「因為需要，他們就成了英雄，就是遮擋不住的黎明曙光！」這則激勵人心的微博，在四十八小時內有一．二萬個轉發、十四．八萬個讚、六千八百七十三條評論。

正能量無法遮擋事實，人們被迫冒著失去性命的危險，被貼上英雄之名，背後正是體制的失效、治理的失能。封城來得突然，人們只能仰賴各種配送員賣命送暖。地方、中央政府對疫情反應失當，醫護人員也落到靠外地人寄送口罩。

在「我不是英雄，只是有人需要我」這個官方鋪天蓋地的宣傳後，出現了些反諷的貼文。有人悠悠地回應「普通人說真話就是英雄」，有人說即便「李文亮也不想當這個英雄」。

在這場擴大的疫情裡，人們和這群「被英雄」的配送員、基層公務員都想知道，究竟體制缺了什麼，哪裡破了洞，為何要只求生存的他們，賭上命扮演「英雄」。

文／劉致昕

擋掉上百關鍵字的輿論戰
——從審查到宣傳的中國式抗疫

新冠肺炎疫情在全球爆發開來，對中國政府來說，最急迫該打的仗，除了疫情，還有輿情。於是在中國，除了生命的病與亡，還有大規模封號、刪文、群組消失等「災情」。

加拿大公民實驗室、中國「武漢人間」資料庫的管理者，掌握了中國兩大社交平台ＹＹ、微信上被封鎖的五百六十一個關鍵字，以及超過一千三百條武漢民眾的求助訊息。透過這些大部分已被消失的訊息，理解中國政府如何透過宣傳與封鎖，將自己塑造成「全球抗疫典範」，而人們求生的機會、全球公衛專家研判疫情的訊號，又是如何跟著中共的「輿情整治」而消失無蹤。

二〇二〇年二月十日，中國官媒央視的一則新聞，攫住軟體工程師曉武（化名）的目光。螢幕

07

上，武漢市市委書記馬國強[6]鄭重宣布檢測新冠肺炎疫情的新進度，他說，至二月八日，武漢有確診重症患者一千四百九十九人尚未入院，經過兩天努力已全數入院！央視同時在社群媒體使用了「#武漢人數排查達到九九%」tag，上了熱搜。

「被消失」的求助訊息

曉武把目光移回央視之外的世界，在新浪微博上，從一月底開始，就有數以千計的求助訊息在跳動，訊息來自武漢，卻看似發自煉獄：

五十二歲的聶麗華，呼吸困難已經四天，需要吸氧，一人在家、無人看護，至今未能做核酸檢測；

三十二歲的秦小月反覆發燒，但封城之後沒有車、沒有公共交通，求助電話打遍了都沒有用，她問：「該如何去醫院排查？」；

五十二歲的曾迪與六十二歲嚴重心臟病患者浦宏連，高燒八天，無醫院收治；

九十歲的黃仁強病情嚴重，在家中倒地不能起身，還沒來得及確診；

五十七歲的汪平，親人於一週前死於新冠肺炎，全家跟著染病，高燒不退但無醫院收治，社區與隔離酒店互推不管，已有三天未進食、呼吸困難……。

這些，都是由病患的家屬、本人貼在微博上的公開求助訊息。按照微博二月五日的說法，全中國社會各界共發布十九．五萬條求助微博，包括四百七十三家醫院院方，都只能透過微博求助。

一天被爆刪三千文，他建資料庫螳臂擋車

「慘，太慘了，而且和新聞完全『對不上』，」曉武接受我們專訪時說，這些求助貼文，包括姓名、電話、地址甚至看診單等資訊，「這些是最真實的故事，而且人民的聲音需要被記住。」曉武稱自己在家沒事，就花了約二十個小時，架出「武漢人間」網站，將二月三日起的一千三百多條訊息保留下來。

架起網站，曉武才被網友告知，這些求助訊息正從微博上消失。自從微博官方二月三日發現「肺炎患者求助超話」[7]的存在，上頭一天內的求救訊息便從三千多條跌到一百四十二條。對此，平台稱有超過八成的求助訊息屬無效，因而刪除。

「我個人還是希望更多人能看到這些個體的故事，他們絕不應遭此劫難，而我們每個人，都不

---

6 二月十三日被免職，改由原濟南市委書記王忠林接任。

7 「超級話題」為微博上的類論壇功能，相同話題使用者可以至此發文，形成討論圈，提高關注。

能說是無辜的，」曉武意有所指地說。他坦承自己不是第一次做「社會意義」的專案，以安全為由，不肯對我們透露更多關於他的個人資訊，人在中國的他也因為疫情而在家，他說自己的起心動念不複雜，反正在家沒事，所以動手做了這個網站。

這次疫情，他看見走投無路的人們，連最後的求救訊息，都被平台以限流甚至封號的方式，減低曝光，他認為自己必須做些什麼。網站架好的一週，他每一天都修正一些，才能夠睡得著覺。

「我希望網站可以讓更多人關注和感受每一位患病的同胞，作為一個和我們一樣鮮活的人，通過他們第一人稱的口吻，體會到他們面對的困難、痛苦、絕望、生離死別。」

像是從森林大火中試圖保留一片綠林，曉武的網站，雖然已有超過十萬人瀏覽，有網友幫忙備份、有網友來信要出力幫忙，但也抵不上中國政府傾國之力打的輿情戰。

他對上的，是習近平下的戰令。

「要加強輿論引導、加強有關政策措施宣傳解讀工作。」一月二十五日中共中央政治局常務委員會針對疫情召開會議，習近平清楚指示，啟動官方所謂的疫情、輿情、心理三大戰場。會議當天，微信安全中心跟著發布《關於新型冠狀病毒肺炎相關謠言專項治理的公告》，要把違規者判最高七年的有期徒刑。於是，微信上「封號」聲不斷，許多人因不明原因，帳號突然不得使用，封號一度成為微博上的超級話題。還有人發明摩斯密碼貼文的方法，或是以「翠」（習與卒字的結合）、皇上駕崩等圖代稱習近平，來試圖躲過封鎖。

五百組關鍵字分析：疫情封鎖，早在李文亮吹哨後就展開

我們從加拿大多倫多大學的公民實驗室報告中發現，這場封鎖，其實從二〇一九年底，醫師李文亮在群組中提出警告之後，就已開打。

「研究結果發現，在中國官方正式公布疫情[8]以及人傳人的可能性前三週，社交平台就開始封鎖相關字眼，而這有極大的可能代表在疫情散布的早期，平台就收到政府要求進行封鎖，」公民實驗室在報告中寫道，二〇一九年十二月三十一日，也就是李文亮在群組中發出警告訊息的隔天，中國直播平台「YY」的言論審查清單，就新增了四十五個關鍵字，大部分與武漢地方政府組織、生鮮市場、不明病毒、SARS症狀相關，只要用戶的訊息裡包含P4病毒實驗室、海鮮市場等字眼，訊息就發不出去。

而在近十億人使用的微信平台上，公民實驗室則從中國疫情最嚴重的一月觀察到二月中，發現「審查名單」上至少新增五百一十六個關鍵字組合。以中國電話註冊的使用者，只要發出的訊息裡含有其中之一，訊息就無法發送。

這五百一十六個字詞組合，有近兩百個與中央領導有關，包括習近平、李克強等字眼，對於他們失能的批評，如習近平總書記＋形式主義、習近平＋問責、習近平＋喊口號；或是對他們是

---

8 二〇二〇年一月二十日，醫生鐘南山於央視受訪。

否親自到了武漢、火神山醫院、懸崖式下跌等討論，都會被封。第二則是關於政府角色與政策，對於地方政府的批評、對紅十字會的不滿、「被狗吃了」，甚至連諷刺語「官狀病毒」也都上榜。

另外值得注意的是，台灣的口罩禁止出口政策、香港林鄭月娥不肯封關和香港醫護人員罷工，也都成為被封的字眼，台港議題在疫情期間的「輿情之戰」中也同時受控。除了李文亮，從香港反送中運動「借鏡」的光復武漢、關於疫情的五大訴求和其他關於公民運動的字眼，全都上了審查名單。

平台擔心社群失控，連官媒用字、客觀事實也禁言

公民實驗室研究員洛特絲・盧昂（Lotus Ruan）在接受我們專訪時表示，這次的大規模封鎖，與中國政府於兩會期間、特定敏感時刻如六四等發生的網路審查，沒有太大的不同，但關鍵是，新冠肺炎疫情是影響全球的公衛危機，中國的審查卻連中性的名稱、事件、描述都封鎖——當微信已成為中國國內甚至國際的主要訊息傳播平台之一時，這會嚴重影響疫情的判斷與發展。

她舉例，被封鎖的關鍵字組合中，包括了封城、隔離、法院公告、美國疾控中心、冠狀病毒、西醫療法等相當中性的字眼。

「科普性的、知識性的訊息沒辦法流通，不管在哪個地方都是（處理）公共事件、衛生事件很大的問題，」盧昂說。

雖然沒辦法拿到內部公文，但長期觀察中國言論審查的公民實驗室指出，「我們知道公私部門是一同『管理』事件的，但觀察來看，連被報導過的（政策、事件名）都被審查。可能是平台業者怕無法控制言論，所以擴大範圍。」

公民實驗室在微信上的測試方法，主要挑選來自中國媒體的話題關鍵字，由於微信帳號有區分中國用戶與國際用戶，實驗室把可能被封鎖的字眼，透過國際帳號傳向中國用戶，結果訊息只會出現在國際用戶端的螢幕上，另一端中國用戶會看不到。

盧昂解釋，能在中國媒體上刊登的文字，已經是通過第一關審查了，但連這些字眼的各種排列組合都會被封，代表平台認為同個議題、同個字句，在社交平台上的討論，有可能不被官方認可，或擔心討論熱度大到無法控制，「以防失控，乾脆審查，」盧昂形容。

透過過去的文件及研究，公民實驗室指出，在重大事件或是敏感時刻，中國社交平台企業都會收到政府壓力。即使無法明確知道中國政府對企業的具體指令，但這份研究報告的結果指出，平台最早可能從二〇一九年十二月底，李文亮吹哨的隔天，就收到了官方的指導方針、展開審查。

官方的兩手策略：強力審查與擴大宣傳

中國所謂的「輿情戰」，包括審查與宣傳。「宣傳與審查是一個硬幣的兩面，在中國，這製造了長久以來的矛盾，審查是由私營部門實施的，」盧昂指出，這一次廣泛的審查，可能來自中國網路審查機制由官、民兩個層次組合下的結果。官方負責公布法令、指導方針，而後由民間企業投入資源、技術、人力進行審查，若內容違法，結果由平台自負。

其中，企業的行為與政府指令會存在時間差。當企業自覺跟不上政府管理輿論的速度，或是覺得得不到清楚的指令，為了自保，就會加大審查力道。

企業端加大力度，是因為上頭施力。二月五日，中國網信辦發布公告，要對網路平台實施立即懲罰，包括應用程式下架、依法約談業者，如平台違法，要進行「全面深入整改」。

這份公告直接點名新浪微博、騰訊、字節跳動（抖音母公司）等平台進行專項督導。公民實驗室的報告，也是從二月初開始觀察到大量關鍵字被封鎖，微博也從同時間開始管制求救訊息。

在一波強力審查後，中國官方也開始啟動宣傳機器，自二月底開始，把自己從疫情的輸出國，形塑成世界抗疫的教科書，宣布計畫出版《大國戰「疫」》一書，以五種語言向世界輸出經驗，全書十萬字，「用科學的態度和平實的語言，客觀講述中國有力有效防控疫情魔鬼的真相和事實」、「展現中國積極與國際社會合作、共同維護全球和地區公共衛生安全的巨大努力」，官媒《新華社》如此介紹。

美國最有影響力的外交智庫外交關係委員會（Council on Foreign Relations）亞洲研究負責人易明（Elizabeth C. Economy）接受《紐約時報》專訪時表示，隨著病毒在全球傳播，習近平面臨國際社會的審視跟批評，大打輿情戰，「重塑形象似乎是習近平為推卸責任、避免國際社會要求公開真相的孤注一擲之舉。」

埋葬了訊息，陪葬了公共健康

但習近平的孤注一擲，化成過度廣泛的資訊審查，可能讓疫情的控制與公共健康跟著陪葬。

盧昂指出，此次中國對於資訊的「管理」竟連客觀事實都加以封鎖，對於疫情的影響著實令人不安。她提醒，在公共危機之時，對於資訊的管控，包括事實查核、對抗陰謀論、給予正確的訊息等，不是不能做，但必須在透明可監督之下進行。中國的言論審查不但不透明，而且連談論事實也一併封鎖，「限制一般民眾的討論、實際資訊的交換，有完全相反的效果，並限制大眾（對疫情）的意識，也限制民眾的回應。」

著有《讚爭》（*Like War*）一書的現代戰爭專家辛格（Peter W. Singer），也發表專文指出，中國此次展開的輿情戰，是極權者慣用的手法：審查、轉移焦點、謊言。

他點明，「中國使用這三項手段的方式，清楚展現為了維權展開的網路戰，如何反向傷害公共健康，」他指的正是這次公民實驗室報告所證明的，在李文亮吹哨隔天，中國如何選擇先審查，而不正面處理公衛危機，「這揭示了極權政府心中真正在乎的是什麼，」辛格說。

中國輿情戰，傷害全球公衛預警系統

中國政府輿情戰豪賭的，不只是中國人民的公共健康，更包括全世界。

二〇一九年十二月三十一日，除了李文亮提出的警訊，全球傳染病防疫系統「全球疾病警報地圖」（HealthMap）、ProMED、BlueDot等組織，都公開發布類SARS疾病在武漢出現的警訊。

這些透過人工智慧運算來預測全球疫情的系統，在新冠肺炎之前，已成功預測伊波拉、禽流感的發生，在SARS發生後，資料科學與公衛專家們透過醫療、保險、消費、飛航、地方新聞以及社交網站公開數據，試圖加強全球預警機制；但中國試圖刪除、管理、湮滅非「正能量」的網路內容，卻為全球預警系統的成效，埋下地雷。

曾運用推特資料追蹤流感應用、並發表文章的加州聖地牙哥大學移動時代人類動態中心（Human Dynamics in the Mobile Age, HDMA）主任鄒明祥接受我們專訪時解釋，社交平台上的內容，對於災害防治的準備、反應、恢復、長期的應變都有幫助，決策者可以透過這些數據，即時理解政策的效果、民眾的反應，並且掌握疫情。

他以武漢求救訊息為例，數千名來自武漢各區的求救訊息中，地理位置可供政府判斷哪裡需要增設新的偵測點，中國網路實名制的設計，也可能讓政府進一步掌握人口分布情況。求助訊息的數量，也可以理解政策的效果，例如方艙醫院的設立，有沒有成功降低求救的數量？最重要的是，這些求助訊息細緻而真實，對於未來傳染病傳播預測模型的建立，相當有幫助。

新科技卻撞上老問題

鄒明祥回憶，當時，SARS的疫情因為中國政府延後回報，國際社會錯失第一時間反應的契機。SARS後，專家們另尋他途，希望建立全球性自動化的數據分析系統，對未知疾病的傳播進行預測。但系統的成效仰賴資訊透明、分享的程度。

十七年後，人們的確有了新技術，但此次疫情卻又被老問題耽誤了。

「（當時）很多中國傳來的訊息一下子就不見了（指被審查刪除），如果在疫情的早期來說，這樣的資訊是關鍵，能夠愈早知道，擴散可能就不會這麼嚴重。像伊朗，就有類似的情況又發生，」鄒明祥認為，透明化、公開化，才有機會發揮集體智慧，加速找到疫情的解方。

政府管控訊息，除了審查，還有主動宣傳。在美國生活的鄒明祥指出，其實不只中國，美國官員遇上新冠肺炎，也曾以「口罩並不真的能防治新冠病毒」說法，試圖降低民眾搶購口罩的恐慌。他提醒，公共危機發生時，在公開資訊與避免群眾恐慌之間如何取得平衡，常是決策者的挑戰，但無論如何，前提是必須保護民眾隱私。他以公布確診病例的資訊為例，可以透露病例移動的路徑紀錄，但不能公開病例的住址、姓名等。

中共選擇加強集體審查

疫情的治理，不只需要在國內公開透明地分享必要資訊，全球亦然。鄒明祥解釋，「如果有特定區域、國家封鎖資訊，沒辦法知道疫情的現況、起始點或來源，我們也沒辦法進一步得知傳播效率、未來可能的預測模型的建立，沒辦法分析各地區的差異，找出影響疫情傳播的條件。」

「如果資訊能夠共享，人們集體合作，做的決策會勝過寡頭政治、菁英政治，也許才會真的照顧大多數人的利益，」鄒明祥說。

只是，受訪當天，也是中國最嚴格網路管控法規《網絡信息內容生態治理規定》正式生效的日子；加上「健康碼」軟體的實施，中國當局將民眾健康資訊與警政系統相連，試圖以新科技嚴格控制民眾的言論與行動自由。

中國式的現代抗疫似乎決心與開放、透明反向而行。是否能控制疫情、杜絕下一次傳染疾病發生，待時間證明；但確定的是，中國民眾及全球對中國公共衛生資訊透明的期待，於SARS之後再次失敗。

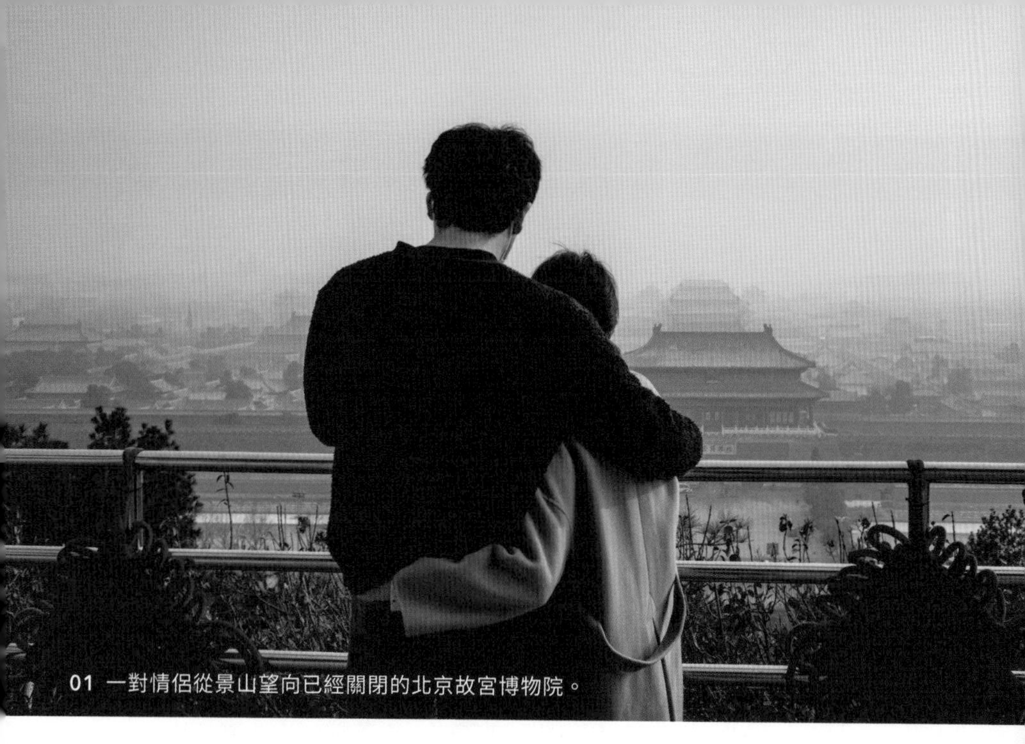

01 一對情侶從景山望向已經關閉的北京故宮博物院。

官方疫情「趨緩」下的北京：知否，知否，蕭條依舊

圖、文／小草

疫情籠罩下的中國，在春節假期結束並復工之後，不斷有消息爆出，復工導致瘟疫傳染擴散。人們對復工的時間和方式再次產生了疑問。復工一週之後，情況似乎趨於穩定，官方公布的新增確診病例呈現下降趨勢，或許這讓北京的居民心裡多少鬆了一口氣。

週五下午北京金融機構集中的金融街，馬路邊停著很多車輛，空車位並不多見，說明來單位上班的人已經很多。然而僅幾條街之隔的北京購物娛樂中心西單，商鋪裡仍然只有很少的顧客，有些店鋪

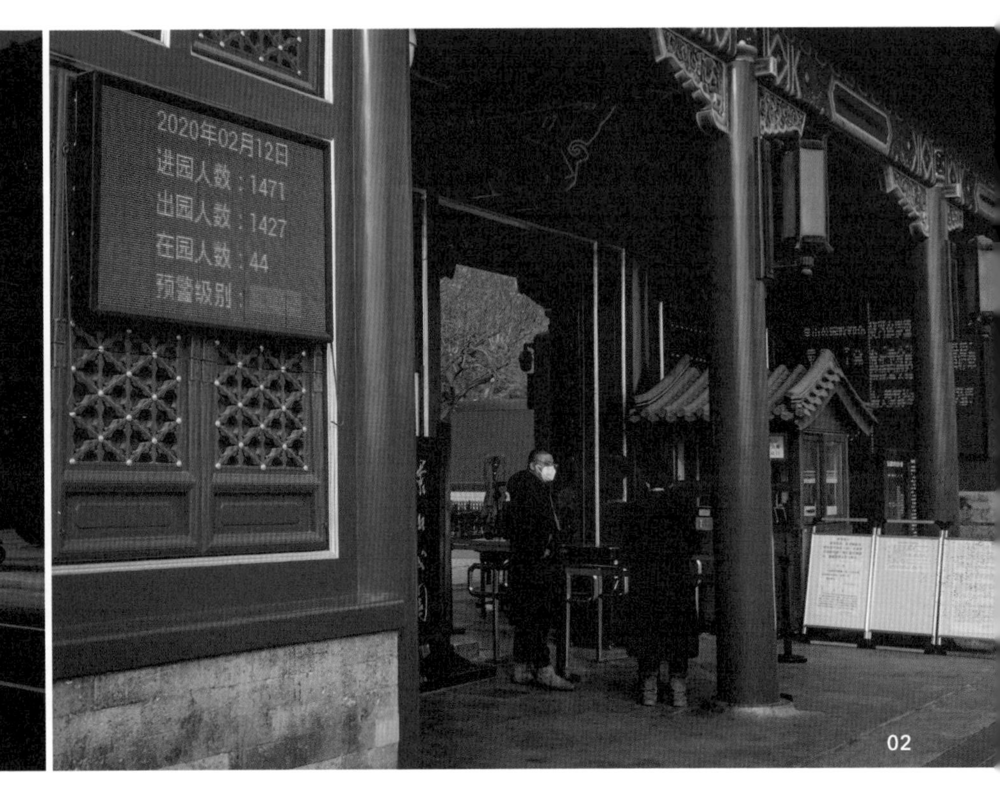

2020年02月12日
进园人数：1471
出园人数：1427
在园人数：44
预警级别：
02

甚至沒有開門營業。商場裡最多的人，是店員和保安，偶爾有來取餐的外賣員。金融業正在有步驟地恢復正常，然而博物館、圖書館、劇場影院等室內人員聚集的場所，要全面開放恐怕還在未定之天。

天壇公園是瘟疫期間沒有關閉的5A景區之一，雖然遊園人數比以往還少很多，但較先前疫情更嚴重時，景山公園的在園四十四人，已經多了太多。也許這次病毒的肆虐，讓大家在家裡憋了太久；這樣的好天氣，來戶外散散步，多少可以釋放一下壓在心頭已久的苦悶和焦慮吧？

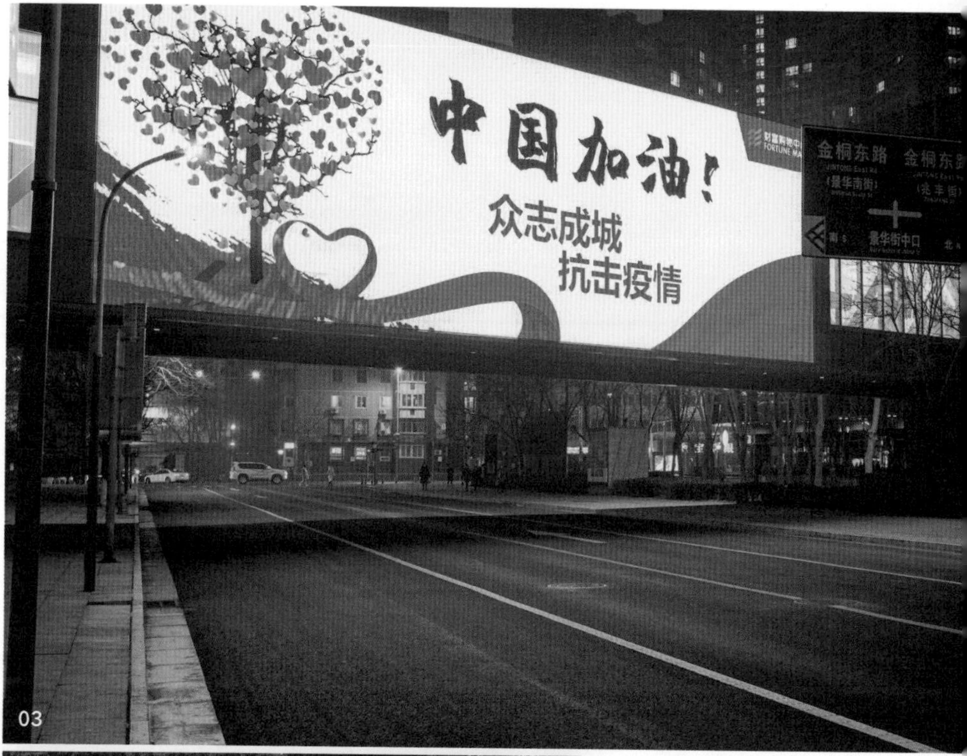

03

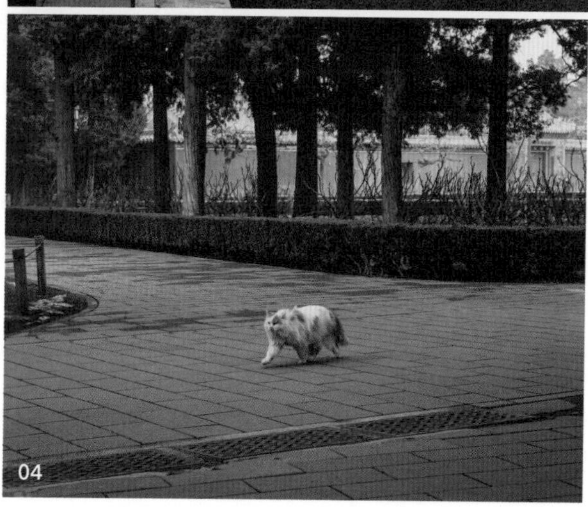

04

02 景山公園，在園人數：四十四人。

03 CBD巨大的廣告牌下，空曠的街道。

04 景山公園。因為遊客很少，流浪貓在人行道上閑庭信步。

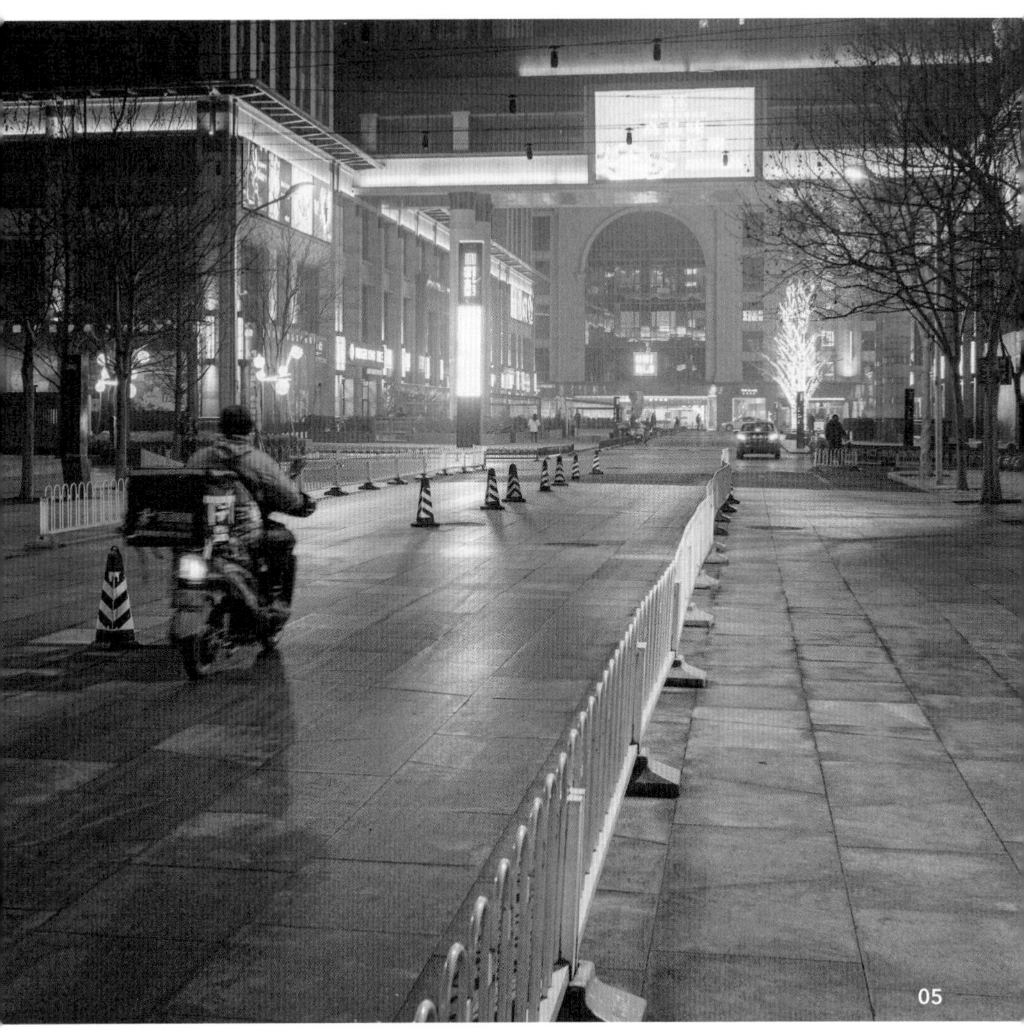

05 夜晚世貿天階的街道上只有外賣員。

06 中關村，在路上行走的外賣員，左邊的外賣員手裡提著兩大袋商品。

07 中關村，客人已被禁止在店內就餐，餐館在大街上出售儲備過剩的菜品。

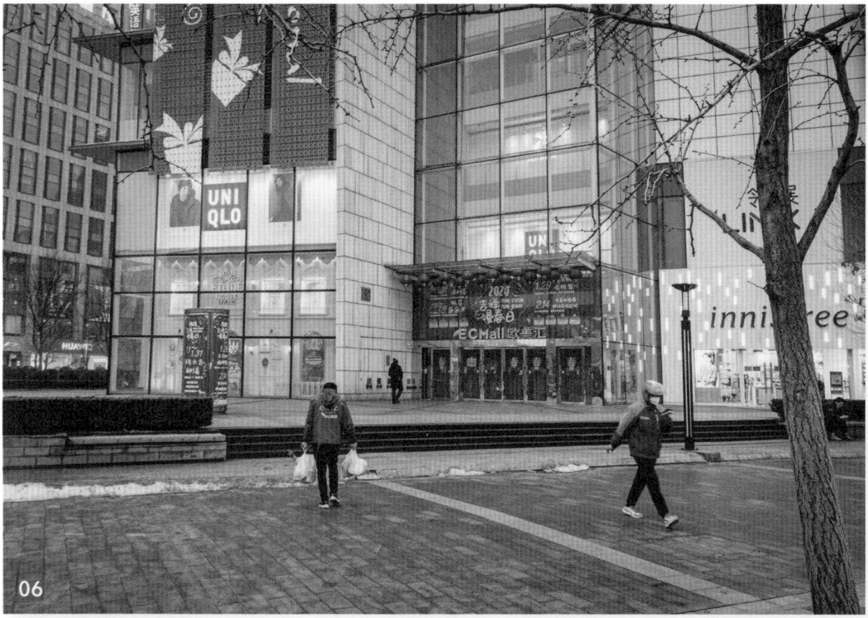

06

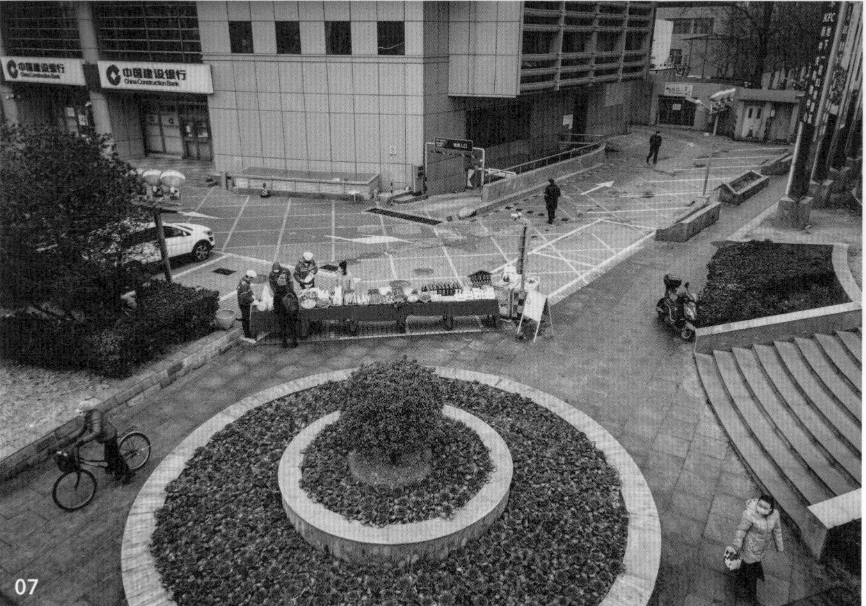

07

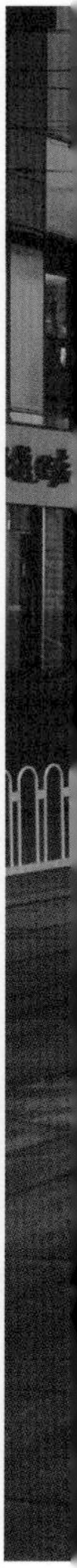

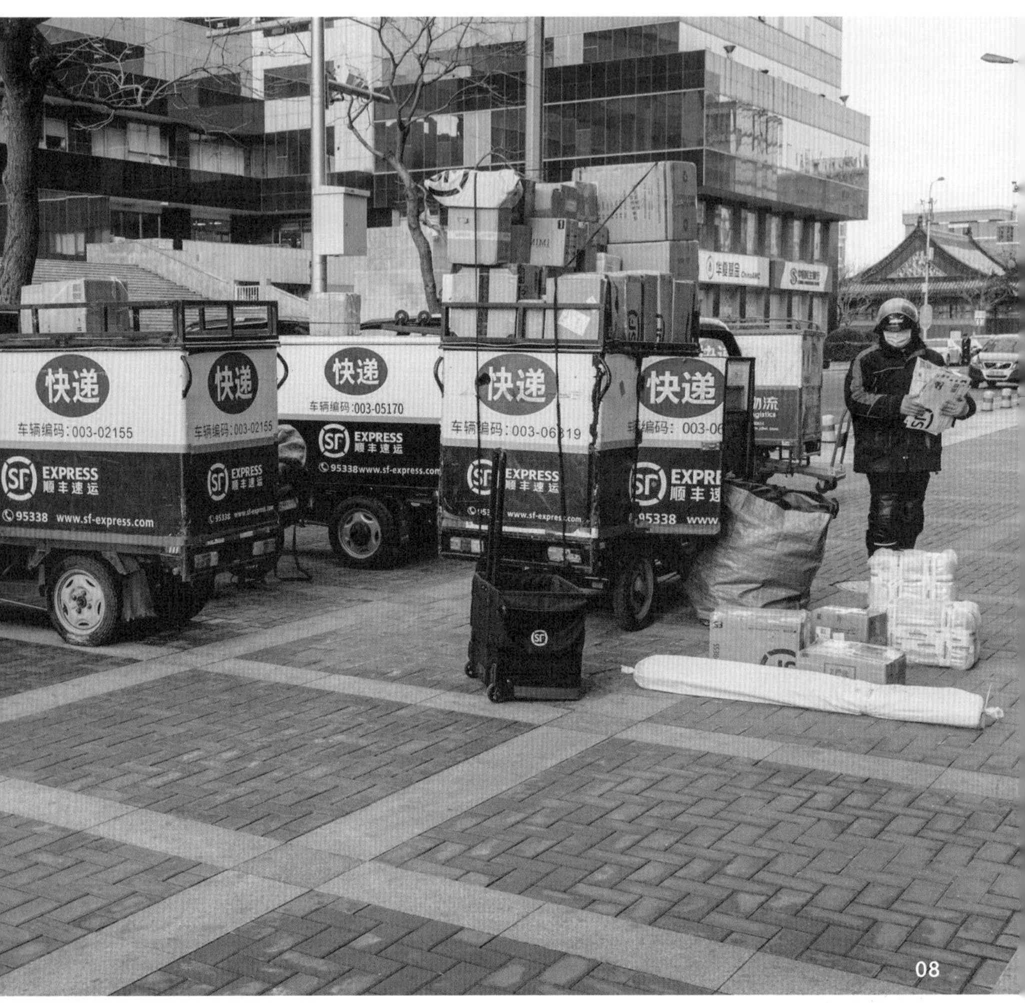

08 快遞在金融街上配送貨物。

09 飲品店不允許堂食（內用），顧客和外賣需在指定的黃色牌子前等待自己的飲品。

10 西單商場保潔員（清潔員）走過關閉的餐館。

11 西單商場入口的攝像頭與自動體溫監測儀，以及兩名穿著防護服的保安。

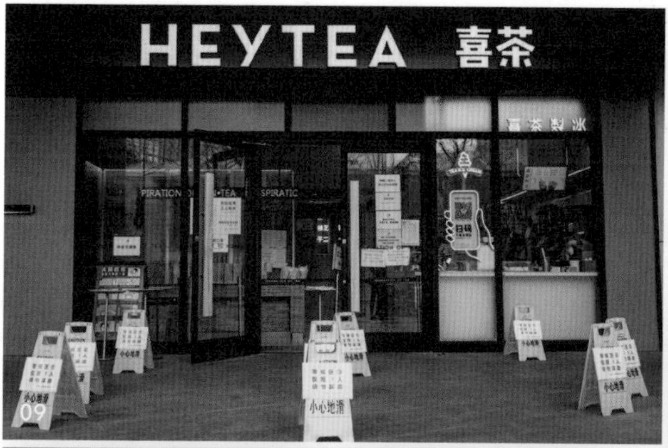

09

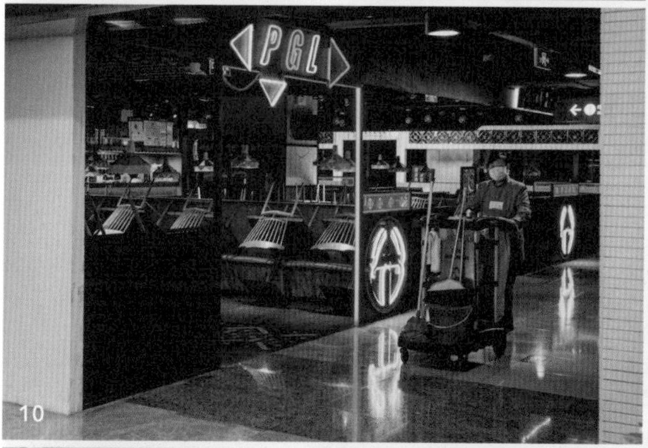

10

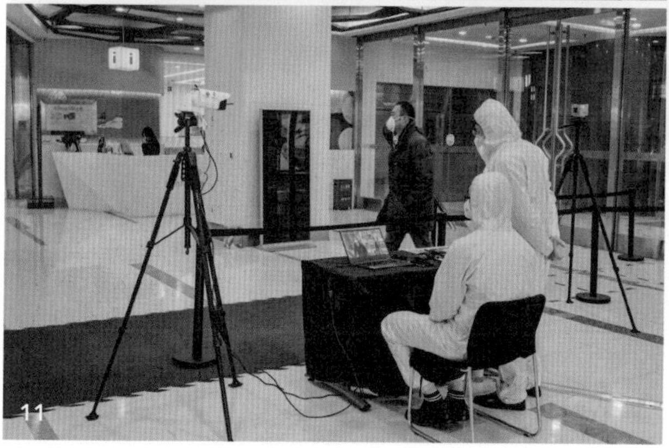

11

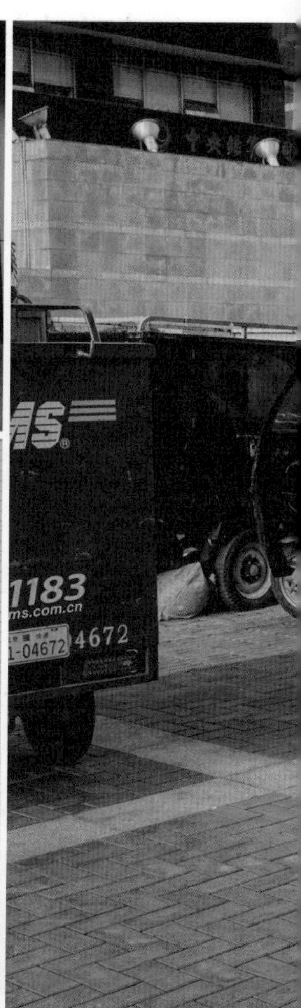

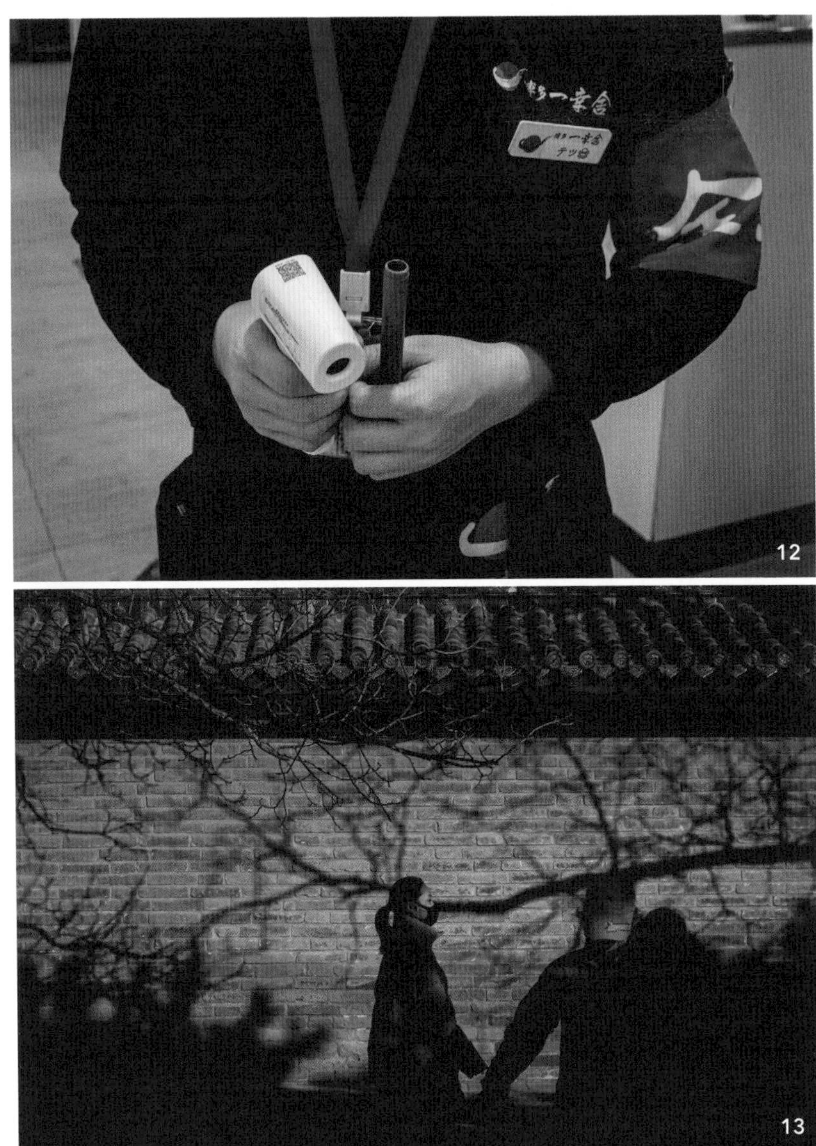

12 顧客在店內用餐需先測量體溫。

13 北京天壇公園的散步者。

尋找方舟

III

P A R T

文／曹馥年　攝影／余志偉

我和病毒共處的五十天

——來自「鑽石公主號」感染者的聲音

郵輪感染，是新冠肺炎初期引燃國際疫情的火藥庫，前後共爆發約二十起郵輪疫情，這些郵輪中，有的甚至被各國拒絕停泊，乘客也無法落地，形同被隔離在飄流的孤島上。其中，承載五十多國和地區、三千七百一十一名旅客與船員的鑽石公主號，不僅是第一艘爆發新冠肺炎群聚感染的郵輪、也是疫情最嚴重的一起，在日本橫濱港被隔離近一個月，最終有七百一十二人確診、十三人死亡，二〇二〇年二月，病例一度僅次於中國武漢、成為全球第二大的「重災區」，在WHO及美國約翰霍普金斯大學系統科學與工程中心的全球病例統計上，被單獨列名。

鑽石公主號的疫情起源，初期指向一名八十歲的香港老先生。他一月十日曾到中國深圳市停留數小時後回港，一月二十日在橫濱港搭「鑽石公主號」、二十五日回香港，二月一日確診，病毒隨即在船上擴散，隨著船上環境惡劣、隔離檢疫措施延遲，讓疫情加劇。不過日本厚生勞動省

CHAPTER

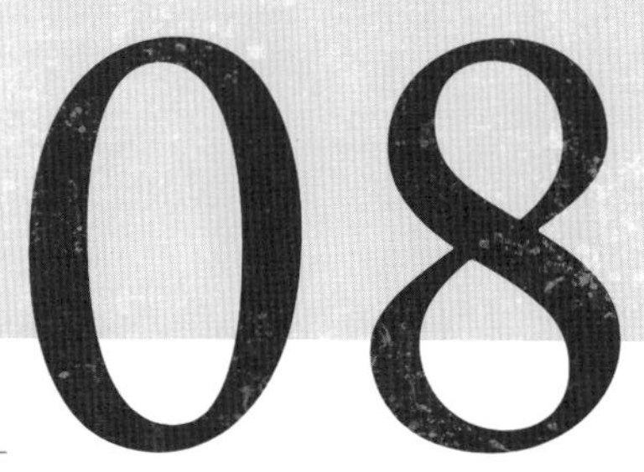

事後公布的資料顯示，在香港老先生上船當日，就已有兩名乘客病發，源頭病例已難確認。這起海上隔離由從二月三日停靠在日本橫濱港外港開始，旅客待在個人艙房隔離，出現症狀者接受日本厚生勞動省檢疫，確診者送醫，各國則陸續派出專機撤僑；直到三月一日，義大利籍船長最後一個下船為止，但不乏乘客返國後出現症狀或檢測結果由陰轉陽，再度入院。

世紀新興病毒顛覆全世界每個人的生活，甚且把人與人、心與心徹底隔絕，但多數人也只感受到病毒帶來的「恐懼」，無法感受真實的罹病處遇與心情。「鑽石公主號」上有二十二名台籍乘客、兩名台籍員工，其中五人確診。五十歲的阿家與八十五歲父親，即是確診者中的兩人。三月，阿家在結束自主健康管理後，親自向我們陳述他與父

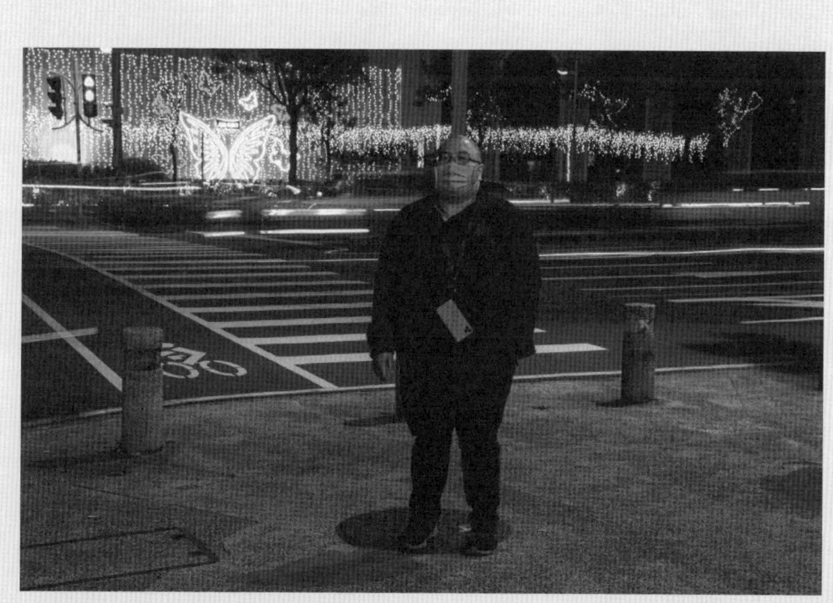

鑽石公主號的感染者阿家，詳述與病毒共處五十天的心境。（攝影／余志偉）

親從全船隔離，到確診、治癒、解除自主管理的歷程。

一月二十日：父子的療傷之旅啟程

鑽石公主號累計確診：零，死亡：零

從今天開始，我要和老爸一起旅行十五天。老媽在去年底離開了，希望這趟郵輪之旅能沖淡我們的傷痛。

爸媽都是公務人員退休，結婚五十幾年，感情非常好。老媽年輕時得乳癌，反反覆覆引發憂鬱症，都是老爸帶她遊山玩水解悶。三年前，老媽罹患大腸癌，癌細胞轉移到肺，老爸陪到最後一刻。那段日子，老爸沒有出過遠門，也幾乎沒有笑容。

送走老媽之後，一位朋友看老爸這麼難過，說可以幫忙代訂郵輪行程，讓老爸看海散心。老爸問我有沒有空同行，我是業務，時間比較自由，加上國中時到巴西當小留學生，一去二十年，決定回台灣發展時爸媽頭髮都斑白了。我想多陪老爸出去走走，上一次像這樣父子兩人一塊旅行，已經是三十五年前的事。

我們今天會從日本的橫濱港出發，沿途停靠鹿兒島、香港、越南峴港、下龍灣、基隆港、沖繩，二月四日回橫濱。下船後在東京晃晃，就回台灣開工。

新聞報導，武漢出現一種新型的肺炎，雖然看起來沒有擴散，但還是和老爸達成共識，我們在香港時不下船，其他地方就算下船也盡量不要逗留太久，免得被感染。

二月二日：病毒來了

鑽石公主號累計確診：一，死亡：零

一位有買船上衛星網路的台灣朋友今天神神祕祕地跑來，說要告訴大家一個壞消息、一個好消息。「壞消息是，一位郵輪上的乘客確診新冠肺炎；好消息是，他已經下船了。」

確診的八十歲香港老先生和我們一起在橫濱上船，期間覺得不舒服，二十五日下船之後去醫院檢查。海上生活很悠閒，疫情感覺很遙遠，現在一夕間從旁觀者變當事人，覺得有點不安。

聽說這位老先生在船上的時候常去三溫暖，我和老爸也會去。雖然光顧的時間錯開，但還是擔心。台灣朋友安慰我們，這人已經下船，而且三溫暖可以高溫殺菌，不會有事。

雖然傳出這麼大的新聞，但船長沒有廣播，船上也沒有什麼額外的防疫措施。餐廳入口有酒精和洗手台，工作人員會請大家勤洗手，不過這個措施是預防諾羅病毒，不是為了新冠肺炎。明天就要下船了，船上的活動照舊，大家聚在餐廳吃自助餐聊天，我和老爸相互督促，一定要頻繁用酒精消毒雙手。

二月五日：我們被隔離了

鑽石公主號累計確診：十，死亡：零

這天，我們被隔離了。

二月三日，我們把行李整理好放到走道上，準備隔天一早下船。大夥坐在餐廳裡話別，同國籍的旅客各自圍成一桌，好像小聯合國。

到了晚上，氛圍似乎不太對，日本厚生勞動省的檢疫官上船，為曾和香港老先生住同樓層，或一起參加tour的旅客檢疫。我和老爸都沒異狀，原以為不會有事，沒想到二月四日遲遲等不到下船的通知，今天竟然宣布所有人隔離十四天，不得出房門，服務人員會配送餐點。

其實聽船長廣播就知道事態嚴重。船長是個風趣的義大利人，三日廣播的語調還很輕快，說耽誤了大家的行程很不好意思，船公司會幫忙改車票、機票，不必擔心，會開放船上的衛星網

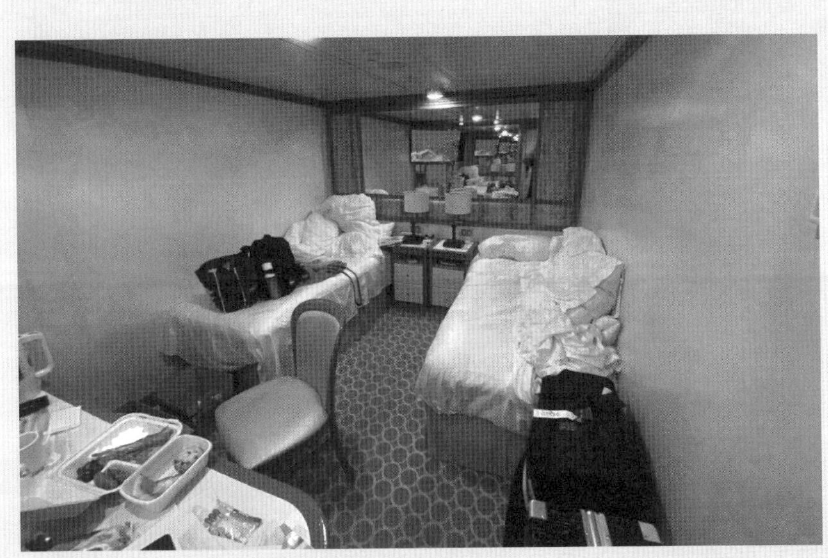

阿家與父親在船上隔離的房間，是五坪大、沒有窗戶的內艙。（照片提供／阿家）

路給大家用。二月四日、五日，船長語氣一次比一次沉重，向大家道歉，恐怕暫時下不了船。

現在船上已經有十名旅客確診，聽到隔離，我比老爸還慌。我們住在沒有窗戶的內艙，五坪大的空間，四面牆壁像是往我擠壓過來，我感覺吸不到空氣。老爸要我冷靜，遇到就遇到，十四天很快就會過去。

二月七日：台灣旅客首確診，請知道的人不要講出去

鑽石公主號累計確診：六一，死亡：零

一名台灣籍的乘客阿姨出現發燒症狀，昨天確診下船，我想這對她來說是好的，我們已經關在房間裡兩天，沒陽光、沒新鮮空氣，感覺都要悶出病來。

回想起來，阿姨這幾天都沒什麼胃口，她說是因為想家，結果體溫一量超過三十七．五度，隨即篩檢確診。她的身分沒有被公布，她也請知道的人不要講出去，以免造成恐慌。

結果船上的台灣人聽到都很緊張，大家知道我喜歡交朋友，和很多人都熟，我房間的內線電話一直響到午夜，紛紛問我究竟確診的人是誰，他們的認知是，既然有一個人中鏢，大家都要做篩檢。

但現在船上檢疫能量不足，只篩檢發燒的人，就算知道是誰也沒用。大家急起來講話就不好聽，本來我們有一個台灣人的LINE群組，我氣得退群。或許是病毒威脅加上隔離，才讓大家

的脾氣變得火爆。

今天好不容易輪到我們放風，雖然只有半小時，而且只能在甲板上拉開距離活動，但覺得從來沒有曬過這麼暖的陽光，呼吸過這麼新鮮的空氣，掃掉一些不愉快。

老爸今天開始咳嗽，我想應該是船艙空氣太乾燥。他在上船前就有小感冒，這幾天缺乏新鮮空氣，可能變嚴重了，幸好之前在基隆港下船時有買口罩和止咳藥粉。不過每當老爸一咳，在甲板上放風的人們就很害怕，老爸感受到這股不自在，說之後不要再放風。

二月九日：老爸咳出鼻血來！

鑽石公主號累計確診：六四，死亡：零

老爸咳到停不下來，咳到喉嚨出血，甚至冒出鼻血。看著滿垃圾桶沾血的衛生紙，我告訴自己要深呼吸，要冷靜，現在只有我能幫老爸——但實在辦不到。

船上有發溫度計，我們父子每天量體溫，量到的最高溫是三十七度，但老爸咳得一天比一天嚴重，原本是感冒初期的咳嗽頻率，止咳藥吃完，靠喉糖還能壓一兩個小時，有力氣滑滑手機，但到今天已經是氣喘式的咳法，醒著就在咳，咳到喘不過氣。

這和感冒中後期有痰的那種咳不一樣，完全是不間斷的乾咳，大概喉嚨咳到受傷，先是咳血絲，接著咳出鮮血，然後一次劇烈的咳嗽之後，突然開始流鼻血。我在網路查了各種止血方法，朋友也都幫我們出主意，毛巾冷敷額頭、用熱水蒸氣熏鼻腔、按壓穴道都試過，通通沒效。有時以為鼻血止住了，老爸剛睡著，鼻血又突然流下來。新冠肺炎有這種症狀嗎？是房間太乾燥還是我們已經中了病毒？好擔心會不會真的有空調傳染這事。

老爸曾經陪老媽走過這麼長的病程，是抗壓性很強的人，但現在實在撐不住，要我趕快請人幫忙。一位會講日語的台灣旅客幫我們打電話到船上的聯絡中心，對方說要找醫師、要篩檢的人太多，若老爸沒發燒，他們就沒辦法。

老爸想喝熱湯，但船上的西式湯品對他來說口味太重，一位台灣籍的服務人員送我們五包泡麵，可能是他的私人存糧。我用調理包沖了一碗淡湯，老爸啜一口，皺著的眉頭都開了。無助到極點的當下，這碗湯真的好溫暖。

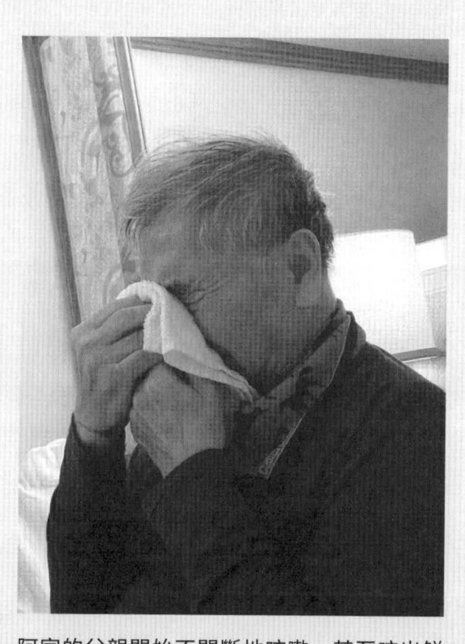

阿家的父親開始不間斷地咳嗽，甚至咳出鮮血。（照片提供／阿家）

老爸的安眠藥已經吃完，晚上睡睡醒醒。他說常夢見老媽，我一聽就更不知道該怎麼辦。帶老爸出遠門，卻沒把他照顧好，我真覺得自己很不孝，剛失去老媽，我不能再失去爸，萬一有什麼三長兩短，我永遠不會原諒自己。

一直睡不好，做壓迫感很重的夢，夢裡我四處趴趴走，驚醒後發現還在這不見天日的套房。或是夢到被關在一個棺材似的空間，慢慢吸不到空氣、缺氧，直到嚇醒。

二月十日：寫信向蔡英文總統求救

鑽石公主號累計確診：一三五，死亡：零

船上疫情很嚴重，每天幾十個人確診下船。這幾天傳訊息給台灣駐日代表處和駐日代表謝長廷的粉絲專頁求助，依舊沒有回音，但沒辦法，需要幫忙的人一定很多。

朋友幫我聯繫上《中央社》駐日本的記者楊明珠小姐，楊小姐講到，昨天有隔離在鑽石公主號上的日本人寫信給首相安倍晉三反映船上的情況，我決定也寫一封信給蔡英文總統，請楊小姐報導出去。接受採訪時，我激動地掉淚，真的很希望有醫師來看老爸。

可能心理作用或空氣乾，我喉嚨開始發癢。在

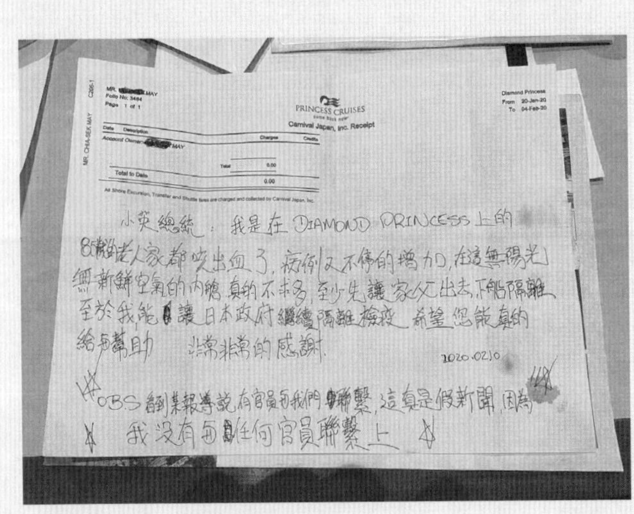

PRINCESS CRUISES
Carnival Japan, Inc. Receipt

小英總統：我是在DIAMOND PRINCESS上的
8?歲的老人家都咳出血了，病例又不停的增加，在這無陽光
無新鮮空氣的內艙 真的不好，至少先讓家父出去下船隔離
至於我能讓日本政府繼續隔離檢疫 希望您能真的
給予幫助 非常非常的感謝
2020.02.10

TBS新聞報導說有官員與我們聯繫，這真是假新聞，因為
我沒有與任何官員聯繫上

阿家寫信向總統蔡英文求救。（照片提供／阿家）

鹿兒島買的龍角散喉糖很快就吃完，喉嚨癢得要命，很快就開始咳嗽。

老爸還是咳得很厲害，鼻血一直流，我求了又求，終於有兩名穿防護衣的人員來替老爸篩檢，我指著老爸咳出的血，對方沒太多反應，可能不懂我的意思。雖然這幾天已請老爸就算在房間還是要戴口罩，但想一想，如果他確診，我肯定逃不了。

我很愛美食，隔離初期的焦慮仍沒影響我的胃口。但現在看著老爸受苦，船上食物再豐盛都嚥不下。

船上一對台灣人夫妻和我們很投緣，他們住有陽台的房間，每天都傳太陽和海景的照片給我，告訴我們「今天有日頭喔」，還天天陪我們講電話，一起想辦法讓老爸比較舒服。女朋友很關心鼓勵，台灣朋友一直傳美食照幫我打氣，巴西的堂姐們規定要天天視訊，不可以悶著。幸好有他們，讓我們感覺沒有被放棄。

二月十一日：沒發燒等嘸醫療，我出現腹瀉情況

鑽石公主號累計確診：一三五，死亡：零

寫信之後，關注真的來了。我真的不是要給政府添麻煩，只希望老爸能在好一點的環境隔離，自費也沒關係。大概是駐日代表處積極聯絡，深夜終於等來船醫的電話問診，他一口氣問一大串，我只聽懂單字 breathing，覺得老爸當然有呼吸啊，為什麼問這個？事後一想，可能是要

問老爸有沒有呼吸道症狀。

雞同鴨講半天，老爸沒發燒，所以沒得治療，醫師無法來，也沒有藥物可以給。講得急了，醫師丟下一句「我明天找一個會講中文的（醫師）」，就掛電話。結果一樣，老爸還是無法接受醫療，覺得好無力好挫折，自己英文為什麼這麼爛。

我這天有點腹瀉，一面跑廁所，一面聽老爸念著種種不舒服，但我能做的都做了，已經無能為力了。

二月十四日：老爸終於能下船就醫，我接受篩檢

鑽石公主號累計確診：二一八，死亡：零

事情在十二日出現轉機，有批醫師上船幫旅客做檢查，為老爸開了止咳喉片與安眠藥。十三日老爸的篩檢結果出來，確定是新冠肺炎，今天終於能下船就醫，我也立刻被篩檢。

喉嚨癢得愈來愈厲害，好像有幾千根羽毛在搔，乾咳止不住，但體溫仍然三十六度多，也沒有其他症狀。空氣很乾，我照大家的建議，把所有水盆裝滿水，大毛巾弄濕披在房間增加濕度，不過還是咳到喉嚨很痛，只能猛喝溫水保持喉嚨濕潤。

這兩天每每看大家的打氣留言，眼淚就不爭氣地流下來，我狀況還好，擔心的是萬一遭到感染，會不會有後遺症？肺部會受損嗎？老爸年紀大了怎麼辦？我還能和單車車友騎車到處跑嗎？

密閉空間讓我呼吸困難，失去時間感，只能靠送餐時間感受現在是一天的什麼時刻。

好冷，希望不要再咳了。

二月十六日：像在《浩劫重生》的電影裡

鑽石公主號累計確診：三五五，死亡：零

一覺醒來，咳嗽似乎有點改善，大概像感冒中期那種咳的頻率，不過還是乾咳。

老爸被安排在距離東京兩個多小時車程的那須就醫，醫院很新，設施很不錯，老爸住在單人的負壓隔離病房，幸好檢查出來肺部沒有感染。不過除了每天照三餐量血壓、體溫，似乎沒有額外療程，感覺日本的醫療策略，是讓比較輕症的患者吃飽、睡好，休息產生抵抗力，讓免疫系統去對抗病毒。

老爸下船後只剩我一個人，隔離第十二天，老實說，比起咳嗽，更折磨的是不見天日的等待。衛星網路時有時無，和外界失聯時，我只能看電視，或跟自己講話。有時怨嘆自己怎麼那麼倒楣，有時幫自己打氣，再忍一下，十九日隔離結束就可以下船，覺得自己像是電影《浩劫重生》在荒島上跟排球度日的湯姆．漢克斯（Tom Hanks），有股念頭，真想乾脆趕快確診離開這艘船，但希望可以和老爸住同間醫院。

二月十七日：被篩出陽性，「鬆一口氣可以離開了」

鑽石公主號累計確診：四五四，死亡：零

今天一早通知我篩檢陽性，要立刻下船送醫。那瞬間的感受不是害怕，是鬆一口氣，終於可以離開了。

我被送到東京一間醫院，這裡收治很多鑽石公主號的確診病患。照了CT與胸部X光，醫師指出一小塊比較模糊的角落說要再觀察，我猜可能是有感染。

現在已經有四百多位鑽石公主號的旅客確診，或許人數太多，病房不夠，我被安排在四人的普通病房，跟澳洲、英國、日本籍的伯伯同住，他們大概六、七十歲，都是輕症。

病房與護理站間的地面用紅色膠帶貼著「HOT」，紅線內是管制區，醫護人員需穿防護衣才能進入，紅線外的人員卻都只戴醫療口罩。最妙的是，我們這些輕症患者可以離開病房走動，只要不走出紅線外就行，難道這條紅線有限制病毒活動的功能？突然為醫護人員感到擔心。

空氣很乾冷，我住院第一天又嚴重咳嗽，回復到幾天前咳到停不下來的頻率，反倒其他三個室友都沒什麼狀況。醫師巡房時問大家有沒有症狀，澳洲伯伯指著我說「他咳很大」，我想他們可能比我還怕。醫師說，咳嗽加劇可能是空氣乾燥的問題，既然專業人員這麼講……好吧，哈哈。

二月二十一日：只能在病房裡抄心經

鑽石公主號累計確診：六三四，死亡：二

這裡跟老爸的醫院一樣，對輕症沒有特別療程，就是讓大家好好休息。醫院作息是晚上九點熄燈，早上六點起床，我以前是暗光鳥，現在早早就躺平。

這裡的三餐都是兩片白吐司，加上兩三樣分量很少的菜、肉或果醬，未免太健康了！幸好住日本的朋友們寄來咖啡和餅乾，趕緊和室友伯伯們分享，雖然和他們時常雞同鴨講，但有人聊天感覺好很多。駐日副代表蔡明耀公使這段時間幫我們很多忙，現在天天寫email為大家打氣，寄來書籍和筆記本，我可以抄心經打發時間。

咳嗽今天開始好轉，現在是有一陣沒一陣地乾咳，老爸的咳嗽也差不多在住院第五天開始改善。他回想起來，除了乾咳得很厲害，真的就像感冒。

今天華航包機接了十九位鑽石公主號的台籍旅客回家，為他們感到高興，希望能早日帶老爸回台灣。休養這幾天，我不斷想著自己和老爸究竟是什麼時候被感染。在郵輪上，我每天晚上都會去賭場，這幾天照胸部X光時發現，那些賭場的熟面孔旅客也都確診。會不會病毒早就附著在籌碼上傳開，我感染後傳給老爸，只是他先發作？還是我們吃自助餐或使用公共設施時被感染？想半天仍理不出頭緒。

二月二十六日：二採陰出院，原來天空那麼藍

鑽石公主號累計確診：七〇五，死亡：四

終於出院！自由後的天空特別藍，空氣特別清新，除了被冷空氣刺激時會小咳一下，幾乎不咳嗽了。

日本醫院和台灣不同，台灣要三採陰性才出院，日本則是兩天篩檢一次，兩次陰性即可出院，而且沒有留我們的資料做後續追蹤。日本醫護的細心貼心確實安撫了我們的無奈，讓我們健康出院，但以防疫嚴謹度而言還是台灣比較小心。

蔡明耀公使派人接我出院，送我去搭新幹線找老爸。抵達那須時正在飄雪，這裡是日本皇室的度假勝地，老爸病房窗外的美麗風景，讓他開朗不少。老爸在這受到很周到的照顧，由於他就醫時很倉促，把手機掉在船上，單人隔離病房又沒人能聊天，醫護人員特別送給他兩本中文書、一副撲克牌解悶。聽老爸說，他一人分飾多角，玩了六天的十三支，覺得他也是個不簡單的人啊！

日本人似乎不太怕新冠肺炎，街上沒人戴口罩，星巴克顧客很多，卻也只有員工戴口罩，入口的消毒酒精乏人問津。看著看著，我把口罩戴得更緊。

三月五日：老爸竟然「復陽」

鑽石公主號累計確診：七〇六，死亡：六

原本老爸復原得不錯，咳嗽明顯改善，以為二月二十七日篩檢陰性就能出院，沒想到病症沒惡化，篩檢結果卻復陽。最後老爸住院二十一天，篩檢五次，結果分別是陽、陰、陽、陰、陰，今天終於可以出院。看新聞講到這種肺炎對有慢性病史的老人家傷害很大，幸好老爸沒有慢性病，也挺過這次感染。

鑽石公主號共有五名台灣人確診，這幾天大家陸續出院，問起來經驗差不多，醫院請輕症者多吃、多睡，沒有特殊用藥或療程，靠自體免疫對抗病毒。

回到東京，滿街都是人，只有一半的行人戴口罩。我們訂到三月十日返台的機票，這幾天就待在飯店，買便當回來吃。回想起來，以我和老爸的經驗，新冠肺炎可怕之處在它的未知，感冒還有倦怠、鼻塞之類的前兆，我們則是毫無徵兆，突然開始咳起來。而且我們沒有其他患者常見的發燒、喘、呼吸困難，真的很難分辨是感冒還是新冠肺炎。「復陽」尤其讓我們擔心，就算採檢陰性，心裡依舊不太踏實。

三月十日：終於回家，空服員一句「辛苦了！」讓我落淚

鑽石公主號累計確診：六九六[9]，死亡：七

駐日代表處的人員陪我們到出境關口，我和老爸戴著口罩、手套，由航空公司人員帶領登機。偌大機艙大概只有四、五十個乘客，我們坐最後一排，和前排的旅客離很遠，航空公司有為我們準備一間專用的廁所。

機上有位專門協助我們的空服員，踏上飛機，她一句：「辛苦了！」讓我當下流淚哽咽。終於告一段落了，這五十幾天無法想像的旅程。抵達台灣後，我們照完CT、胸部X光後住進單人負壓隔離病房，不能踏出房門，醫護人員也是全套防護衣為大家檢查。哥哥送來睽違兩個月的肉粽、魚湯、肉燥飯，看到熟悉的台灣小吃，我又要流淚了。

重獲自由後，覺得身邊所有人事物都需要好好地觀察，就怕會漏掉某個精采橋段，也覺得要珍惜身邊所有美好。最深刻的感受，就是一定要身體健康。從船上到醫院，二十多天的隔離讓我快發瘋，現在終於能體會，過世前在醫院住了兩個多月的老媽，最後的願望會是「回家」。

三月二十五日：回台後自主管理，沒病毒也沒人敢靠近

鑽石公主號累計確診：七一二，死亡：八

歷經與病毒共處的五十天，我和老爸終於回歸正常生活。

回台灣後，我們經過三天共三次的篩檢，結果都是陰性，醫師告訴我們可以回家自主健康管理，每天要量體溫，衛生所會打電話來記錄。值得一提的是，台灣的採檢是採喉嚨、鼻腔、唾液，日本兩次都採喉嚨，台灣還是謹慎些。

朋友聽到我這麼快出院嚇一跳，問我：「你可以趴趴走喔？」但自主健康管理原本就可以戴著口罩外出啊！老爸回家第一天，哥哥把採買的菜放在門口，沒有進門；我女友的上司叮嚀她先別和我碰面，萬一染上病毒，恐得讓全公司隔離。

很無奈，但我能理解大家的顧慮。為防萬一，我這十四天非必要就不出門。為了自己與他人著想，真的要把隔離和自主健康管理做好。

我在鑽石公主號認識的台灣朋友Y先生也確診了，雖早就治癒返家，卻遇到更離譜的事。他長期和社區居民一起包車到醫院做復健，結果現在沒人敢跟他同車，司機也不載他。甚至他出門買東西，有人通報里長要他沒事別外出。Y先生氣壞了，跟我抱怨：「我沒病！我又沒有毒！」

看來，雖然我們已經離開鑽石公主號，病毒的影響力並沒有真正遠離我們的生活。

9　日本厚生勞動省說明，由於有部分病例重複計算，故下修人數。

病後心聲：罹病、隔離錯過了許多，也獲得了許多

這段日子很煎熬，錯過很多重要的事，媽媽的百日祭拜、和女友的情人節、公司年後的土地公廟開市……。但我很感恩，很謝謝所有伸出援手的人們，給我生存力量的朋友、兄嫂、家人，還有不讓我們淪為海上孤兒的蔡英文總統、守住台灣防疫的陳時中「阿中部長」、寄送乳液與日常用品給每位台籍旅客的謝長廷大使。

自主管理期間看了很多疫情相關報導，許多確診者提到有肺部纖維化、容易喘等後遺症。我深呼吸，好像有點吸不到氧氣，這是後遺症還是我的想像？我和老爸偶爾會咳兩聲，是後遺症還是空氣問題？看來這週末要去運動確認。

原本十五天的郵輪假期，最後一口氣請假五十幾天，都快變成產假，只是經過這番折騰，肚子那圈油還在。船公司開出補償方案，同樣行程，一年內免費讓我們再來一次。還敢搭郵輪嗎？我想應該還是會去，只不過這次要升等到有陽台的房間，再也不敢住內艙了。

文／張碩尹[10]

抗疫浮生錄

——從英國到西班牙，我們陷入道德選擇題

二〇二〇年二月，我在台北寶藏巖國際藝術村準備著「台北機電人」展覽，也跟家人過了難得的農曆春節，這時候開始，台北街頭已是人人戴口罩、藥房前大排長龍的防疫景象，而西方國家卻活在一個平行的宇宙，占據BBC頭版的無非是奧斯卡頒獎典禮、歹戲拖棚的脫歐，以及暴風過後幾個英格蘭小鎮的淹水災情。但疫情很快地在某個時間點陡升，一個沿著陡坡而下的巨大雪球迎面衝往歐洲各國。三月六日，我離開台灣，抵達一家三口居住的英國倫敦時，迎接我們的，是一座又一座的危城。

10 行動與裝置藝術家，他的作品跟著他到荷蘭、紐約、莫斯科、西班牙等地展覽，也讓他成為一個跨國工作者。近年他與妻子（西班牙籍的文化研究者）以倫敦為主要生活場域，養育一個三歲男孩，在歐洲創作。當新冠肺炎疫情衝擊歐洲時，張碩尹身處英國與西班牙。

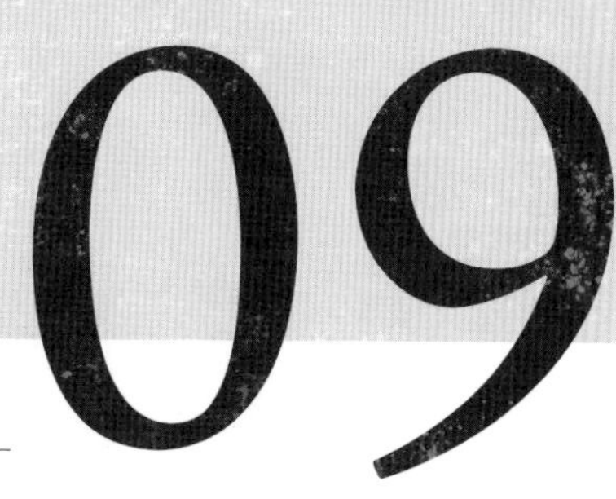

英國：「低強度」防疫下的霧都，山雨欲來

抵達英國的三月天，希斯洛機場入境大廳仍一如往常地繁忙，成群從度假勝地歸國的旅客推著行李，被陽光烤紅的肌膚上是沒有任何防護配備遮擋的燦爛笑容，所有人在沒有檢疫站、健康量表與任何措施的阻擋之下，長驅直入。

倫敦儘管表面上平和，疫情的爆發卻激起了所有人的恐慌意識。剛回來的幾天，首先每週來家中打掃的波蘭阿姨一聽到我剛從亞洲回來的消息，第二天馬上消失辭職不幹；在地鐵，亞洲人首次有種生人勿近的流氓體驗，不僅眾乘客總是把隔壁的位子讓給你，站在空空如也的電梯中，推著嬰兒車的媽媽還是會很客氣請你先上。

三月中，英國首相鮑里斯·強森（Boris Johnson）發表演說，指出在這場世紀最嚴重的公共衛生危機當中，無數的英國家庭將失去家中摯愛親人；英國政府首席科學顧問瓦蘭斯爵士（Sir Patrick Vallance）也表示在目前無法根絕病毒的情況下，與其封城鎖國，不如讓夠多健康的英國人先被感染產生「群體免疫」（herd immunity），不僅能為隔年冬天疫情再次爆發做準備，還能保護老弱婦孺等高危險族群；三月的那段時間中，英國政府仍實施著不禁止大型聚會、不停課、不檢測、輕微症狀者只在家中隔離七天的「低強度」防疫政策。

從消失的同學到與救護車的拉鋸

儘管疫情讓人擔憂，倫敦這座城市的節奏一如往常地緊湊，而我的生活也一如以往地雜亂：早上在一片哭叫聲中匆忙打點，在搖晃的公車中啃著早餐，把小孩送去幼兒園後直奔工作室，在尖峰時段的地鐵裡與推擠的人群分享著彼此的鼻息與口臭，晚上拖著身軀走在回家路上，心裡也不禁懷疑，這個城市連延續百年的鼠患都無法解決，將如何面對新型病毒的肆虐？

兒子幼兒園裡的一連串謎團，也讓生活增添了些詭譎氣氛。一開始，只是零星幾個同學請了病假，接著Leo、Linda到Mateo，一個個學生神祕地消失，連老師都接二連三地曠職；我每天接送小孩上下學，只見愈發冷清的大廳與面色鐵青的園長。一週後，學校果不其然地宣布關閉。儘管活蹦亂跳的三歲兒子與我都沒有明顯症狀，但妻子卻持續低燒與呼吸急促，她的身體感到疼痛，面孔因呼吸困難而蒼白。深夜，當她頹倒在沙發時，我看著那張靜止的面孔，下意識伸出手指探了探鼻息，在均勻呼吸穿過指尖之時鬆一口大氣。

如此漫長又痛苦的日子過了數天，眼見症狀沒有減輕，無計可施下，我們在手機中按下了求救鍵，話筒那端則響起了悠揚的樂曲與忙線中敬請稍待的電話錄音。

那天的我坐在床頭，在足足四十分鐘的漫長等待中，腦海閃過無數念頭。首先，是失去伴侶的可能性，我回想著從年輕的無憂無慮至近期的柴米油鹽到現在的生死之間；接下來，我想到自己的可見未來，就連幫兒子包尿布都會漏糞的我，將在疫情肆虐的倫敦城中，孤立無援、食物短缺。思緒至此，一股由衷而來的恐懼感襲來。

停在家門口的救護車引起街坊鄰居的一片恐慌，在窗簾後方一雙雙驚恐眼神下，醫護人員踏入了家門並在三十分鐘後離去，原因是妻子並非「高危險族群」（如高齡者與慢性病患）、也沒有「嚴重症狀」（如高燒不退），在沒有任何檢測與安排入院治療下，醫護人員建議妻子多喝水、多休息、在家調養即可；之後幾天，我們展開了一場與救護車的拉鋸戰，每次，姍姍來遲的救護人員均用各種理由將我們草草打發，但眼前缺氧窒息的妻子臉色已從慘白轉為鐵青；看著揚長而去的救護車，才理解到一個顯而易見的殘酷現實：我們已被醫療系統所拋棄。

三月二十一日，居住在南倫敦佩克漢姆（Peckham）的凱拉．威廉姆斯（Kayla Williams）出現呼吸困難與全身疼痛等症狀，應求救專線而來的醫護人員因其「症狀輕微」而拒絕醫治，隔天，威廉姆斯死於家中，時年三十六歲。威廉姆斯的故事，只不過是瘟疫英國其中的一小篇章。

如此的醫療現象，其實是過載的「國民保健署」（National Health Service, NHS）在新冠肺炎疫情下所面對的困境。

身居防疫第一線卻問題百出的NHS成立於一九四八年工黨時代，為透過全民徵稅所支持的醫療安全網，它曾是英國社會公義的驕傲，但在保守黨政府長年刪減預算下遊走在破產邊緣。NHS就像是個老態龍鍾的英國老太婆，其反應遲鈍令人詬病，但偶有值得緬懷的可愛之處——它的組織龐大、效率緩慢、候診時間令人髮指；它的醫護人員超量工作抗議頻傳，長久以來的人力不足問題還因脫歐而增加了複雜度；僅管如此，具開放性與包容度的NHS，不論國籍與出身均提供相同的免費醫療[11]，也有完善的病歷追蹤、順暢的醫院轉診、強調病人隱私的保障。

但新冠肺炎疫情的來襲，凸顯出NHS捉襟見肘的醫療系統、過低的重症監護病床數——英國每千人平均床位為二．三床，遠低於日本的十三床、韓國十二床、俄羅斯與德國八床、法國六床。如此醫療現狀，與高度依賴全球金融的經濟，造就了英國此次的防疫政策。

妻子遲遲未癒，一家陷入道德選擇題

當下，我們面對的是兩項人生選擇題：選擇一，在倫敦等待著「輕微症狀」消退的一天，但一旦症狀加劇、性命危在旦夕，便只有坐以待斃、自生自滅一途；選擇二，前往其他地方尋求醫療協助，但也意味拖著病體進行長途旅行，除將自己暴露在更多的病毒之中，多少增添其他旅客的染病機率。

瘟疫蔓延之時，我們所面對的是難解的道德困局：面對危險，是以追求個人福祉為優先，或以阻絕疾病傳播的大我為重？自疫情爆發後，網路隨處可見對染病逃亡者的撻伐，似乎這些人都是沒心沒肺的自私之輩，但一旦轉換至真實生活，在眼前的至親與抽象的道德觀念之間權衡輕重，我好奇又有多少人有勇氣選擇後者？

---

11 非歐盟人士則需每年繳交加保費用。

在數天考慮與搖擺不定之後，我與妻子在人生選擇題中勾下選項，並打包著前往西班牙的行李。三月中旬，英國確診人數兩千出頭，但我們決定回到妻子的故鄉，前往確診人數破兩萬、死亡人數破千的西班牙，此計畫乍聽下不合邏輯，但其實，國土廣大的西班牙由十七個自治區（Comunidad autónoma）所構成，在馬德里的中央政府之下，每個區均掌握各自的醫療自主權，如此的劃分，儘管造成通訊混亂、中央地方不同調等矛盾防疫政策，但也讓自治區具有較高的機動性，保障了幾個重災區之外的偏安。例如在疫情之初，加泰隆尼亞（Catalonia）政府便先中央一步進行人口的控管。

那晚，我們的目的地是妻子老家，位在西班牙西北部的加利西亞（Galicia）自治區。除了當地有家人支援之外，加利西亞因地處偏遠、人口稀少，醫療資源尚屬充沛，疫情仍在可控制範圍之內。

在前往機場的路上，車窗外是行人冷清的倫敦街頭，少了觀光客的坎頓鎮鬧區（Camden Town）像是五光十色的廢墟，儘管如此，市內交通卻是叫人抓狂地壅塞，在此非常時期，許多人已放棄大眾交通工具、轉而在靜止的自家車上集體浪費生命；在狹小的車廂中，我們一家三口全身披掛雨衣、口罩與醫療手套，如此嚇人景象讓不少行經路人大驚失色，同時，車子龜速的行進速度也讓妻子陷入重重焦慮——當下已是三月二十六日，歐洲各國紛紛關閉國境、航班一個個取消的時期，一旦被困機場等待遙遙無期的班機，一家人是否撐得過如此充滿未知的旅程？

西班牙：全國緊急狀態，大城宛如戰場

在西班牙，機場大廳是一大票嚴陣以待的警察，不斷複誦的廣播提醒到訪者避免彼此觸摸、保持兩公尺以上的距離；我們過了海關、領了行李，在停車場看到一台黑色廂型車，駕駛座上是我那戴著面罩、全身穿著防護衣的小舅子，四人沒有握手、擁抱，只有面罩深處四目相交的眼神；我們鑽進了後座，發現裡面鋪著滿是漂白水味的白色布簾，像是某齣荒野棄屍的公路殺人電影。

小舅子告訴我，西班牙的幾個大城如馬德里與巴塞隆納已如同戰場，病毒來得又兇又猛，醫療系統應聲崩潰，幾個省分如安達魯西亞（Andalusia）或加利西亞尚且偏安，但四月高峰一來，未來也是難以預料；現在，不論你是退休人員還是醫學院學生全都被拉去醫院，一線球員打完、黃金投手用盡，連坐板凳的也一起下海。

在深夜，車子疾馳於公路，一小時的車程上沒半輛車，像是電玩遊戲；下了交流道之後，夜晚下的市區一片荒蕪景象，燈火輝煌的人行道上空無一人，偶爾只在哨站上瞥見一閃而逝的恍惚人影。這時我才意識到，現下的西班牙已然是個戒嚴國家。

彼時確診與死亡率直逼義大利的西班牙，正在經歷近代歷史上最黑暗的一個篇章。其中原因，首先是政府的反應過慢，在疫情初期仍允許大型賽事與集會的舉行；在疫情爆發之後才發現醫療設備的短缺、仰賴中國出口；當病毒在私有化、醫護人員不足的養老院蔓延之時，造成的是慘絕人寰的悲劇——當軍方進入院中時，發現許多遭遺棄的老人直接死於床上。西班牙擁有全歐

最完善的醫療體系之一，但二〇〇八年的全球經濟危機也讓這個系統經歷長達十年的刪減預算，西班牙的每人平均醫院床位只有德國與奧地利的三分之一，但仍高於英國與美國。

三月十三日，西班牙總理佩德羅・桑切斯（Pedro Sanchez）宣布全國進入「國家緊急狀態」（Estado de alarma），儘管許多亞洲媒體愛以「封城」形容，但兩者仍有本質上的不同：相較於斷絕交通網絡與人口流動嚴格控管的武漢封城，西班牙緊急狀態限制的是部分的行動自由，其縮減大眾運輸、關閉酒吧、餐廳、娛樂場所等「非必需商業活動」，被勒令待在家中的西班牙人仍然能夠外出購買食品藥物，與處理生活中的必要事務（如蹓狗與倒垃圾）。

偏安西北數日子，人生被按下暫停鍵

在西班牙的這段時間，因緊急狀態之故整天困在屋內數日子，打開新聞放眼所及盡是讓人膽戰心驚的數字——光在四月四日，西班牙與英國各有七百多人過世，同時政府卻認為是個好消息，因為疫情已然「趨緩」，殊不知幾個月前，連一場二十人死亡的火車出軌都被當成國家悲劇。

儘管外面的世界在燃燒，無聊才是每日生活的基調，除陪伴家人、寫字、澆花之外，便看著窗外的日升日落、人生歲月的流走，久而久之物質欲望也愈來愈少，偶爾，我會提著一袋垃圾在空無一人的大街上遊走，在街角的陽光下偷抽菸，突然覺得人生其實還蠻不賴的。

就在我們抵達西班牙後沒多久，醫院來做篩檢，兩次的檢查結果是一家人皆陰性，照醫生的診斷，妻子所得的是支氣管炎加上過度緊張。在虛驚一場後，也不禁對整件事情的荒謬感到好笑。

上週，倫敦的媽媽團群組傳來照片，告知眾親友家中新生兒誕生的消息，各方恭喜與祝賀湧來，好事者詢問生產過程順利與否，只見那位媽媽悠悠地說因現下醫療系統已然過載，求救無門下，此次生產是在家中浴缸自行解決。此回答瞬間讓討論串陷入沉默，看著訊息的我卻湧起了一股熟悉的孤立無助感。

我想，這位新生兒、威廉姆斯與我一家的旅途，只不過是瘟疫歐洲的小小故事之一。緊急狀態還會持續到四月底，留在西班牙的我們，人生被按下暫停鍵，原本年初排好的藝術展覽計畫一一取消與延期，未來是一片渾沌的未知狀態。

或許在不久後的未來，當後代回頭觀看這段歷史，從雕刻在石碑上的官方數字下，他們將無從知道，有多少無名之士曾在疫情漩渦中旋轉、並沉沒在歷史長河深處？而活下來的人，都會深深銘記這個影響數十億人的疫情。

CHAPTER 10

文／曹馥年、果末　攝影／楊子磊

愛在瘟疫蔓延時
——扛著時代巨石的兩岸家庭

二〇二〇年二月六日疫情正熾的當頭，台灣宣布對中港澳封關，直到九月二十四日才鬆綁尚未取得居留證的「團聚陸配」入境。兩百多天，約兩千對「愛在瘟疫蔓延時」的兩岸新婚夫妻，只能在未知下等待煎熬，靠著網路視訊一解相思。這些因婚姻或血緣與台灣產生羈絆的兩岸家庭，承受著兩岸歷史間的矛盾，歷史塵埃落在他們身上，宛若巨石。

傍晚六點，位於台灣台中的平面設計師張鈞翔離開辦公室，立刻撥網路電話給中國廣州的妻子四四（化名）：「我下班囉。」四四聽著電話那頭的車聲，「陪」鈞翔騎車回家，直到鈞翔到家打開視訊，雙方才看到彼此熟悉的笑臉。

溫馨的兩房一廳是鈞翔與四四的婚房，衣櫥裡掛著四四寄來的衣裙，角落是專為四四愛貓準備的貓別墅，從牆上的掛畫到桌上的馬克杯，都是鈞翔手繪的相處點滴。這裡在二〇二〇年初就完成裝潢等待女主人入住，但在疫情封關後，兩人一貓相隔台中與廣州，陷入無盡等待。

他們受訪這天是七夕，四四煩惱著要送件好看的褲子給鈞翔，但見不到本人，不知道版型是否合適；鈞翔則手繪一張兩人的「婚紗照」送給妻子，兩人沒來得及拍婚紗就分別，四四先與好友拍一組「閨密婚紗」過乾癮，鈞翔看著照片中的美麗新娘，一筆一畫想像出兩人換上西裝、禮服的幸福模樣。

思念卻不得見的七夕夜，兩人開著視訊，各自忙家務、追劇，想到有趣的事就和彼此分享，網路成為虛擬鵲橋，牽起遙遠的陪伴。這樣的日子，他們已過了八個多月。

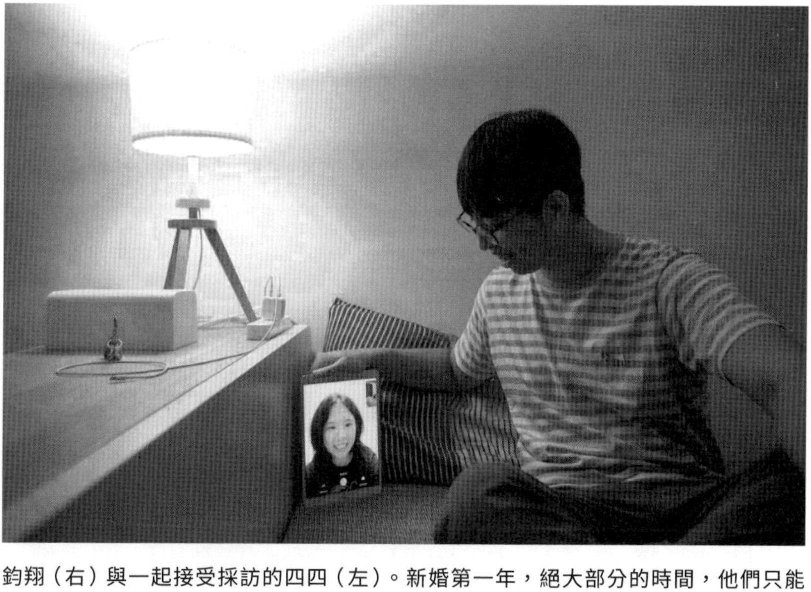

鈞翔（右）與一起接受採訪的四四（左）。新婚第一年，絕大部分的時間，他們只能從平板電腦的螢幕看見彼此。（攝影／楊子磊）

來不及拿到居留證，新婚陸配的漫長等待

二〇一七年，四四獨自從中國來台灣旅行，在台中認識鈞翔。鈞翔以在地人身分介紹台灣的美好，短短一天，兩人無話不聊，很快建立好感。為了留住這份特別的感覺，鈞翔第一次一個人出國，到廣州找四四。交往兩年多來，每兩個月見一次面，四四很喜歡台灣，日月潭、台中、台南等地都有兩人足跡。

分隔兩地的遠距戀愛，沒有擋下他們繼續走下去的決心，二〇二〇年一月三日在廣州登記結婚，且已對婚後生活達成共識：鈞翔想在台灣工作且已在台中買房子，四四則決定跟著鈞翔為愛走天涯，搬到台中一起生活。結婚登記後，鈞翔返台辦理四四的入境手續，四四則放棄中國升職加薪機會，辭去穩定工作，將所有積蓄和嫁妝投入裝修兩人在台中的家，並將全部家當寄到台中。

突來的疫情打亂計畫。一月二十三日，中央流行疫情指揮中心通報移民署，對居住地為武漢的中國籍人士拒絕入境，並陸續擴大境管範圍。二月六日，台灣對中港澳封關，中國籍人士除了持有居留證的陸配，全面暫緩入境。

「那時疫情真的蠻嚴重，想說等吧，經濟損失就忍了，等到四月應該就沒事，」最初指揮中心宣布兩岸航班至四月二十九日前，除往返北京首都機場、上海浦東及虹橋機場、廈門高崎機場及成都雙流機場，其餘兩岸往返的客運航班停飛。四四以為之後就能相聚，然而四月二十三日，指揮中心宣布延長禁令，「何時解禁，仍待視疫情狀況才能決定」。

那天以後，相聚變成一場沒有盡頭的等待。四四眼見廣州的社區慢慢解封、工廠也開始復工，卻始終沒有可以去台灣的消息。鈞翔無數次詢問承辦陸配來台團聚申請的移民署，答案都是「現在不受理申請」。四四突然從帶著家人朋友祝福、準備成家的幸福新娘，變成人生陷入停頓的無業者，暫居父母家，擔心隨時會開放入境又不敢找正式工作，只能偶爾接案。

他們每天致電移民署、寄信給衛福部和陸委會陳情，答覆千篇一律。時光在分離的苦痛與無助中一天天拖磨，四四出現情緒問題，「很焦慮、睡不著，到醫院拿了藥，爸媽勸我盡量別吃，不然會有依賴。」

基於兩岸關係特殊性，中國籍配偶取得台灣身分，流程遠較外籍配偶繁瑣[12]。若中、台新婚夫妻要結婚，就註定開啟比別人更辛苦的申請之路，得先在中國完婚後，兩造婚姻依法成立，但若要完成全部結婚手續，就得為陸配申請「來台團聚」，取得「團聚」入境資格後，在台跑完登記結婚流程，才能取得居留證。

而辦理「團聚」需要經過海基會驗證結婚公證書，以及向移民署申請赴台證件、國境線面談等關卡，至少要兩個月；整個結婚流程都跑完，至少耗時四個月。我們從海基會婚姻公證書驗證的份數估算，約有兩千對兩岸新婚夫妻在封關時處於團聚階段的不同關卡，未取得居留證而不得入境。

---

12 陸配適用的法條為《台灣地區與大陸地區人民關係條例》，需經歷團聚、依親居留、長期居留三個階段，歷時六年方可入籍。外配適用《國籍法》，領取外僑居留證後住滿三年，可申請歸化並放棄國籍，之後再住滿一年即可入籍。

在深圳工作的台幹維佳（化名），中國籍妻子已在一月拿到團聚入台證、未取得居留證，無法入境。維佳非常想讓懷孕的妻子回台生下台灣囡仔，但四處陳情碰壁。

不過他發現，三月十九日全面禁止非本國籍人士入境之後，尚未取得居留證的外籍配偶以及未成年子女，仍可向我駐外館處申請特別入境許可來台。這樣的待遇落差讓他感到疑惑：「同樣沒有居留證，為什麼外配能來，陸配卻不能來？」

六月底，台灣鬆綁外籍人士申請來台探親、洽商、打工度假，團聚陸配產生更強的差別待遇感。他們跟進有類似感受的「小明」與小明父母，開始在電話陳情之外透過社群軟體串聯，出面敦促政府開放家庭團聚。

孩子要念書，新婚要團聚
行使監察權，落實兩公約

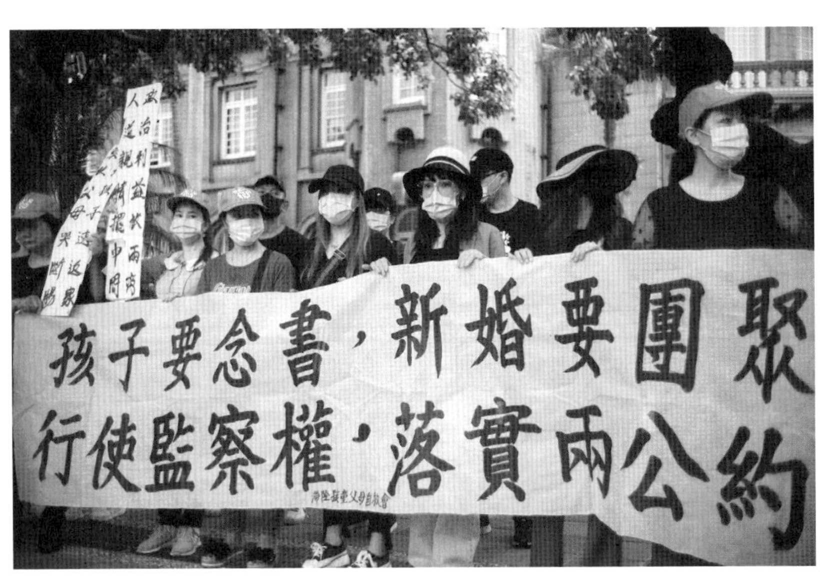

兩百多天的封關期間，「小明」們的父母不斷透過陳情、召開記者會等方式，希望早日與家人相聚。新婚陸配的台灣籍伴侶後來也加入陳情行列。（攝影／楊子磊）

那些無法入境的「小明」們

除了陸配，被阻絕於境外的，還有人數也在兩千人左右的「小明們」，他們是陸配的子女們，已持有在台灣合法停留的證件，部分在台灣生活、讀書多年，同樣因為疫情的境管措施無從入境。

二月十一日，陸委會宣布基於家庭團聚及人道考量，開放持「社會考量專案長期居留證」或「長期探親證」的國人或陸配子女入境，入境後須居家檢疫十四天。由於當時中國疫情持續升溫，加上首班武漢包機出現確診個案，一宣布就引發強烈反彈。二十四小時內，陸委會接連增加「未成年」、「在中國大陸親人無能力照顧」且「父母皆在台灣」三個條件，陸委會主委陳明通還說了「小明的故事」，試圖解釋哪些陸配子女符合回台資格：

「有台灣人在大陸經商、娶中國配偶後，生一個孩子叫『小明』，後來一家人回台，小明也在台灣受教育、使用健保，並利用專案長期居留或居留探親在台生活，這次過年小明回中國，因為禁止進來，但這些小孩本來就長期在台居住，只是沒有戶籍不能回來，只針對這部分讓他們回來。」

陳明通並強調：「小明在台灣生活很久了，絕不是開放陸配的大陸親人來探親。」

只是，反對的輿論燒得更旺，防疫指揮中心指揮官陳時中隔天撤回這項開放措施，並表示：

「我們一開始是可以選擇國籍的，已經選擇國籍而沒有選到台灣的國籍，現在就要自己做安排、自己承擔。」

矛盾的是，根據移民署公告，和小明一樣持居留證，過去十四天有中港澳旅遊史的外籍人士卻可以入境。「只看國籍，不看來處」的境管政策曾引起質疑，卻在支持指揮中心決定的讚好聲中被迅速淹沒。

什麼原因讓小明父母沒在一開始就幫小孩選擇台灣戶籍？一名資深上海台幹表示，最常見的狀況是，當下夫妻兩人的生活重心都在中國，讓孩子入中國籍，純粹為了生活、上學的方便，而且不是人人都有本錢請長假回台待產，最後才讓小明先入了中國籍。沒料到，疫情卻讓這些原本在私領域的家庭抉擇，與防疫發生關聯，不僅被拋入公共討論，還牽扯到敏感複雜的國家認同問題。

總統大選後緊接著疫情爆發，台灣社會對中國的不滿來到近十年最高點，根據陸委會二〇二〇年三月的民調，有七成民眾認知中國政府對我政府不友善、六成認為對台灣人民不友善。另據中研院社會學研究所在六月的調查，七三％台灣民眾不同意「中國大陸政府是台灣的朋友」也創下歷史新高。

對中國反感的社會氛圍，加上連環發生台商居家隔離期間上舞廳、武漢包機出現確診案例，以及對中國疫情不透明的懷疑，不斷加深「開放中國籍人士入境，會造成台灣防疫破口」的印象，並捲起龐大的輿論海嘯，讓政府不得不改弦更張。陸委會副主委邱垂正接受我們專訪時即提到，收回小明入境措施的原因之一是「社會支撐力不足」。

這些輿論走向，成為許多兩岸家庭難以承受的蝴蝶效應。七月三十一日，立法院有一場呼籲開放小明、陸生與團聚陸配的公聽會，在台灣讀大三的阿維（化名）透過視訊出席。他是中國籍母親的前婚生子女，二〇一二年起來台生活、上學已經八年，終於來到申請台灣身分證的最後階段，二〇二〇年在台灣待滿一百八十三天就可成為台灣人，卻因為過年隨母親探親回不了台灣，恐無法如期入籍。

阿維對各種謾罵小明的網路留言感到難受，「我早就選擇台灣，只是在排隊等身分證。不是來避難，是回到原本的生活。要用這場疫情否定我多年努力，扣上『自己選擇國籍自己負責』的帽子很不公平。」

他平常會當橋梁，幫中國與台灣的家人朋友釐清對彼此的誤解，不料這次自己

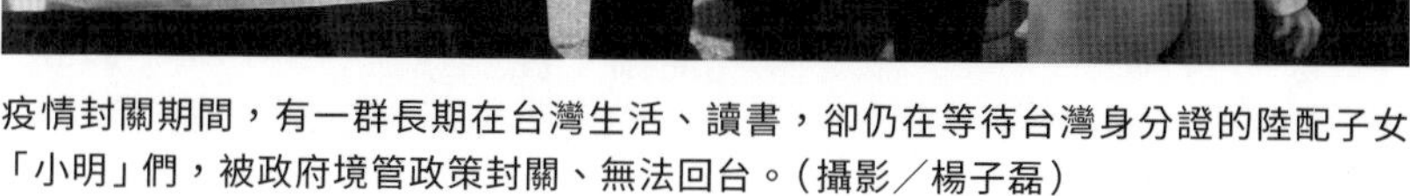

疫情封關期間，有一群長期在台灣生活、讀書，卻仍在等待台灣身分證的陸配子女「小明」們，被政府境管政策封關、無法回台。（攝影／楊子磊）

卻捲入爭端核心，深深感到「歷史塵埃在我們身上卻是巨石」。

另名出席公聽會的台商王克安與中國籍女友育有六歲女兒，原先因事業忙拖著沒結婚，為了讓女兒回台上小學，趕緊辦結婚手續並舉家搬回台灣。追認王克安為女兒生父的流程較長，他還來不及完成並讓女兒入台灣籍，女兒就因過年隨妻子探親，遇到封關成為「小明們」。

「形容小明是陸配子女只說對一半事實，小明也是台灣家庭的小孩，」他表示，許多小明們的父母是因為認同台灣政治理念與民主價值，決定帶小孩回來讀書。他以為兩岸政治氛圍不會影響因婚姻與血緣結合的家庭，現在卻變成只要牽扯和中國往來，不論是非對錯，都被視為政治不正確。

部分陳情者試圖將討論拉回法律層面，他們主張，除非團聚陸配或小明已確診，否則無從依《大陸地區人民進入台灣地區許可辦法》禁止來台；而限制小明入境，更有違《憲法》保障的家庭團聚權，以及已國內法化的《兒童權利公約》[13]。

我們對抗的是病毒，還是人？

銘傳大學公共事務學系助理教授、德國慕尼黑大學法學博士張志偉指出，這段時間對團聚陸配與小明的入境管制，已侵害他們的基本權利。

對於父母其中一方是台灣人的小明，張志偉從台灣對國籍認定採「屬人主義」為主，「屬地主義」為輔解釋，只要父母任一方為中華民國籍，小孩就是中華民國籍，這稱作「生來國籍」，與選擇無關。至於戶籍、身分證等，都是用來證明國籍的行政管考文件，無論有無，都不影響生來國籍的事實。

另外，陸配前婚生子女這種情況，則需在入境後經過長時間居留、定居才能取得身分證與戶籍。沒有前端的入境，就沒有台灣戶籍的取得，「不能反推回去，顛倒說必須有戶籍的人才有資格入境，」況且入境權也不限於具有戶籍者為限[14]。

張志偉指出，《歐盟法》與德國的《移民法》中，從申請入境到取得身分的等待期，移民都有不同類型的基本權利保障。這次台灣限制小明、團聚陸配入境，已是對其婚姻與家庭團聚基本權利的侵害，若要符合《憲法》主張，就要符合比例原則，而婚姻家庭的團聚權，在《憲法》公益目的評價上，應比開放商務人士通行自由來得重要。

雖然疫情期間有《嚴重特殊傳染性肺炎防治及紓困振興特別條例》可作為境管政策的法源，但張志偉認為，除了授權基礎未必符合《憲法》要求的明確具體，在無法證明團聚陸配與小明都確診的情況下，指揮中心就通案式地禁止具特定國籍者入境，已是基於特定國籍所做的差別待遇。

「中華民國是憲政國家，基本精神是平等保障每個人的自由權利，若以國籍為由限制有婚姻與

---

13 《兒童權利公約》第九條第一項：締約國應確保不違背兒童父母的意願而使兒童與父母分離。

14 因為兩岸特殊關係，中國人士入籍台灣，取得的是「戶籍」而非「國籍」。目前中國籍人士取得台灣身分證，需註銷對岸「戶籍」，不必放棄「國籍」。

家庭團聚需求者不得入境，是有問題的。」防疫方面，他認為可透過提供陰性檢驗報告、入境隔離等風險行政手段控管，「我們要對抗的是病毒，不是人。」

輿論反對放寬團聚陸配與小明入境的主要理由，是擔心隨之而來的防疫風險。不過在七月三十一日的立院公聽會現場，疾管署防疫醫師林詠青回應：「從防疫角度，國外進來的，我們原則就是十四天檢疫，至於他的性別、年齡、身分，其實不是我們對傳染病風險的考量。」

林詠青說明，「對方從哪來」才是風險考量依據，來自高風險國家的旅客，限制會多一些，武漢包機就是一例。「做好居家或集中檢疫，期間如果被感染的幾乎都會發病，無症狀者，十四天後不具傳染力。」

制定傳染病大流行期間的境管政策，一般會看哪些指標？台灣大學公共衛生學院教授陳秀熙說明，首先會檢視當地的疫情風險分級，其次可用該地的康復人數與致死率計算「解封指數」，「第三個最重要的是，有些國家的防疫資訊始終不是很清楚或值得信賴，資料可信度也要列入考慮，包括伊朗、俄羅斯、中國等都有類似情況。」

陳秀熙表示，疫情大流行後，最難防的是大流行過後的區域無症狀感染，因為從大流行區域來的這群無症狀者仍有傳播風險，但中國後來改變確診定義，不再將無症狀感染者計入確診。若無法確實溯源找到目標族群檢測、隔離，感染者很可能不自覺將病毒帶往他國，「除非中國當局提出有力說明與證據，否則我們很難確定無症狀感染是否仍在中國的社區傳播。」

陳秀熙表示，指揮中心考量無法判斷中國風險等級，保守開放確實有立論基礎，畢竟要證明中國安全，得有清楚科學根據。

為何以國籍而非旅遊史限制中國籍人士入境？指揮中心副指揮官、內政部次長陳宗彥說明，這是因為從出入境資料，無從完整得知中國籍旅客的過去十四天旅遊史，「比如一位從日本入境的小明，我們不知道他是否在十四天內去過中國，除非他主動申報。」

雖後續台灣疫情穩定，陳宗彥強調不能讓邊境開太快，畢竟兩岸旅客占台灣入境人流量的最大宗，「開放多，境外移入病例到一定程度，仍會影響社區安全，要依防疫能量節制處理。」

為何無居留證外配又能申請特許入境？陳宗彥強調，到六月前，除非有特殊人道考量，否則就算申請也不會准許；同樣地，陸配有特殊人道需求也會審酌開放，「所有防疫措施都是一致的。」先開放外籍人士洽商而非小明與團聚陸配，是因為台灣需要恢復國際經貿往來，這是政府團隊考量社會需求的優先順序做出的決定。

當社會拒絕理解真相，人們便開始互相傷害

淡江大學中國大陸研究所副教授張五岳認為，台灣對外籍與陸籍的防疫機制明顯有落差，原因是缺乏政治互信，兩岸公權力難在防疫上有效合作，防疫資訊傳達不暢，台灣勢必對中國採取差別待遇。但政府未把這個原因對人民解釋清楚，還不斷強調防疫標準一致，都是以疫情為首要考量。

「講標準一致，社會兩極化聲音就出來了，」張五岳說，一種是感到受騙，尤其是中國後來的疫情已「看似」不像二月那麼嚴峻。另種堅信在防疫第一前提下，法律、人道問題都可以暫時退卻。對中國不信任的濃厚情緒，讓後者更顯高張，不只中國籍人士，想入境的小明、台商都受強烈抨擊。「這讓任何想依據人道、必要性進行的務實開放措施遭受很大壓力，也是為何『循序漸進』開放中國籍人士的腳步拉很長，一波三折。」

張五岳表示，政府若說明「因為兩岸現在沒有互信」、「這個政權對台灣有威脅」、「雙方公權力無法取得及時有效的互動合作」，因此須採較嚴入境標準，人民都可以理解，但政府卻未釐清這些癥結。

政府沒有明講，是擔心刺激已如履薄冰的兩岸關係？張五岳不這麼認為，因為從多項發言可見，防疫部門並不避諱刺激北京，在台灣參加世界衛生大會（ＷＨＡ）受阻、社會反中氛圍與防疫優秀成果的背景下，台灣社會也給這樣的做法很高的支持。

他觀察，這次疫情讓兩岸政治高層分歧加深甚至惡化，政治有分歧不足懼，憂心的是兩岸人民間的誤解、仇恨、對立也在上升；台灣防疫成果極佳，政府對兩岸家庭循序開放值得肯定，「不過一開始其實能做得更完善，降低台灣內部兩極化對立，避免兩岸人民誤解上升。」

「兩岸關係中，我們看到中國的政權特色，卻在無形中想用那個政權擅長的方式跟它互動，會失去台灣本身可以掌控的利基跟優勢，」張五岳表示，台灣擁有多元包容、比中國更開放的社會，以及與中國政權不同的人道訴求與民主涵養，要和中國比較對各個方面的控管成效，台灣絕對贏不了，但要比誰有多元聲音，中國必不如我們。

張五岳指出，由於美台關係強化，中國加大對台灣外交打壓、軍機繞台施壓，還有中國極端媒體的聳動言論，都讓台灣民眾感到不友善。但到底什麼樣的兩岸關係最符合台灣人民需要？他提出一個反思的觀點：美國已提出將中共政權與中國人民在策略上做區隔待遇，那麼，台灣對中政策是否應做出適度、細緻的區隔，針對與台灣友好且關係密切的中國人民，要與中國政權一體還是分開看待？

長期研究婚姻移民的社會學者認為，疫情只是更凸顯原本就存在的不平等制度，以及漸趨嚴重的國族意識形態。

世新大學社會發展研究所教授夏曉鵑指出，近年來出現的新住民論述與新南向政策，旨在將曾經被視為「低劣他者」的東南亞配偶轉變為社會資產，以共同對抗作為「邪惡他者」的中國，其背後對婚姻移民的歧視並沒有改變。台灣的移民政策充滿階級主義，針對中國大陸與東南亞配偶的限制遠多於已發展國家人士，這些制度上的不平等，碰到疫情，就演變為對特定族群的差別待遇。

二十年前就投入陸配研究的東海大學社會學系教授趙彥寧認為，陸配是台灣的準公民，是台灣人實踐親密關係的重要分子，也是台灣家庭生產和再生產的當事人，國家原本應該要對其予以協助，但這段時間以來的境管政策卻反而有點像把他們當成人質，而處罰到本國人的利益。「我們所聲稱的民主、進步、人權這些自由主義的普世價值，卻獨獨不適用於某些人。這樣的決策沒有意義，只有傷害。」

如何看待民意對開放中國籍人士入境的抗拒？趙彥寧表示，網路時代快速傳播的特性，讓一些需要時間去辨認真假的訊息，透過網路的發酵，更容易讓人把對兩岸關係不滿的情緒轉移到他人身上，台灣社會更難被說服去接受中國人是國人可以建立親密關係的對象。

「當社會拒絕理解真相，而樂於去傷害某些特定人群時，就會造成可怕的危機。如果我們拒絕了解中國人，哪怕是和台灣人有親密關係的中國人，拒絕了解這些複雜的他者，那麼我們正在走向拒絕相互理解的方向。」

那些無從彌補的日子，與新展開的人生

八月二十四日，教育部全面開放陸生來台，包括在台讀書的小明。阿維對長住台灣的自己被歸類為「陸生」有點疑惑，卻也終於順利返校，並持續向移民署陳情，希望能讓這段時間無從入境的他如期取得身分證。

王克安的女兒終能回台，不過高中以下的小明們以往不會以「陸生」身分在台就學，繁雜程序導致欠缺因應經驗的學校一陣忙亂；他的女兒九月十七日終於能回台隔離，卻也錯過開學典禮。

九月二十二日晚上，鈞翔與四四已因八個多月的分離身心俱疲，他們商量以二十三日作為節點，若沒開放，鈞翔就辭職，兩人先一起在中國生活一陣子。這晚四四整夜沒睡，在網路上搜尋中國入境隔離和租屋資訊。

隔天，指揮中心宣布開放團聚陸配，已取得團聚入台證的六百六十六名陸配可從九月二十四日起入境，移民署也恢復團聚簽申請與面談。

「激動到哭了，打字手都在抖。」四四第一時間告訴婆婆這個好消息，鈞翔也立刻向主管請假，隔天一早向移民署遞交團聚申請。

但有些錯過的人生已永遠無法彌補，維佳的太太在疫情封關時剛懷孕，解封至今，肚子裡的寶寶超過三十二週，經風險考量後決定留在中國生產。「團聚陸配開不開放，對我們已經沒有意義，就等小孩出生後再一起回台灣，」維佳難掩失望地說。由於兩人還未在台灣登記結婚，小孩入籍得準備六份公證書，還要做DNA親子血緣關係鑑定，增加許多申請程序。但再怎麼無奈，肩上那塊不得不扛的命運大石，已幫他們全家做了選擇。

CHAPTER 11

溫州人把病毒帶到義大利？

——Prada、Gucci背後華工給世界的解釋

文／丁元元

新冠肺炎病毒起源於武漢，傳遍中國，又沿著「一帶一路」等通道席捲全球。被認為是G7工業國裡最親中的義大利，在二〇二〇年三月成了當下全球除中國外疫情最嚴重的地方，短短一個月，從原本一千人出頭暴增到十萬人確診。在二〇二〇年三月十一日，義大利總理孔蒂（Giuseppe Conte）宣布「鎖國」，二十日官方公布的死亡人數已超過中國，火化爐二十四小時運轉的悲劇，從武漢轉移到了義大利半島。

溫州人一度被指稱為，可能是把病毒帶到義大利、甚至帶到歐洲的關鍵懷疑對象。在一九八〇年代中國「改革開放」的背景下，五十萬溫州人走向世界，不少前往義大利經營餐館和成衣業，二〇二〇年三月，義大利至少有三十萬中國人，溫州便是最大的族群。

因為有大量溫州人在武漢經商，又在春節前回家過年，溫州一度疫情嚴峻，二月二日即實施

「封城」。同時，在歐洲也有大量原籍溫州的移民，尤其是義大利的服裝產業基地普拉托（Prato），Prada、Gucci等著名品牌和許多「快速時尚」服裝均在此生產，老闆和工人幾乎都是華人，絕大部分正是來自溫州。

有外國人把這條線連起來，看似邏輯合理。而當疫情重災區轉為歐洲後，也有不少中國人開始指責這些海外移民，平時在外國賺錢，遇到問題又急著逃回祖國避難，但事實真是如此嗎？

停工之後生活陷入停頓

「在普拉托，自己有住家的工人並不多，我目前還是在老闆家裡搭鋪。」「搭鋪」是當地華人的「術語」，指的是員工住在老闆提供的集體宿舍裡。胡先生在這位溫州老闆的服裝廠裡幹了兩年，覺得他人還不錯，從三月初停工到現在，「對我們八個員工還是管吃管住。」

但因為不知道什麼時候可以復工，焦慮還是難免的。「我聽說，有些廠停工之後，就一直在趕走搭鋪的員工。還有一些老闆為了賺錢，就算現在疫情嚴重，也還在冒險開工。不過這兩種情況應該都很少見。」胡先生的話得到了其他受訪者的印證，另一位普拉托華人表示：「也不能完全怪老闆，生意不好，到頭來裁員都是難以避免的。」

普拉托是托斯卡尼大區（Tuscany）僅次於佛羅倫斯（Florence）的第二大城市。二〇一六年的統計顯示，普拉托人口約十九．二萬，其中持中國護照的移民約一．九萬人。關於當地到底有多少華人，以往報導的說法從二到六萬人不等，幾位受訪者普遍認為四萬人左右，其中原籍溫州的不少於四分之三。

因為疫情，熱鬧的普拉托安靜了下來，隨處可見中文招牌的街道上空空如也。從溫州來此已經十餘年的姜先生說，因為買不到口罩，大家都不敢出門，幸而自己之前囤了不少食物，「足夠吃兩個月了。」

祖籍溫州的「九十後」Marc說：「每天就在家自我隔離，打打遊戲看看片，日子也還不算太無聊。」

義大利現在形勢嚴峻，中國政府又宣傳國內現在很安全，已經實現全國「零新增」，在普拉托的中國人確實有不少想回去，但真正能邁開腿的沒有幾個。

二十八歲的丹丹在微信朋友圈動態裡PO了一張圖，內容是米蘭到溫州的航班機票價格：

> 經濟艙成人票價二六六五歐元／人，折合人民幣約兩萬一千元／人
> 公務艙（商務艙）成人票價三六四三歐元／人，折合人民幣約兩萬八千七百元／人
> 兒童票價為成人票價的七五％

這樣的機票，每個月在餐館打工收入一千兩百歐元（約合人民幣九千元，新台幣三萬九千元）出頭的她，買不到也買不起，「而且還有兩個孩子，也怕他們在飛機上被感染。」既然如此，索性

就帶著兩個孩子在家做做餅乾，玩玩遊戲。但經濟壓力讓她擔心，之前上班的餐館關了，沒有了收入；餐館不知道何時恢復營業，即便重開也不確定是否還需要自己。萬一失業，很可能一時不容易找到新的工作。回國發展？「離開八年了，回去也不知道可以做什麼。」

出生在普拉托的Marc估計：「疫情之後，肯定會有很多人失業。」

當年，溫州移民如何來到義大利？

溫州，有一個和「歐」相似的簡稱「甌」。它位於浙江省東南部，戶籍人口八百餘萬，被認為是中國最具移民特質的城市，歷史上出現過四次移民潮，最早可以上溯到先秦、西漢時期的東甌國，最近一次則以一九八〇年代的「改革開放」為背景，形成了五十萬溫州人走向世界、一百七十萬溫州人走向全中國，以及兩百八十萬外來務工人員湧入溫州的複雜情勢。

義大利國家統計局（ＩＳＴＡＴ）公布的二〇一八年統計顯示，在當地的中國人有三十萬，但這並不包括以義大利籍留下來的華人，此外非法居住者據估計有五到八萬人，其中最大的族群就是溫州人。

一九八〇年代後，義大利實行吸收外國移民的政策，先後在一九八六、一九九〇、一九九五、一九九八年實施「大赦」或接受非法移民居留申請，來自東歐、北非和中國的移民由此大量湧入。早期溫州移民在歐洲站穩腳跟後，與之存在血緣、親緣、地緣聯繫的親友，也隨之接踵而來。

丹丹說：「我公婆大約是二〇〇三年左右到義大利來的，每天就是拚命工作賺錢，攢了錢就寄回家。十年前我老公也過來了，然後過了兩年，我和老公結婚，也來了普拉托。」

福建籍的關先生，現在一家普拉托頗有知名度的服裝公司擔任管理工作。他說：「我記得二〇〇五年的時候，我在國內的收入大概是人民幣一千五百元（約新台幣六千元），到了這裡之後，收入是國內的三倍。現在則可以拿到每個月兩千歐元左右（約人民幣一．五萬元，新台幣六．五萬元）。」他也介紹說，從事服裝行業的移工，每月收入差不多一千五百到兩千歐元。

在中國，很多白領的收入水準也不低，但從事服裝、餐飲等行業，確實不可能拿到這樣的薪水。丹丹說：「國外花銷也會比較多，但節約的話，可以存起來的錢是比國內多。」

在普拉托的四萬華人中，這樣的基層移工占了絕大多數。「我們哪能算什麼華僑，說穿了就是『華工』，」在服裝廠打工十餘年的姜先生如是說。

早期的移工勞動條件很差，在服裝廠每週至少六天，每天工作十五、六個小時司空見慣。現在工作條件有所改善，但遇到趕工，連續工作十二、三個小時的情況仍然存在。

義大利中文媒體《華人街》網站上，除了提供資訊，也供使用者自由發布招聘或求職的訊息，從其「欄目分類」中可以看出，職位幾乎都是工廠、餐飲、司機、按摩、保姆、臨時工等體力勞動。

不過，經過長時間的資本、經驗、人脈的累積，還是有一些溫州移民，完成了「黑手變頭家」的過程。

Marc的父母離開溫州已經二十多年，他自己也出生在這裡，拿的是義大利護照。父母現在普拉托經營一家小型服裝企業，家裡也在當地置產，但國籍仍然是中國。

根據義大利商會聯盟統計，華人中平均每五位就有一位創業者。Marc表示，這和自己了解的情況相符，「要開廠並不難，但未必都能賺到錢。做得好的，一家廠每個月能賺幾萬歐元，但現在也愈來愈難了。」

那麼有國內本來就已經很富裕的溫州人，到普拉托生活嗎？所有受訪者均表示，從未聽說這樣的情況。確實有報導提到溫州商人大舉收購義大利品牌，但這樣的富翁與同鄉的移工之間，從無交集。

中國人與普拉托產業的愛恨情仇

二〇一九年，中國國家主席習近平訪義，並與義大利總理孔蒂簽署「一帶一路」協議。因為經貿交往密切和「親中」，義大利爆發嚴重疫情後，還遭到了一些「反中」人士的嘲笑。

但在基層移工的世界裡，「一帶一路」和自己並沒有多大關係。即便在一家頗有知名度的服裝企業裡擔任管理職、手下有四十多名員工，關先生也表示，他從未聽自己的溫州老闆提過「一帶一路」的影響。

指稱這些在義大利生活已久的移工，是中國的國家資本主義沿「一帶一路」向外輸出的載體，存在著倒果為因的誤解。但義大利人對華人的感受，確實複雜。一方面，華人族裔的經濟對普拉托地區生產總值的貢獻超過一一%，購買力驚人的中國遊客和中國市場更對義大利人充滿誘惑力。但另一方面，「中國製造」的低成本優勢，嚴重衝擊了小規模家族企業為主的義大利傳統產業，紡織、皮革、製鞋等產業「傷亡慘重」。

二〇〇八年金融危機之後，大量當地工廠倒閉，工人失業。一些瀕臨倒閉的企業主索性把工廠賣給中國人，普拉托的紡織、時裝行業就此被占領。二〇〇九到二〇一四年，過往意識型態在共產黨和左翼政黨輻射範圍內的普拉托，選出了一位受到中右翼支持的市長，上任之後曾對華人企業進行過一番掃蕩，包括凍結帳戶，沒收車輛、不動產等資產，禁止餐飲店在零點後營業。

義大利記者佩拉琪妮（Silvia Pieraccini）於二〇一〇年出版了《中國衝鋒》（*L'Assedio Cinese*）一書，講述了義大利人眼中，溫州移民如何在普拉托扎根的故事。其中提到，中國人如何嚴重衝擊了當地的傳統紡織業——他們初來乍到的一九九一年，普拉托有八千一百四十一家紡織廠，時裝公司只有兩千家；到了二〇〇九年，紡織廠只剩三千三百家，時裝公司卻增加兩倍。

擔任服裝廠管理工作的關先生坦承：「普拉托現在幾乎所有的服裝企業都是溫州老闆開的。」溫州移民在普拉托開發一種新產業模式，義大利語叫做「pronto moda」，意味「快速時尚」，其運作模式是：從中國進口廉價布料，以閃電般的速度將布料變成時尚服裝，以跟上快速變化的風格，賣給全球低價零售商與市集。

此外，Prada、Gucci等奢侈品牌的製造商也都是當地的中國工廠，雖然這些高端品牌仍然印著

「Made in Italy」的標籤，但懂行的人心知肚明，完整的表述應該是「Made in Italy by Chinese」。

Marc的父母經營小型服裝企業，自己也先後在印花廠、裁剪公司、布行等工作過。他說：「這個我太清楚了，無論大牌還是快速時尚品，應該都是華人製作的，品質差別並沒有太大，貴的是牌子，大錢還是他們賺的。」

經濟、族群衝突下，「溫州人帶原說」是真的嗎？

網路上有一個略帶戲謔的說法，將肺炎疫情比作球賽，中國打上半場，其他各國打下半場，而海外華人則不幸要出戰全場。而義大利華人，無疑又是所有打滿全場的「球員」中，最體力透支、心力交瘁的一群。

丹丹說：「我公婆春節前回溫州了，開始是我們擔心他們在國內的情況，現在又成了他們擔心我們，每天要用微信和我們視頻一次。」

那有沒有可能是春節後，一些溫州人在家鄉被感染，又急於避疫，反而把病毒帶到了義大利呢？雖然無法百分百排除這種可能，但受訪者們認為機率很小。「回義大利來的人應該很少，像我家畢竟有兩個孩子在這裡，公婆也害怕，萬一自己被感染了，又把病傳給孩子。」

我們聯絡到的這些受訪者均表示，自己在義大利的親友中，還沒有聽說有被傳染的。義大利《華人街》網站的一位工作人員向我們透露：「官方不公布國籍訊息，沒有確切的數字。被傳染肺炎的義大利華人，我知道的有十幾位，不知道的還有很多。」但在三月中下旬已確診的六萬多人中，這個比例並不大，由此推導出是溫州人把肺炎帶到義大利，證據不足。

事實上，到底誰是義大利的「零號病人」，仍存在不同說法；究竟疫情是如何傳入，目前尚難釐清。但較為明確的是，義大利疫情爆發始於北部倫巴底大區，難說和中部的普拉托間有怎樣的直接關係。

一場防疫意識的「比賽」

雖然絕大多數義大利人對華人態度比較友善，但在新冠肺炎疫情初期，還是發生了一些針對、乃至攻擊華人的事件。「華人街那裡，就發生過一起老外打中國人的事，他們說病毒是中國人帶來的，」姜先生略感氣憤，「現在看到被感染的，基本上都是老外，他們總該沒話說了吧。」

而且，在他們看來，華人的防範意識遠比本國人要強。丹丹說：「畢竟我們一直在關注國內的狀況，早在二月底，義大利感染者超過五百人的時候，大家就已經很警惕了。我打工的餐飲店，老闆已經開始提早關門。」

姜先生記得：「當時有華人在路上派發口罩，還被義大利人嘲笑。」

義大利《世界中國》雜誌社社長胡蘭波在《南方周末》撰文說：

中國人特別聰明，早就覺得義大利那麼不重視疫情不行，自己先把自己武裝好了，備好口罩，關上店門居家。

……義大利人就是太不在乎了，我想，大部分的西方人都該有偏見，覺得傳染病只會發生在第三世界。

……早幾天免費發給義大利人口罩，他們都不要，現在有的直接敲中國鄰居的門討口罩。

多位受訪者也表示，目前都處於在家自我隔離的狀態中，「但有些義大利人，還沒有完全隔離，有些至今也不戴口罩。」在社群媒體上，則熱傳一段影片，內容是說義大利一位市長，以近乎咆哮的方式向市民喊話，呼籲大家不要出門。針對一些市民每天出門購物、跑步甚至開派對的情況，市長怒嗆：「我們城市常年跑步的人最多二十個，現在全都變得熱愛跑步了？」

無法融入義大利，反凝固更強的身分認同

義大利有個奇怪的傳聞叫「中國人從來不死」，會有這樣的迷思，一是因為華人很少參加公共活動，二來則是因為義大利人很少見到他們的葬禮。對義大利華人來說，最大的痛點始終是無法真正融入當地社會。

二〇一九年，義大利地方議會首次出現華人面孔，祖籍浙江溫州甌海的林詩璇、祖籍麗水青

田的王小波雙雙進入普拉托議會，但華人族群與當地社會的區隔仍然根深蒂固。

原因首先是溫州人本身就非常注重血緣、親緣、地緣關係，因而族群內的向心力較強。加之當地華人實在太多，所以在普拉托，哪怕不會講義大利語，只要會講溫州話，也完全可以生存。來自河北的胡先生說，即便同樣是中國人，自己也花了一段時間進入這個溫州人為主的環境。

「要和義大利人交往，語言還是很大的障礙，」丹丹說，雖然自己在這裡生活了八年，但義大利語其實還根本談不上流利。

語言能力背後，是教育程度的限制。義大利慈善機構Caritas的一項統計則指出，中國移民中只有一二%上過高中，遠低於外國移民平均的二八%。

講到義大利目前的疫情，幾乎每一位身在普拉托的受訪者都會提起《華人街》這個中文網站，那是他們每天獲取資訊的主要管道，關注義大利語媒體的人相比少得多。

丹丹說，房東對自己很客氣，這樣的義大利人算是難得。大部分受訪者則表示，義大利人對華人談不上歧視，但終究涇渭分明。

鎖國又封城中的義大利，從南到北，很多自我隔離中的人，辦起了陽台音樂會，在各自家中的陽台上，播放或演唱義大利國歌。在普拉托，也有華人在陽台播放起了中國國歌《義勇軍進行曲》。

「雖然我們在異國他鄉，但就像生活在中國一樣，還可以聽到國歌，」聽到中義兩國國歌交替響起，自認為中國人的Marc心中分外激動。單看護照，Marc其實是土生土長的義大利人，但他輾轉換過幾個工作，老闆都是華人，不久前還在《華人街》網站發文想找一份穩定的工作，但卻從沒想過到義大利人的公司去應徵，「他們是不會歧視中國人，但要說到工作，肯定還是留給自己人。」

Marc覺得，自己拿著義大利護照，好處也就是出國旅行比較方便，其他和中國護照也沒有什麼差別。義大利並不是像北歐那樣的高福利國家，所以「如果找不到工作，也沒有什麼失業金，還是只能吃土。」

上海華東師範大學博士勞拉・德・普雷托（Laura De Pretto）做的〈義大利溫州移民的社會認同：亞洲價值觀的堅持和雙文化的可能性〉研究顯示，「移民到義大利後，溫州人表現出更強的民族身分認同意識，這是由於他們必須建立一個強大的社會支持系統，以成功應對一個完全不熟悉、甚至不友好的環境。中國人的身分認同和親密的家庭關係是其社會支持系統的堅實基礎，以助於他們面對外國的陌生環境。隨著在義大利生活的時間延長，溫州人對亞洲價值觀的堅持有微微降低的趨勢，但並不顯著。」

不想扎根歐洲，仍盼落葉歸根

長期在普拉托的移工，有不少拿到了義大利綠卡，但是入籍的比例很小，不僅是因為義大利移民政策收緊，也由於他們並不想在歐洲扎根。

「我不喜歡入籍，因為我是中國人，而且很多家人也都在國內。」丹丹的兩個孩子都出生在義大利，但拿的卻都是中國護照，她甚至想過把孩子留在中國。「公婆平時要管孩子，只能做每天四、五小時的辦公，我自己收入也不多，老公稍微多一些。但一家人租套房子，加上電費垃圾費，每個月一千歐元（約人民幣七千六百元，新台幣三萬兩千元）也不夠。」丹丹和老公的老家都在溫州鄉下，他們一直想賺錢在老家買套房子，但因為收入就這些，還有兩個孩子要養，所以一套房子人民幣三、四十萬元的頭期款，他們也還沒有攢夠。

這些溫州移工，只是身在歐洲的漂泊者，希望賺到足夠的錢，回家買房子、做點小生意，最後落葉歸根。

在經濟之外的面向，以溫州人為代表的華人，始終是游離於義大利主流社會之外的「他者」。無論是第一代、第二代移民，無論是否入籍，他們的認同多數還是中國。在疫情爆發後，大家不遺餘力地購買口罩等防護物資，寄回中國幫助同胞。Marc表示：「這是必須。而且大部分不是寄給親友，而是捐給醫療機構。」只是沒想到兩個月後，在義大利的中國人，又在等待國內反向援助。

胡蘭波寫到：「義大利溫州人多，過去叫負債逃跑的人『跑路』，現在叫逃回國的人『跑毒』，中國語言太有意思。早點做『跑毒』還好，現在真要穿過萬千封鎖線，一路上隨時可遇毒彈，到了祖國還得到指定酒店隔離。在義大利也有幾個華僑染病了，好在第一個病人已經離開重症監護室，病情好轉了。」

當疫情在中國趨緩、反在歐洲爆發後，中國人又開始擔心病毒從境外回流。一些人把矛頭指向了海外僑民，覺得他們想賺錢的時候就去國外，遇到麻煩了就想躲回國。

這種情緒，可能也和很多中國人認為「溫州人都很有錢」的迷思，所導致的「仇富」心理有關。確實有富豪階級的溫州人曾告訴記者，「溫州人結婚的時候，都要裱一張幾百萬的存摺掛在牆上。」但事實上，三面是山一面向海的溫州，並非處處經濟發達，人人有錢。一位溫州籍的資深媒體人表示：「世界各地差不多有六十萬溫州人，改革開放之前就已經有人偷渡出國了，但那是因為溫州實在沒什麼資源，太窮了。」普拉托的溫州移工，幾乎來自溫州市轄的幾個縣，根本不是許多人想像中的「土豪」。

姑且不論一張回國的機票，抵普通勞工兩個月的收入，「我們是一家人，所以留在原地，如果只有一個人在歐洲呢？如果他又沒有住家的話，肯定會選擇回去，」丹丹覺得，中國人會指責旅歐同胞，也是因為根本不了解國外的制度，在中國生病了至少去醫院還是可以掛上號，但義大利實行的是家庭醫生制度，從預約到看病時間漫長，她以前得病，都是自己在家吃藥，「即便回國的人，絕大多數也是服從政府安排，接受檢疫、隔離。而且這是他們的權利啊。」

文／廖珮雯

「你們、我們」思維的代價
——因移工宿舍導致疫情失控的新加坡

新加坡自二〇二〇年一月二十一日出現第一起新冠肺炎確診案例後，在沒有封鎖邊境、持續各類經濟活動的狀態下，維持了兩個多月的低確診案例狀態，即便有發生群聚感染，人數最多就是近五十人；直到當地稱為「客工」的外籍移工宿舍，一處接著一處爆發群聚感染事件，到了五月初累積確診案例已從數百飆到破萬，也把新加坡從防疫優等生的寶座拉了下來。

防疫如作戰，新加坡在「移工」這一役上，也許早就埋下了失守的種子。

移工宿舍爆發群聚，疫情一夕高漲

三月三十日開始，先是東北邊的榜鵝S11宿舍出現了四起確診個案，然後是西南邊的西

CHAPTER 12

雅卓源宿舍也有四個案例，接下來一週裡，每天都有來自移工宿舍的確診案例。到第七天，新加坡政府眼見苗頭不對，四月五日隨即宣布，分別住著一萬三千人的榜鵝S11，與六千八百人的西雅卓源宿舍成為隔離區——所有住戶隔離十四天，不可出門上班，棟與棟之間住戶不能互相往來，而且不同間、不同樓層的也不可有社交接觸。

接著在四月七日，新加坡政府就宣布了實施阻斷措施（Circuit Breaker）四週，關閉非必要的服務場所，各級學校在家上課，減少非必要外出，出門保持安全社交距離等。

就在四月初宣布這一連串措施後，四月九日，新加坡的單日確診案例創下兩百八十七例新高，自此曲線一路攀爬，四月二十日甚至出現一千四百二十六例確診，截至五月初的將近一萬六千多例中，高達八成五是住在宿舍裡的移工們。

居民淡定：移工被隔離，我們很安全？

雖然政府如此緊張，但是新加坡當地人對於高漲的疫情緊不緊張呢？

住在新加坡兀蘭的永久居民Gary說，宣布阻斷措施那天他跑去宜家家居（IKEA）幫小孩買桌椅、準備在家線上上課。他看到宜家家居和玩具反斗城店外，人們有秩序地排著長長的隊伍要買桌椅和玩具，以預備接下來一個月和孩子長期待在家中。

四月二十一日，政府宣布阻斷措施再延長四週至六月一日。這時，奶茶店出現大排長龍的景象，在當地人的心目中，接下來一個月喝不到奶茶這件事遠比感染可能性來得重要。Gary道出多數新加坡人的心理：「沒有恐慌啦，那些外勞都被隔離在外勞宿舍裡，不怕，社區傳染有受到控制。封城後，路上都看不到外勞，所以很安全。」

新加坡政府在疫情發展初期，就已將移工隔離在他們的宿舍中；不過為了持續維持新加坡經濟，允許他們外出工作，但採取無座位平台貨車統一接送的方式，完全隔絕他們與新加坡當地人群接觸的機會。

這樣的隔離措施確保移工隔絕於社會大眾之外，但又有效讓經濟持續活絡，符合新加坡政府高效、務實的管理思維。這就是新加坡人民依然對政府保有信心的原因，因為感染群並不和大眾生活在同一時空——只要移工不被允許出現在街道上，新加坡還是安全的。新加坡人David說：「疫情主要是外籍移工引起的，只要把感染群都放在一起，不讓他們出門，相信政府還是有能力控制。」

這反映了新加坡社會由上到下，對於人口管理和空間規劃的嚴格、有序、理性、務實與工具性思維；其中的嚴格，體現在人民遵守、政府執行上。旅居新加坡八年的前大馬媒體人吳惠恩就點出：「新加坡人在控制疫情政策上，是無比信任和遵循政府的限定，如初期無需戴口罩、阻斷期間硬性規定戴口罩，人們都是循規蹈矩的，這些加諸的限制，沒有影響人們對政府的信任和依賴。」

回過頭來看，新加坡政府初期為了不讓經濟蒙受巨大損失，讓移工繼續為該國的營建業打拚，也未宣布類封城的措施，即便有十幾起群聚感染，卻能將疫情控制在千例之下，那麼之後究竟是什麼原因導致失守？

在第一世界的第三世界：二十人擠一間房

先從移工宿舍的環境說起。從開始實施阻斷措施後，三十歲的大馬籍移工宿舍負責人黃先生形容：「移工現在過著三點一線的生活，宿舍—醫院—隔離區，他們已經不能外出工作，若確診，只有醫院和隔離區兩個選擇。我感覺移工就好像生活在另一個平行時空。」

新加坡外交部巡迴大使許通美則是早在他的臉書上直批，新加坡對待外籍移工的方式不是第一世界，而是第三世界，「這些宿舍就像定時炸彈一般。」

許通美這樣生氣不是沒道理的，這些移工居住的環境，並非像是新加坡政府二〇一五年制定的《外籍雇員宿舍法》所規定的百分之百美好。法律規定每個移工都必須擁有十六平方公尺、約四．八坪的個人空間，但一些移工宿舍卻並非如此。

新加坡NGO情義之家（Humanitarian Organization for Migration Economics，HOME）個案經理陳宇翰受訪時表示，有的宿舍是二十個人擠在一間房裡，沒有床、只有木板，沒有私人儲物櫃，造成移工行李只能放在床上，幾乎沒有私人空間。此外，廁所、食堂、廚房等公共空間都屬於共用設備。

負責管理三層樓小型宿舍的負責人黃先生則提到，他負責的宿舍住了兩百人，環境和大學宿舍差不多，只是一間房同時會有十到二十人居住。其中，九坪的房間住十個人，二十一坪到三十坪的住二十人。

而新加坡人居住的政府組屋區以及一般大學宿舍，擁有的個人空間較多，不只床位，還備有書桌、衣櫃、儲物櫃等。就算在外租房，一間房只有一到二人，擁擠程度不如移工宿舍。

執法不力，放任雇主剝削

陳宇翰認為，「NGO已經針對如此大型勞工營提出抗議，幾萬人擠在一個地方，不具人性化的空間設計，任何傳染病都輕易在這樣的空間流傳，就算沒有新冠病毒，其他傳染病還是有機會大爆發，對移工健康造成影響。」

「需要問責的是，為什麼政府會允許如此有問題的宿舍規劃建設起來？為什麼政府會同意這樣的營運方式？如此採用龐大勞工營安置大量移工的政策，是否正確？是否人道？是否道德？不論組織如何呼籲政府關注移工居住情況，都沒有人聽到我們的聲音。」

根據新加坡外籍勞工法令，人力部要求雇主承擔移工保險（醫藥及工傷）、生活費（住宿和飯食）、人頭稅、身體檢查費用、申請費等，如果雇主要求移工承擔是違法的。

「但是，要證明雇主違法卻很難，雇主能在工資單上動手腳、扣工資，甚至我經手的案例中有九〇%工人根本沒有拿到工資單，在沒有證據的情況下，當局也沒辦法執法，」陳宇翰描述移工舉證困難的情況。

他說，即使法令規定雇主必須發出工資單，但很少見到人力部嚴格執法，使法律變得可有可無。「外籍勞工法令是保護工人，但卻變相賦予雇主絕對權力，掌握對付工人的去留大權，移工被迫接受各種不平等合約及剝削條件，也不可隨意換工作，否則雇主終止工作准證，則一切將前功盡棄。」

另一名當地學者卓君美（Stephanie Chok）在臉書貼文質問，截止二〇一九年六月，新加坡有九十八萬一千人為工作准證持有者，十九萬七千八百人為S准證持有者，「政府每年賺取多少外籍員工人頭稅？又有多少被用來促進移工的住宿與工作環境？為什麼有這筆錢還需要團體籌款來幫助移工？」

政府帶頭暗示，移工是「你們」不是「我們」

病毒感染人類，只要環境與生理條件適合，基本上是一視同仁。新加坡當地社會對外籍移工的不理解與排斥心態，早就鋪陳了新加坡確診案例一舉破萬的基礎環境。

宿舍負責人黃先生在談到新加坡人的心態時指出，部分新加坡人向來認為自己高人一等，對外籍人士缺乏同理心。「我們委任一個中國工人去屋主家鋪地磚，工作期間工人不幸被地磚割傷手腕流血，隱約可看見骨頭。可是屋主一點都不關心工人的傷勢，他們在意的是他們家的地板哪裡被血沾到，有沒有病毒，要趕快清潔消毒，想要我們快點把工人帶走。」

陳宇翰說：「很少新加坡人會關心這些移工生活過得好嗎？快樂嗎？舒服嗎？這顯示新加坡人對移工的態度有問題，這也因此反映在政府政策上。新加坡政府治理方式像管理一家商業機構，而不像是國家。制定政策的傾向以獲得多少利益為主，只要有利於機構的政策，政府就會嚴格執行，忽略從人性化的角度去同理移工的處境。」

也許新加坡政府追求效率的經營方式，忽略了幽微的人性層面。舉例來說，總理李顯龍在四月十日的電視談話中更呈現出「新加坡是好雇主，讓外籍移工們可以把賺到的錢寄回家」的「資方對勞方」態度，而不認為這些為新加坡基礎建設打拚的移工們，也是新加坡社會中值得被同理心對待的一員。他在宣布第二次阻斷措施時也強調，疫情大爆發多集中在移工宿舍，但社區感染未擴大，再加上新加坡政府自四月十六日開始，每日疫情報告會將移工宿舍的確診案例與其他本土案例分開，無形中更坐實了新加坡社會對移工的「你們」概念。

排斥化為歧視，新加坡付出慘痛代價

吳惠恩認為，新加坡政府刻意劃分移工感染和社區感染，會造成更多社會歧視，歧視多為語言暴力，普見於社交媒體。他歸納，社交媒體上普遍的批評包括：他們來自落後國家，公共衛生意識低落，個人衛生習慣差，造成病疫快速在宿舍群爆發；比起母國，新加坡給這些移工充裕生活條件和照顧，他們應該感恩，不是要求更多；患病人數倍增，使政府不得已落實阻斷措施，影響經濟；移工病例增加，給醫療體系造成壓力……等。

他坦言，「歧視從語言暴力延伸，到身體力行是環環相扣，疫情過去，生活回歸正常，移工或更難融入新加坡社會。」

截至二〇一九年底，新加坡境內總共有將近百萬的外籍移工，不僅包括營建業移工，還有家庭移工。四月下旬，社交軟體WhatsApp上，一度流傳著「十七名確診的家庭移工是被營建業移工所傳染」的錯誤訊息，但事實上這些家庭移工大多都是被雇主所感染。

新加坡整體人口五百七十萬人，包含家庭與營建業移工，這些算是外籍工作者中最低階、從事勞力技術型的工作者們，大概占了一八％，而這次住在宿舍裡的營建業移工們大概僅是五％人口，卻是新加坡社會持續運作、經濟發展不可或缺的助力之一，試想：這些人不在，誰來駕駛新加坡當地的巴士？誰來蓋出一棟又一棟的摩天大樓？移工不能融入當地、為整體社會所接受的代價，新加坡在二〇一二年的百名中國籍巴士司機罷工抗議、二〇一三年的小印度暴動已經見證過。

這一次，新加坡為其隱身於全體社會裡的「你們、我們」心態，再次付出了沉重的代價。

文／陳映妤

希臘難民新危機

——防疫標語，成為難民營最諷刺的笑話

新冠肺炎對流離失所、缺乏資源的難民帶來多重威脅；在希臘，原本在邊境衝突中壯大的極右排外勢力，又放假消息將他們指為病毒帶原者，阻撓志工的援助。難解的地緣政治遊戲，加上全球疫情籠罩，德國、盧森堡等政府雖然試著協助較弱勢難民的移轉，但在土耳其和希臘互推甩鍋的情況下，病毒對難民營區的威脅能否被抑制住？

二〇二〇年三月三十一日，希臘首都雅典北方近八十公里處的里索納（Ritsona）難民營裡，出現了首個新冠肺炎確診者——一名十九歲的難民孕婦在希臘當地醫院生產時遭到感染，接著二十幾名難民接觸者也確診，實際感染人數無人知曉。希臘移民署隨即宣布全面隔離里索納難民營十四天，只有少數如醫護人員能進出。

四月五日，另一個馬拉卡薩（Malakasa）難民營，也出現了第一案——一位來自阿富汗的

CHAPTER 13

五十三歲男子確診，成為希臘島上第二個全面隔離的難民營。

「待在家」、「保持一．五公尺社交距離」、「勤洗手戴口罩」等防疫標語，成了難民營裡最諷刺的笑話。

人數最多的難民營面臨多重難題

在難民人數相對少的地方（分別有兩千七百位難民在里索納，數百位在馬拉卡薩），居民有獨立安置空間和廁所，疫情勉強在掌控之中。愛琴海上，其他也在希臘領土的五個小島上的難民營，總計有超過四萬人居住在過度擁擠、衛生條件惡劣的環境，其中列斯伏斯島（Lesbos）上的摩利亞（Moria）難民營，是希臘難民人數最多、情況最為嚴峻的難民[15]安置地，最擁擠的情況，有約兩萬人居住在原先設立給三千人的庇護空間。

三月中，列斯伏斯島上已出現第一個確診案例，雖為當地居民，但對病毒的恐慌已滲入摩利亞難民營。

「每一天都變得更糟，衛生條件、水質、醫療條件，都非常糟，如果有任何案例進來，可能會完全失控，無法想像。」

15　文中因逃離和抵達希臘、以及居住在希臘難民營裡的居民，大多都還未等到難民的正式身分，但多數在母國皆有戰爭、遭遇迫害等情況下必須離開，因此本文以難民和庇護尋求者稱呼他們，雖然群體中仍有少數不符合難民資格者。

蹲坐在摩利亞難民營區入口，來自阿富汗的藥劑師迪恩・穆罕默德・阿里茲達（Deen Mohammad Alizdah）說，他在二〇一九年搭船逃到希臘，現居住在摩利亞難民營裡。

他形容，一個帳篷下擠著二到三個家庭，幾千人每日緊貼著排隊領取三餐和飲用水，孩子在成堆的垃圾和空塑膠瓶上玩耍，營區內每一千三百人共享一個水龍頭，且水質混濁、缺乏乾淨水資源和廁所；醫療資源方面，雖有一些非政府的醫療組織在現場支援，但兩萬人的難民營中，僅有一個簡易的行動診所，不具備任何可落實防疫措施的條件。

即使許多人權團體和NGO，不斷呼籲希臘政府重視約十一萬居住在難民營的族群；但三月中關閉邊境及全國在家禁令頒布後，許多NGO無法親臨現場，也因為擔心志工將病毒帶進難民營，導致一線支援的人數下降，僅有少數前線工作者堅守現場，持續提供物資與宣導防疫措施。

「我們原本有七十多名志工在這裡提供第一線支援，現在只剩下三十幾位，」安德亞（化名）感嘆。她是NGO「歐洲救助」的首席營運長，在摩利亞難民營內，主要提供緊急物資救助、安排庇護空間，尤其是針對未成年孩童和單身婦女。

安德亞非常擔憂地說，除了病毒之外，摩利亞難民營本就是一場災難，因為這幾年接二連三的政治風暴席捲，二〇二〇年初土耳其和希臘國境間攀升的緊張局勢，讓累加而來的多重難題，更直逼臨界點。

疫情爆發前，已深陷歐土希政治角力

自二〇一五年所謂的歐洲難民潮開始之前，來自阿富汗、敘利亞、伊拉克等國的難民已前仆後繼前往希臘尋求庇護，至今每年仍有幾萬人抵達希臘。

百萬難民湧入歐洲，讓歐洲保守勢力高漲。二〇一六年歐盟同意與土耳其簽訂四年的協議，由歐盟以六十億歐元援助土耳其，由土國扮演守門人角色，把關湧入歐洲的難民人數。此協議遭到許多人權組織譴責撻伐，而抵達歐洲的人數，確實也在二〇一六年明顯下降。

但尋求庇護者仍然持續抵達，難民缺乏合法離境的管道，只能仰賴偷渡等非正規的方式逃離。僅鄰土耳其的希臘首當其衝，難民營人數持續攀升，生活條件每況愈下；希臘以外的歐盟會員國，也因整體右傾的政治局勢，協助希臘難民重分配（relocation）的名額，只限定在歐盟—土耳其協定（EU-Turkey deal）[16]簽訂之前抵達的人，審核速度和執行效率也為許多人權團體詬病。

幾年來希臘的難民局勢，仍在歐盟、希臘、土耳其三方政治角力的斡旋下時漲時落，難民成為政治玩家棋盤上的棋子，各有自己的算計。二〇二〇年為歐盟—土耳其協定到期之年，加上敘利亞西北邊伊德利卜省（Idlib）的戰況，百萬敘利亞人再次流離失所，土耳其政府表示境內已有

16　歐盟所認同的 relocation 計畫，是同意在二〇一五年九月十六日到二〇一六年三月二十日抵達希臘或義大利的庇護尋求者，可依照審核機制規定，申請至歐盟他國接受庇護。從二〇一五年九月，共有三萬零八百三十六人從希臘重安置到歐盟他國，然而第一，在與土耳其簽訂協議之後抵達的庇護尋求者無法申請；第二，在二〇一八年四月之後的數據並無在國際移民署的官方資料上，實際成功的人數非常零星。

三百五十萬難民，無法再負荷更多難民進入，因此宣布打開土希邊境，並有組織性地將幾千名待在土耳其的庇護尋求者送往邊界，藉此向歐盟施壓，要求歐盟延續二〇一六年的協議，提供土耳其鉅額金援，以及對敘利亞北部伊利普省的戰況採取行動。

軍警挾著難民在土希邊境衝突

二到三月，幾千名難民在土希陸路邊界上試圖闖關，扔石頭、合力拆除鐵絲網，土耳其當局也部署兵力助陣，甚至主動提供庇護尋求者鐵絲鉤、防毒面具等裝備，協助他們跨越至希臘；鐵絲網另一邊的希臘鎮暴警察則使用水炮車、催淚彈和眩暈手榴彈等回擊。兩邊軍力將邊界上的人們夾在縫中，煙硝火光瀰漫，猶如戰爭現場，土希雙邊難民難題再次躍上國際版面。

「可以確定有多人在邊界衝突中受傷，還有多人因吸入過多催淚瓦斯導致嚴重的呼吸問題。」朱利安（化名）是駐點在土耳其邊境城鎮卡拉阿奇（Karaagac）的ＮＧＯ工作者，僅離邊界不到三公里，二月底到土耳其政府宣布全國隔離之前，目睹了好幾次衝突，以及幾千位難民被困在邊境的處境，他和其中幾位保持每日聯繫，確認他們的情況。

然而新聞上所述恐有百萬難民再度湧入歐洲的景象，並未真的發生。從聯合國難民署提供的數據來看，三月從陸路抵達的人數相較二〇一九年不增反減；而從水路邊界抵達的人數，也並未如媒體所形塑的那般大幅劇增。希臘當局也稱他們成功阻止約一萬名非法移民跨越邊界。

即使邊境上直接的衝突並未發生在希臘島上，但這波情勢帶來的恐懼，也使得島上排外情勢更加高漲。

排外聲浪與謠言四起，希臘政府一度停止庇護

「在我們負責的列斯伏斯北岸，抵達人數並沒有明顯的變化，但土耳其打開邊境獲得非常高的媒體關注，我們的工作也間接受到影響。」貝索・羅斯（Basil Roth）是ＮＧＯ「Lighthouse Relief」的國家協調員（Country Coordinator），該組織自二〇一五年九月開始，在庇護尋求者抵達人數最多的希臘小島列斯伏斯北岸，二十四小時全天候值班，隨時預備拯救難民船上岸。

但兩國間不少右派媒體編織難民過多的數字，造成民怨四起；希臘政府為快速止住國內反彈聲浪，隨即宣布停止庇護申請機制一個月。

「這極度令人擔憂，已經完全違反了國際法中保障人人享有的申請庇護權利，」羅斯表示。而根據《紐約時報》三月刊出的調查報導，更進一步發現，幾百位抵達的庇護尋求者，無法依照程序申請庇護，就被帶到希臘北部祕密的非正式拘留中心，關在狹小且條件惡劣的空間，等待被遣返。然希臘當局否認此事，僅表示拘留和遣返非法移民皆是依照這項法條執行。

除此之外，「反難民的勢力也試圖重創ＮＧＯ的聲譽，例如說我們就是讓庇護尋求者不斷跨海前來的原因，」羅斯很無奈，因為這波壓力已轉變為實際的攻擊行動，他們被迫要暫時撤離前線。

根據《衛報》（*The Guardian*）報導，歐盟和希臘當地傾政府媒體，持續把提供服務給難民的NGO當成箭靶，形塑為土耳其總統艾爾多安（Recep Tayyip Erdoğan）的盟友，以及人蛇集團的幫兇。

此種情勢這幾年持續累積，在二〇一九年七月希臘保守黨總統上任之後愈加嚴重，直到二〇二〇年二月底，土耳其政府宣布開放邊境大門，邊境上震撼的衝突畫面，兩國政府在人民的死傷、警察過度執法和軍方暴力的程度各自表述、相互譴責中，延伸出許多駭人的謠言，間接引爆希臘諸島上一連串失控的衝突——難民、NGO工作者和記者密集地遭到希臘當地極端分子群體攻擊。

NGO和醫師遭到暴力威脅、惡意縱火

「我們團隊的志工，被不明人士拿刀架在脖子上威脅，」那段時間曾在列斯伏斯島上擔任「Refugee 4 Refugees」的台灣志工劉晏孜，本來在摩利亞難民營外的橄欖園非正規區協助物資分配，因為這波攻擊，她也被迫撤離，許多專案停擺。

安德亞說，「我們輾轉收到右翼人士群組中的討論，說看到我們的成員在鎮上一間咖啡廳，揚言要教訓我們，還說知道我們住在哪裡，那真的非常非常可怕！」安德亞敘述那段時間，他們的工作人員有整整三天完全無法進入摩利亞難民營中，組織緊急宣布所有志工一週的禁足令，但也連帶影響到他們服務的難民，「我們組織特別照顧未成年者和單身女性，你可以想像，沒有人守的難民營，任何人可以自由進出，會發生什麼事⋯⋯。」

這段時間，許多NGO的物資倉庫和車被破壞得體無完膚，甚至被惡意縱火；島上的志願服務醫護人員遭暴徒用棍棒襲擊，性命危急，聯合國難民署和無國界醫生組織（Doctors Without Borders）的員工都受到波及；右翼人士也於船岸建起人牆，試圖阻止從土耳其到列斯伏斯島的難民船隻觸岸；受傷的難民被NGO工作者載往醫院途中，遭到五、六十人攔截，他們打破車窗，試圖用煙霧彈攻擊難民；幾位前線記者則遭受毆打，相機甚至被扔到海中，無國界記者組織（Reporters Without Borders）緊急呼籲希臘政府與歐盟對報導的記者提供保護。

這些右翼人士的臉書上，通常可以找到白藍希臘國旗的照片，他們大部分是當地累積憤怒情緒已久的激進人士，透過WhatsApp群組或臉書組織行動，有些會公開標註共同的行動者，彰顯他們的「勝利」。除此之外，也有來自德國、澳大利亞和瑞典的新納粹成員，特意抵達希臘島上和土希陸路邊界，展開組織性的攻擊。那短短兩週時間，希臘島上呈現著詭異與恐懼的氛圍，直到三月七日，列斯伏斯島上的一間難民避難所遭不明人士大規模縱火，當地居民認為抗議行動過了頭，才開始趨緩。

志工二月開始被右翼人士攻擊，三月撤離在列斯伏斯的據點，「一切都是連續性的，如夢魘中的夢魘，」安德亞以為攻擊事件在三月中趨緩，可稍作喘息，但緊接著的是更要命的新冠肺炎。

做不到社交距離和居家隔離的營區內，難民仍試圖自救

緊繃局勢讓島上難民取得資源困難，包括最基本的水、食物、藥品；而自三月初第一例確診者出現在列斯伏斯島上，新的恐懼更開始在難民營區中蔓延。

「有些人還沒有感覺到病毒的威脅，或是對這個病毒沒有什麼概念，但有一群人是被很多假訊息轟炸下，變得異常恐慌。」安德亞和團隊在摩利亞難民營的第一線，觀察不同難民對於疫情的反應，就如世界各地都有的情形——要不要戴口罩、多久洗一次手、誰可能把病毒帶進來等，讓難民營區又籠罩著新的一層陰影。

「其實我們並不知道可以怎麼做，我們真的很害怕，但做些事比什麼都沒做還好一些。」營區居民艾利茲達（Alizdah），三月中開始與其他五十位來自摩利亞難民營的居民組成自救會，在營區裡和社群上貼出多種語言的防疫標語、邀請難民婦女快速建立口罩生產線，以及在出入口處，引用水車的乾淨水源，設置行動洗手台，更招募難民營內志工，指引大家洗手的動線。

「很多人都很有興趣一起幫忙，小朋友也會一起畫防疫標語，一起清理垃圾，」艾利茲達蹲坐在摩利亞難民營外收訊較好的地方，試著保持積極正向地說，「我們無法依賴任何人幫我們，只能自己努力保護自己。」在衛生環境已然惡劣的情況下，沒有辦法stay home（待在家中），無法做到social distancing（保持社交距離），他們仍盡力防堵。

劉晏孜也提到，在營區旁一間難民經營的雜貨店外，營區居民現在會整齊排列，一個人進屋內挑選衣物，出來，下一個人再進去。

「Refugee 4 Refugees」的創辦人奧馬爾・阿爾沙卡（Omar Alshakal）本身也是因戰爭逃出土耳其，他說目前志工人手不足，他選擇和少數成員留守現場，與五、六十位營區居民一起，兩週內在營區附近建設緊急的醫療避難所。

「我們這週剛蓋好，打通電路和水的管線後，可以安置約八十人左右，接著會再評估，有需求就會再蓋下一個，」阿爾沙卡說。他知道，只要一有確診案例進到難民營，需要安置的空間可能遠遠不夠，所以在有限人力下，日以繼夜與團隊趕工。在匆促的訪談中，他點燃一根菸，聲音充滿深深的疲累。

連設立洗手台都得和政府申請

但難民營區根深蒂固的問題如流膿的傷口，過去沒有消炎，也不是短時間能止傷結痂，反而在疫情的恐慌之下，看得更加清楚。

阿爾沙卡和團隊在建設庇護所時，需要每日用挖土機清理成堆如山的垃圾；艾利茲達也描述著營區內與營區外不同層面的問題，像是營內衛生條件已相當惡劣，他們仍須和地方政府持續遊說，「我們連要自己設立行動洗手台，都要通過希臘政府的核准，才能設在難民營內。現在四個洗手區，都是在營區的入口處。」身為難民志工的艾利茲達和組織裡的其他成員，在營區外拉布條表達訴求，試圖說服政府，能讓營區內有乾淨水源。

因應疫情的擴散，希臘政府三月中宣布嚴格管制難民營居民進出營地，同時限制營區的活動和設施，包括非正規學校和提供基本服務的援助單位，處理庇護申請的辦公室也關閉到五月。

「真的很複雜，能提供的服務很有限，原本提供物資的救援組織，也只能把物資放在難民營入口處，導致常被較強勢的拿走，較弱勢的難民則領不到，」安德亞補充。

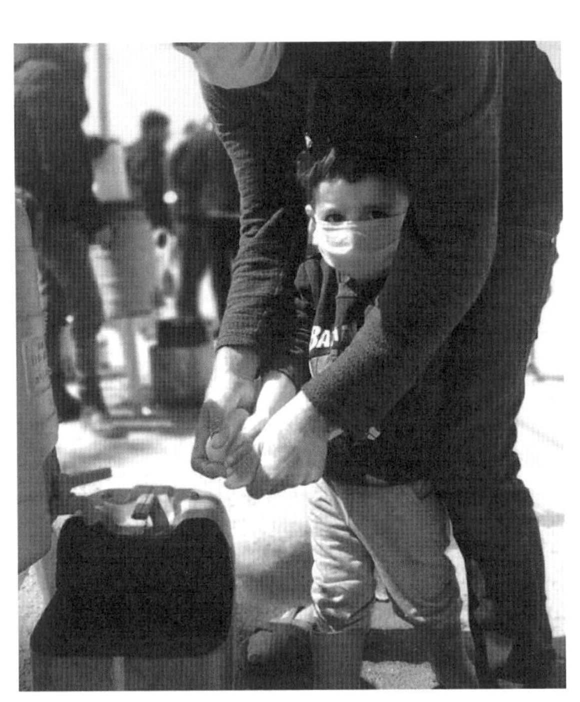

新建置在營區入口處的洗手區，引用水車的乾淨水源，營區居民排隊洗手，包括小孩。（照片提供／Moria Corona Awareness Team／Muhannad Al Mandil）

幫派持續製造衝突

除此之外，難民營中還有如幫派般的組織，在疫情棘手之際持續製造衝突。

安東尼斯・瑞帕納斯（Atonis Repanas）是長期駐點在希臘的記者，他曾經一晚就目睹三輛救護車到現場，受訪時他大大地長嘆一口氣，「昨晚營區有一名十六歲阿富汗男孩在衝突中，不幸死亡……。」而我們和艾利茲達的採訪也被迫中斷，因為有暴動分子在難民營裡打了起來，他的家人很害怕地打給他，請他趕快回營內。「這樣的暴力事件，在營區時常發生，最近更是每晚上演，」艾利茲達對中斷採訪感到抱歉，滿是無奈。

光是提升大家的防疫意識就相當挑戰，他們還需要時刻擔心前線作業會被這群營區內的地方角力阻擾、甚至攻擊。難民群體長期被忽略的複雜性，在疫情之下放大得更加透徹。

營區外的聲音：「他們是把病毒帶進來的人」

營區外，面臨的是媒體助攻下持續高漲的排外心理，像是「難民是病毒帶原者」的訊息開始陸續出現，成為新的反難民理由。

「真的很諷刺，第一例進入難民營的確診案例，就是在當地醫院生產時被當地人感染的，」羅斯苦笑著說，他們團隊有另一個專案就在里斯托納難民營——希臘第一個有確診個案進入的營區，一邊承受著外界將疫情作為阻擋難民的新藉口，一邊得緊急應對疫情帶來的影響。

NGO「人權觀察」（Human Rights Watch）的難民權利研究員娜迪雅・哈曼（Nadia Hardman）認為，歐洲在長期排外的情緒、保守勢力的興起趨勢下，「病毒帶原者」不過是新的論述，「這是我最擔心的，在疫情下，這些沒有事實根據的論述，可能會更刻劃那條和外來者的界線，當病毒影響的是所有人，每個人都急需醫療等人權保障時，最弱勢的就容易被忽視。」

許多一線的ＮＧＯ，反而都是擔心自己或志工將病毒帶入難民營中。「我們建隔離庇護所，必要時仍需要進出營區，我都會擔心自己把病毒傳染給他們，」阿爾沙卡每天仍揹著這樣的風險和壓力執行任務。

歐盟會員同意協助安置部分弱勢者

疫情在歐洲橫行，難民的安置也迫在眉睫，長久以來希臘和歐盟政府在人道和反對聲浪的夾縫中，承受著迫切決策的壓力。

這場危機，哈曼認為歐盟需要擔起很大的責任，「最需應急的方式，是協助希臘紓困島上難民營過度飽和的情況，有效率地將較弱勢的群體轉安置到希臘本島。」這也是當地二十四個主要ＮＧＯ在三月給希臘政府公開信中所呼籲的內容。

哈曼也呼籲歐盟盡快啟動難民配額機制，將島上弱勢的庇護尋求者移往其他歐盟會員國。她雖然同意有優先安置的必要性，但也坦承，醫療災難當前，的確很難判斷誰該被分到比較弱勢的群體，「他們都是特別脆弱的一群。」

疫情於歐洲爆發後一個月，自二〇一八年後停擺的重分配機制，有了些微進展。歐盟多個會員國開始以國家，甚至是地方為單位，採取相對積極的行動。

德國柏林聯邦政府率先提出將協助一千五百名在希臘島上的未成年難民及難民兒童安置。德國多個民間組織，也以群眾募資自籌經費，預計派送專機將摩利亞難民營中較弱勢的族群接到德國。

德國和盧森堡政府亦分別同意將協助五十名及十二名在希臘難民營中無人陪同的孩子重安置，孩童入境後也會安排隔離十四天，一些歐盟國正計畫跟進。奧地利政府預計寄送一百八十一個貨櫃屋，提供難民營區移民安置與醫療救護；希臘政府也針對首個難民確診個案，進行接觸者的採檢；葡萄牙政府直接提供難民短期同等公民的權利，這尤其在醫療上和居住權上，可以有更全面的保障。這些因應措施仍然相當有限，但好過於無所作為。

政治僵局下的破口，是危機還是轉機？

疫情凸顯的是長久地緣政治下快要腐爛的問題——全球兩千六百萬難民人口，只有不到一%的難民被重安置到歐盟或其他西方國家，超過九〇%的難民人口是逃到在土耳其這樣的戰爭發源地的鄰國，這些國家通常沒有足夠的資源安置龐大的難民數量。

但是歐盟、希臘、土耳其主要的三方，多年來的政治棋局還在下，土耳其境內難民人數持續膨脹，希臘島上難民營的人數也超出負荷，經年累月的緊繃情勢與漫天蓋地的保守言論，仍持續加深著恐懼，而有限資源擠壓下影響的不只是難民，也包括與他們共存的當地居民。

即使病毒不分種族、宗教、國籍、階級等背景，觸及的是所有人，但在全球社會不平等的結構裡，每個族群能因應病毒的社會成本藏著高度落差。希臘島上的難民只是其中一角，全球突破七千萬的流離失所人口，在已然艱困的環境，還需承受著隨時可能被病毒吞噬的惶恐，他們有多少成本面對再一場風暴？

三月底，幾張摩利亞難民營裡的小孩拿著海報的照片在社群上廣傳，海報上頭寫著：「我們在這裡，不要忘記我們。」

九月八日晚間，歐洲收容規模最大的摩利亞難民營在一夜之間付之一炬，近一萬三千人再次流離失所，他們被迫睡在街頭、道路或田野間，艾利茲達和團隊也被迫四散在島上各個角落。

大火之後，引爆了新一波的人道危機，上萬難民的安置與庇護問題迫在眉睫，疫情的擴散也仍未停歇，即使希臘政府緊急協助部分難民轉往本島，德法隨即承諾接收四百位未成年兒童，歐盟委員會也提出新的庇護政策提案，承諾「不再有摩利亞」，目前仍有約七千六百人在大火後聚集在島上的臨時營區，擔憂著未來去向。針對難民安置，歐盟各國意見仍舊分歧，該如何兼顧人道責任和政治現實，回應國際長年聚焦的災難現場，持續成為歐盟棘手的考驗。

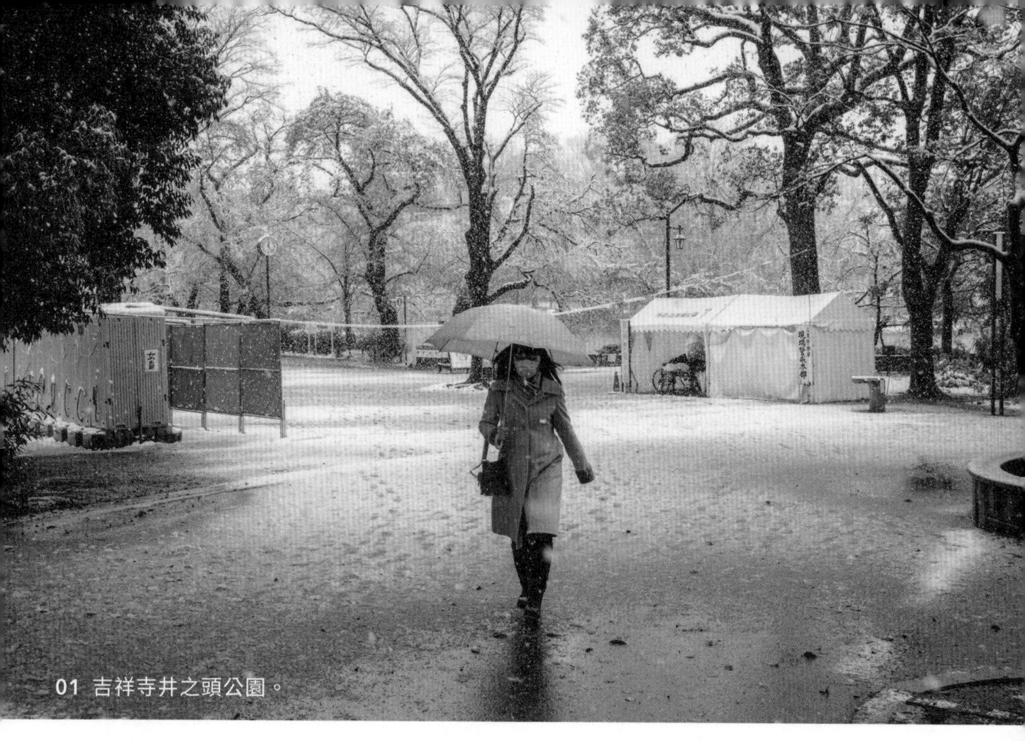
01 吉祥寺井之頭公園。

日本東京「自肅」中：疫情下的東奧、櫻花、雪

圖、文／Viola Kam

日本從來都是防災大國，地震、海嘯、洪水都從無難倒過她，人民面臨最艱難的情況亦永遠保持自律不慌。可惜面對新冠肺炎伊始，全國上下似乎都顯得不知所措，只懂得相信政府，相信「權威」的WHO。但政府卻宣揚染病無須診治，只要留家休養，直至發燒四日以上才需求醫，讓檢驗數字低迷，有效壓低確診數字，以達至維穩（指維持社會穩定）目的。此外，亦強調年輕人即使受感染，亦如患流感般快速康復，建議無須戴口罩，亦無須恐

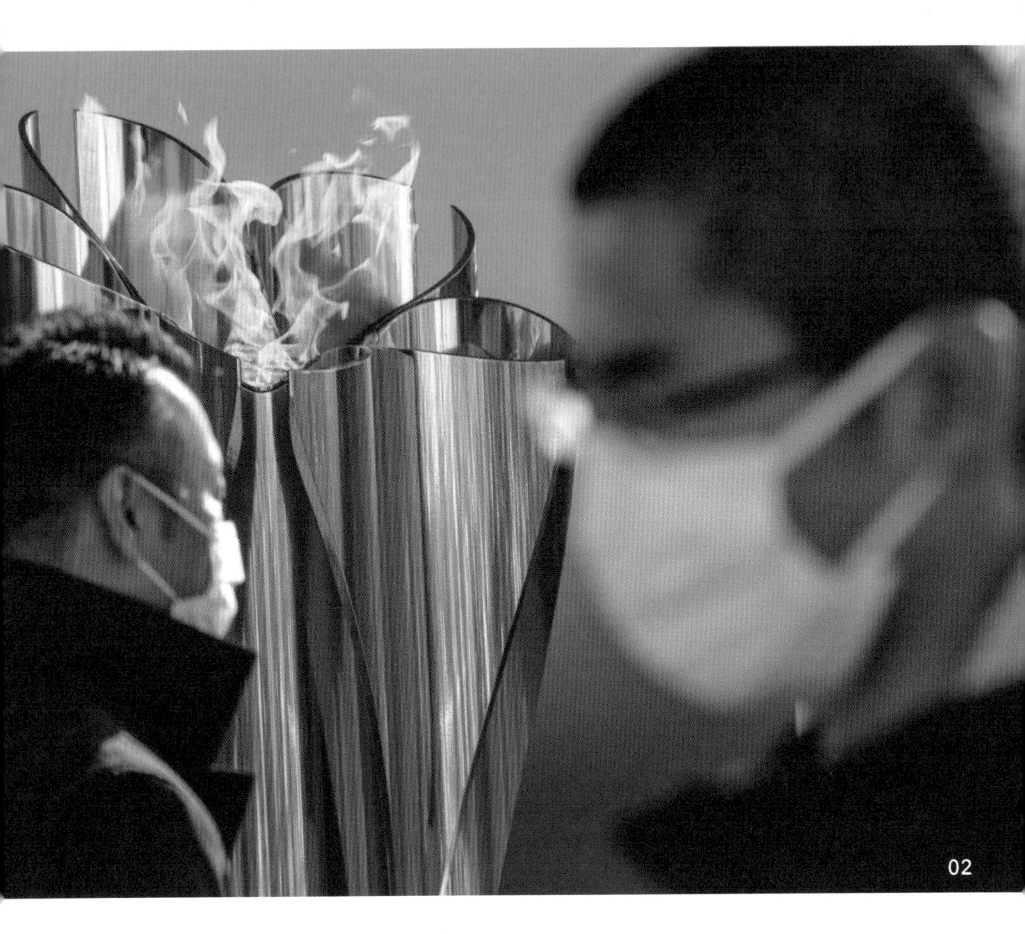

慌。於是，人民無懼疫情赴會賞花；餐廳與電車一如日常爆滿。

直至全球多國發表聲明，表明即使奧運如期舉行、亦不會派選手參賽，迫令國際奧委會與日本宣布押後奧運，並在「復興之火」於三一一受災縣市完成巡迴展覽後收起聖火，暫停接力活動。與此同時，東京確診人數亦開始大幅上升，東京都知事隨即在三月二十六日宣布要求民眾於週末「自肅」，如非必要，切勿出門，引起一片儲糧潮。超市貨架頃刻

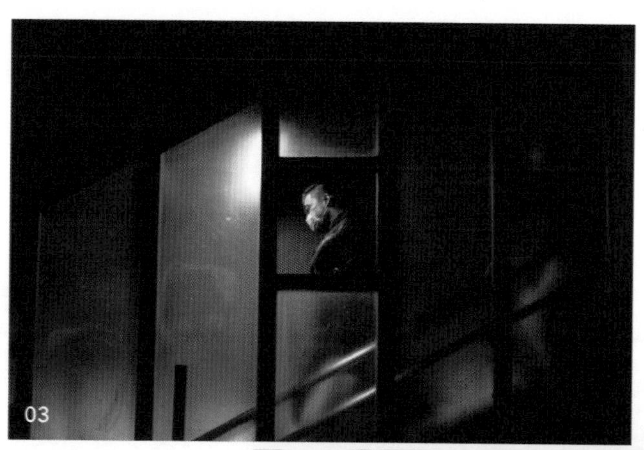

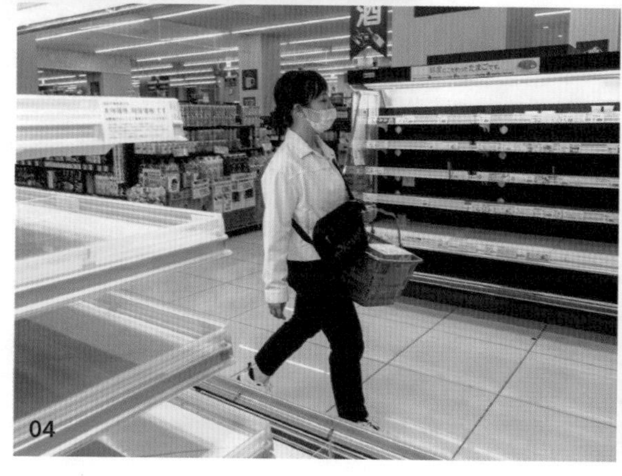

02 福島磐城市，東京奧運「復興之火」特別巡迴展示的最後一站。

03 一名乘客走下車站樓梯。

04 超市內市民為「自肅」準備儲糧。

空空如也，見證連三一一大地震亦沒出現的搶購情況。

一場瘟疫，為日本帶來危機的同時，也讓生活安逸的日本人從危機感中成長。惟願日本人能從抗疫之中，重新檢視本來病情不輕的日本政治氣候，齊心將國家治癒重整起來。

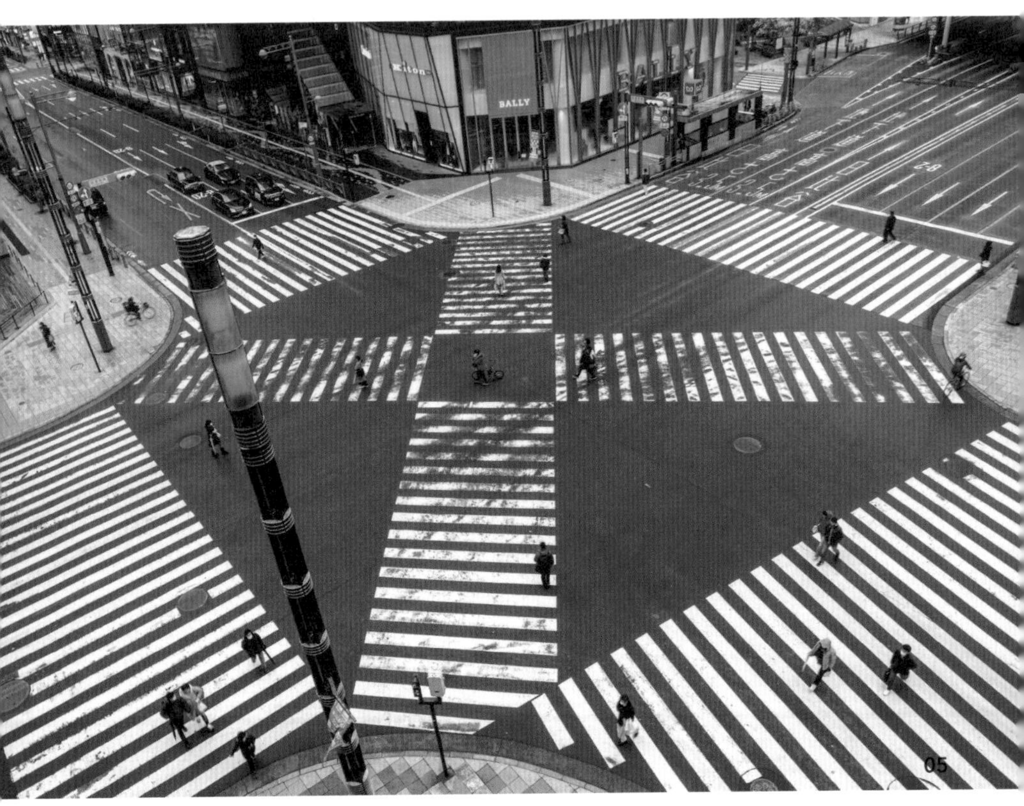

05

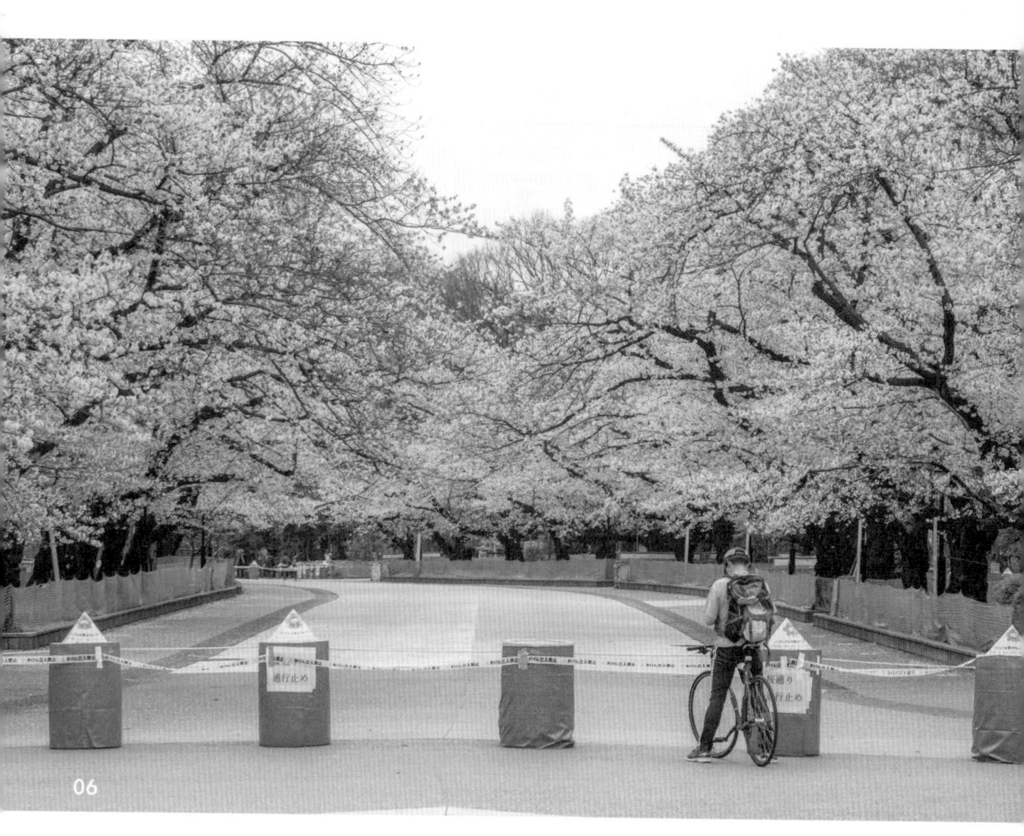

05 東京銀座。

06 上野公園內的櫻花區禁止人們進入，防止人群聚集。

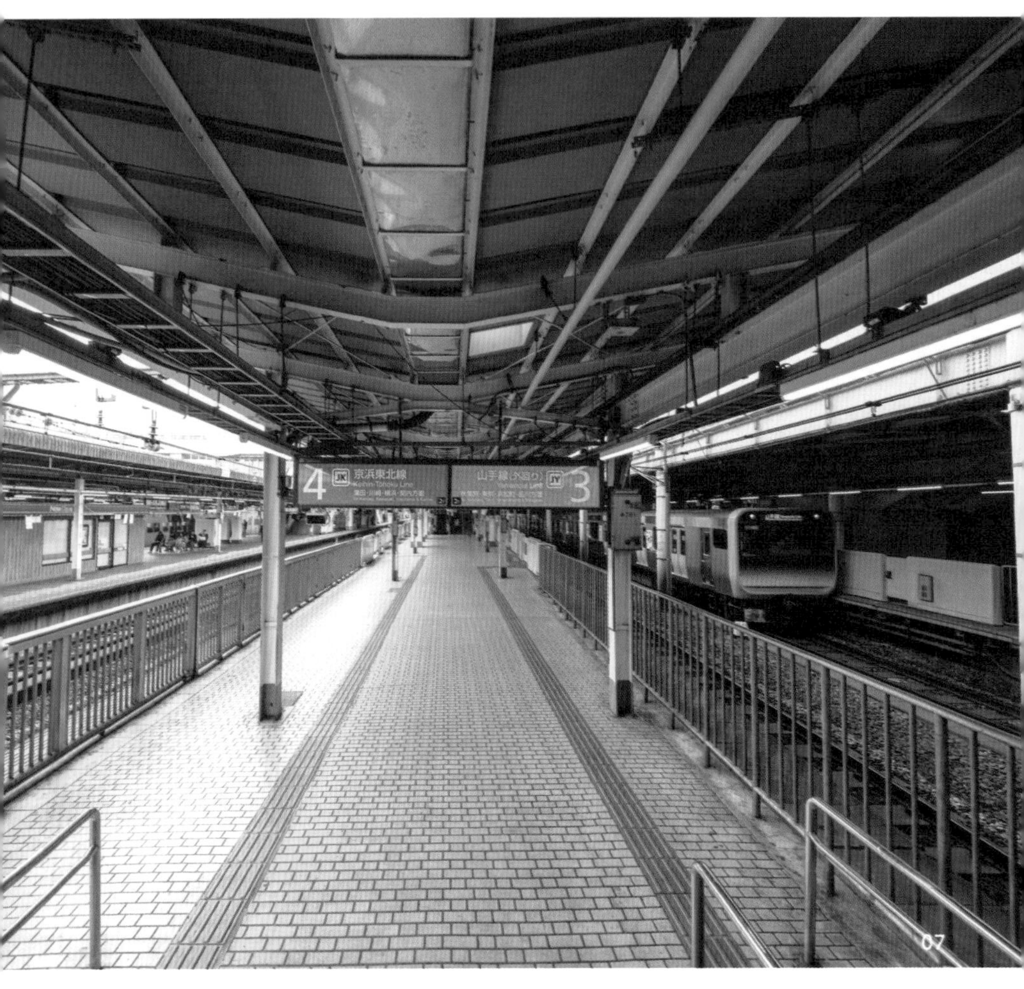

07 JR車站。

08 首都高速公路車流量大減。

09 東京羽田機場。

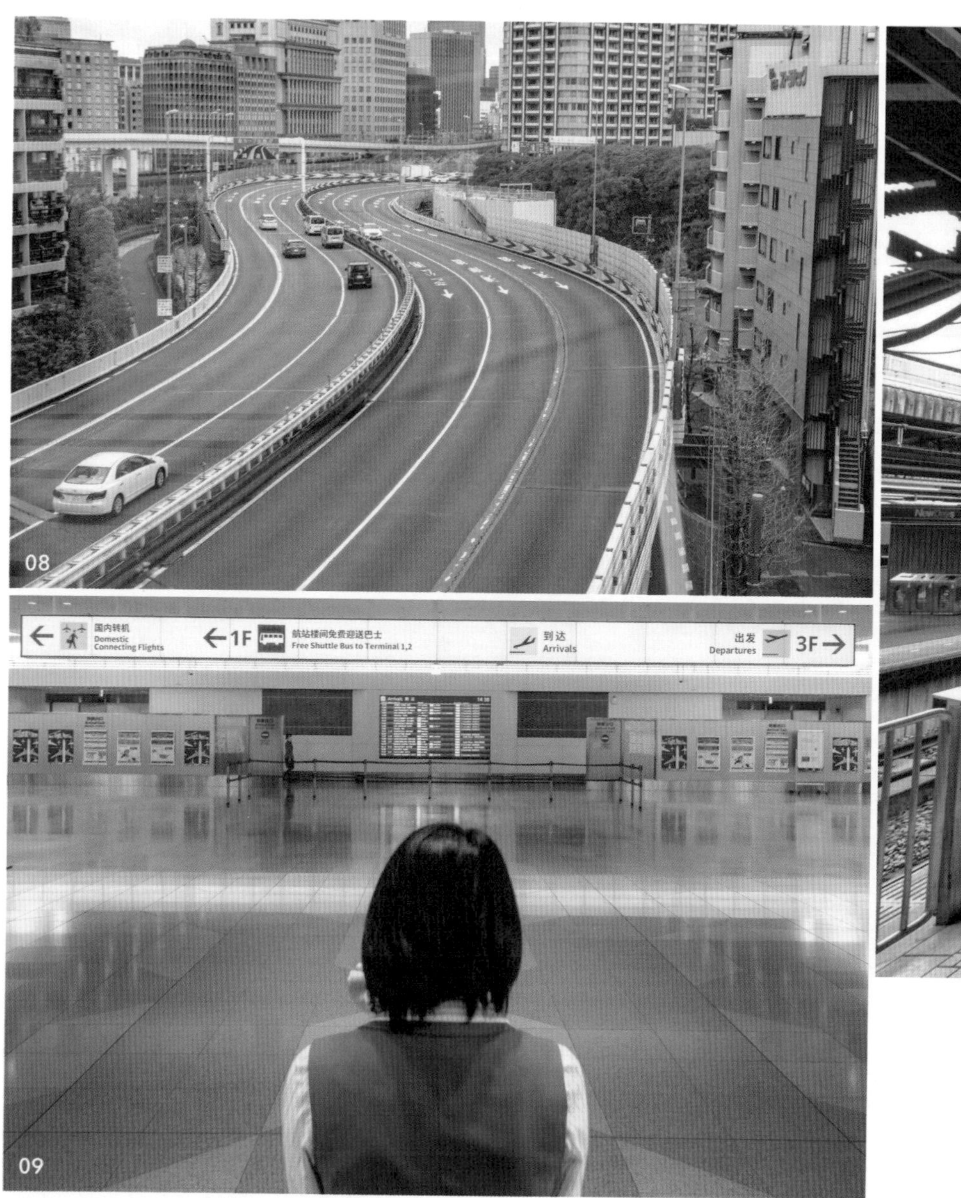
国内转机
Domestic
Connecting Flights
1F
航站楼间免费迎送巴士
Free Shuttle Bus to Terminal 1,2
到达
Arrivals
出发
Departures
3F
08
09

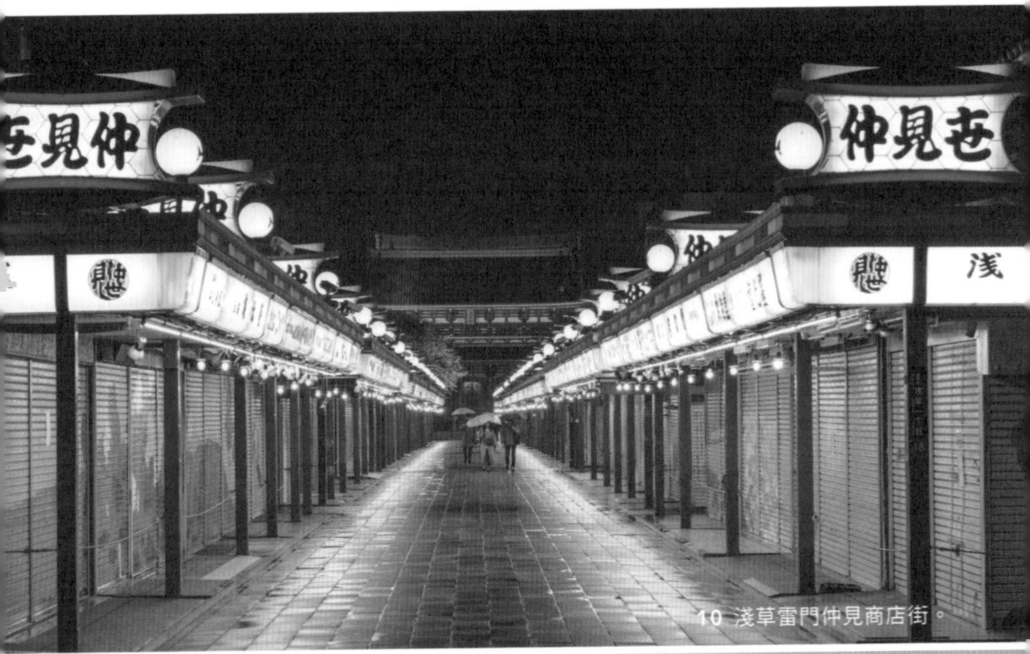

10 淺草雷門仲見商店街。

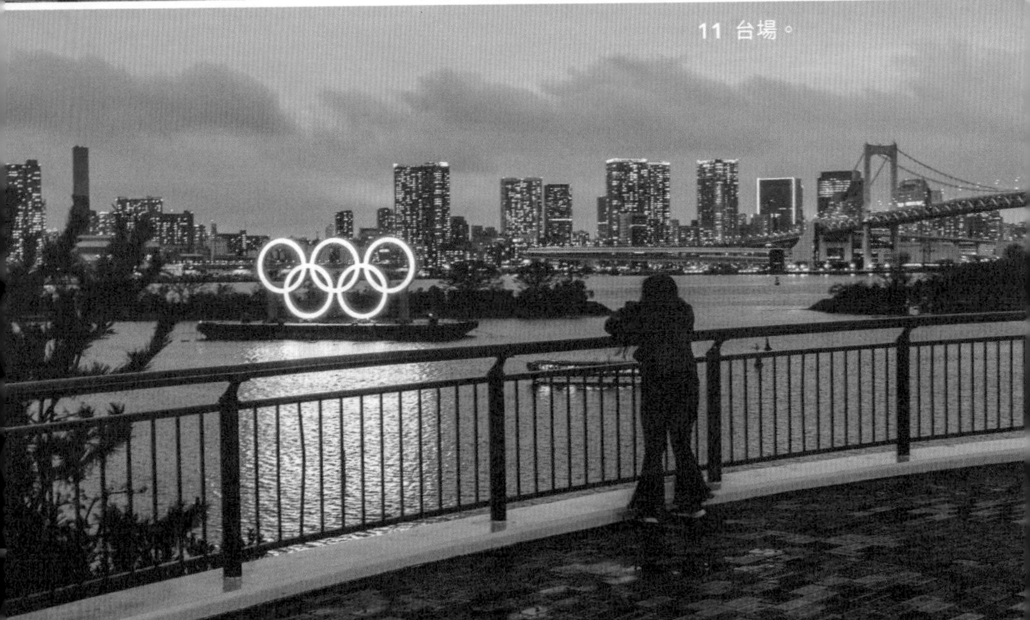

11 台場。

這是戰爭

PART IV

文／楊惠君、陳潔

封境焦土戰與病毒變異的賽跑

——失去先機的快篩、疫苗研發

「二〇〇三年我對抗SARS時，經常擔心得睡不著覺，那時我最害怕的三件事，沒想到，十七年後全部在武漢發生！」當時擔任衛生署疾病管制局局長（現為衛生福利部疾病管制署）的國衛院榮譽研究員蘇益仁，他口中的「惡夢」就是：春節返鄉、流感高峰期、新病毒傳播，三合一。

當年，流感高峰和SARS疫情錯身，各國用發燒篩檢攔下疑似病人、收住SARS傳播。而今，不僅兩個疫情恐怖交叉點在眼前，新冠肺炎更出現許多無發燒、無症狀的感染者，沒有快速且精確的檢疫方式。還有一個壞消息是：各國病毒株基因序列比對發現，病毒由武漢外溢後，已經開始出現變異。

二〇二〇年二月二日，教育部長潘文忠在中央流行疫情指揮中心記者會上宣布，全國高中職以下（含高中職）將延後兩週開學；隔天再宣布，大專院校也比照。這是台灣公衛史上首次因疫情

CHAPTER

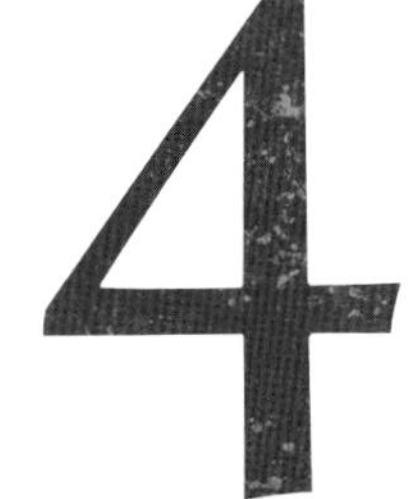

延遲開學。

阻斷傳染病風險的三大手段：治療或隔離、疫苗接種或抗病毒藥物預防性投藥，以及停班停課的手段增加社會距離。在新型冠狀病毒防堵上，前兩項都極為困難，只能以行政力量拉開社會距離。這背後也顯示：包括台灣在內，與中國密切往來的國家地區都評估，疫情在自己境內擴散的危機急速上升。

惡夢成真的飛行數據推算研究

就在台灣宣布延後開學的前兩天，醫學期刊《刺胳針》發表一篇緊急研究〈模型分析：預測源自中國武漢COVID-19疫情的潛在國內和國際傳播〉，推算出在武漢一月二十三日封城後兩天，當地有超過七・五萬人感染（但同時間，中國官方公布病例數僅一千零五十八人）。研究再以過去武漢機場的飛行數據估算，這支新興病毒已在中國三百多個城市中傳播。

我們以武漢機場發出的國際航班中前六大城市曼谷、香港、首爾、新加坡、東京、台北，與當時中國境外病例確診人數對照，有高度的一致性。

文中指出，由武漢通往的其他中國主要城市，也多是國際交通樞紐，可能讓更多無症狀的病例往外輸送。與中國往來緊密的海外大城市也恐成疫情爆發點，新冠肺炎有可能引發全球性擴散，建議受影響地區應認真考慮「立即採取強烈的措施限制人口流動，如取消群眾集會、關閉學校」。

《刺胳針》研究估算，武漢的病例高峰將在四月、其他城市可能在其後的一至兩週。如果封城阻斷有效果，高峰期可能會延緩一個月出現。

但光是武漢市就有一千一百萬人口，一月二十三日封城前已跑出近五百萬人，「你看，日本撤僑班機上，一、兩百人就有三、五個發燒，如果以五％發燒（疑似病例）計算，武漢封城前就有幾十萬個發燒病人出城了，那影響有多大？」蘇益仁指出。

SARS期間擔任台大醫院SARS專責病房的感染科醫師、台大流行病學與預防醫學研究所教授方啟泰認為，《刺胳針》這份研究的預測高度可信，不只中國，與深圳相鄰的香港，由於香港特首林鄭月娥不願完全切斷中、港交流，造成病例不斷從廣東進到香港，也面臨了失守危機。而台灣與港澳的往來更密切，因此台灣政府也高度關注港澳情況。

「這次防疫最艱鉅的挑戰，在於兩岸交流過於密切，尤其是經濟活動。我們禁止陸客入境、也將旅遊團送回中國、陸生暫緩來台、暫停出團到大陸，這些都做了，都還是有一塊破口，就是台商，」方啟泰認為，疫情是一場長期抗戰，如何讓企業持續運作，又能杜絕兩岸來往台商將病毒帶回來，是長遠來看最大的難題。

果然，兩個月之後，《刺胳針》當初這份研究推估幾乎完全獲得驗證。

病毒變異與各國封境的賽跑

儘管中國採取最激烈的封城手段，一月二十三日封武漢、二月二日封溫州，從湖北到浙江，一口氣封了十七個城的對外交通，讓五千多萬人民隔離犧牲。但人出不了城、病毒卻已經大遷徙，並且開始出現變異。

由多位諾貝爾獎得主及全球頂尖科學家簽署協議、成立的「全球共享流感數據倡議組織」（GISAID）開放平台，原本為改善流感數據的共享，現已延伸到各種流行性疾病，近來，各國都把自己境內新冠肺炎確診病例的基因序列丟上去。

台大醫學院臨床醫學研究所教授王弘毅從GISAID下載新型冠狀病毒全基因組序列，分析親緣關係發現，這支病毒可能是自二〇一九年十一月左右開始從野生動物傳播到人身上，三萬個鹼基裡，有四十二個變異。再以最近各國的病毒株比較，值得注意的是，已有兩個病毒株看來最具傳染優勢：

第一大分支：四株採自廣東（包含一支深圳）、一株採自武漢、另三株採自美國亞利桑那、華盛頓州和加州等九個序列病毒株屬同一分株。

第二大分支：落在台灣的病毒株。台灣與法國、澳洲及另一支美國病毒株等五個序列病毒株為同一分支。

「也許這些有相同病毒株的人有類似的接觸史，否則另一種可能的解釋是，這兩種病毒株擴散得比較大，意即，具有比其他病毒株更強的傳染力，」王弘毅指出。

疫情初期雖然丟上平台的病毒樣本數還不夠大量，但仍值得作為防疫手段的參考，未來實驗室可以篩出這些傳染力較強的病毒株患者，決定是否強化隔離措施，預防群聚感染。王弘毅亦把這個發現，透過管道轉給疾管署。

「這是蠻重要的指標，病毒開始變異，是很不好的發展，」蘇益仁解釋，不同物種傳播時，會有免疫壓力，病毒求生存要一直變。以SARS為例，蝙蝠傳到果子狸已有二十九個胺基酸突變，跳到人身上後，從廣東佛山到香港時有八十幾個胺基酸突變，再傳到台灣已有兩、三百個胺基酸突變，「在人體身上一直變異，會增加傳播速度。」

除了加速傳染風險，病毒變異還可能讓臨床症狀變得不典型，防疫與診斷容易漏接。

SARS時，香港淘大花園社區和台灣和平醫院洗衣工兩個超級傳染源，都出現腸胃道的腹瀉症狀，這和SARS主要的呼吸道症狀不同，也正因為腹瀉，才讓他們傳染力更強，「一般呼吸道病毒進入肺部後，組織發炎、咳嗽，咳出來最多就是1cc的飛沫，大約上億個病毒，但腹瀉一拉就是幾百cc，病毒量是飛沫的幾百倍，當然傳染力就愈強。」

當年香港淘大花園便是排泄物透過排風系統及廢水傳播，造成社區內三百二十一例群聚感染；而一名淘大花園住戶來台灣探親，又引爆了台灣SARS本土個案。

中國學者發表在《新英格蘭醫學期刊》（*The New England Journal of Medicine*）的〈新型冠狀病毒感染肺炎在武漢的早期傳播動力學〉也指出，病例檢測的最初重點是肺炎，但發現有些患者可能會出現腸胃道症狀，因為非典型症狀而被漏接。而武漢大學人民醫院和中國科學院武漢病毒研究所聯合研究也發現，在新型肺炎病患的糞便和肛門拭子檢體裡帶有新型冠狀病毒，警示病毒可能經糞口傳播。

SARS時一人傳千人的「超級感染源」

從基因序列到臨床表現，都顯示病毒已開始變異。更令人擔心的是，是否會因而製造帶有病毒傳播力強大的超級感染源？

SARS時，香港指標案例的染煞醫師，一個人在香港傳播了一千多人，甚至把病毒傳到加拿大多倫多、溫哥華、河內、新加坡、菲律賓、英國、美國。這便是新型冠狀病毒各國防疫最大的隱憂。

曾分離出台灣首株本土SARS病毒株的台大醫學檢驗暨生物技術學系副教授高全良指出，要造成超級傳染源有兩個條件，病毒變異是其一，會讓傳染效率變高；另一個則是病人個體的免疫反應，「有些人免疫系統調節能力較差，細胞調控的蛋白無法清除病毒，所以，病毒在他們身體內會大量製造；因為他們帶的病毒量很大，傳染的能力就更強，變成所謂的『超級感染源』。」

要及時逮住潛在的超級感染源，就要縮短確診時間。

高全良認為，下一步要做的是，提升篩檢工具的效率。現在用喉頭拭子採檢做rRT PCR（即時聚合酶連鎖反應）檢測的問題在於，病人咽喉病毒是在發病初期病毒量大時才採得到，所以有可能會有偽陽性、偽陰性；此外，雖然目前疾管署已開放十二間實驗室加入檢驗，它不能每個檢體隨送隨檢、是每天定時大批檢驗，第一次採檢至少要花二十四小時，如果個案增加，便會來不及。

「新冠肺炎最麻煩的是沒有症狀也會感染，所以早期篩檢是最重要的，」比起疫苗、新藥，快速篩檢試劑在急性防疫期更急迫、更有效益。高全良指出，許多呼吸道病毒檢測已朝POCT（Point-Of-Care Testing）即時檢測發展，像流感的快篩，若能有生技公司投入大批製造，不用在實驗室裡排隊篩檢，一小時內可以即刻篩檢，才能盡快把疑似病例隔離，也不會讓沒有罹病者占用病床或醫療資源。

傳染病最怕人和人大量接觸、加速傳播，華人社會巨量的人際接觸便是春節，特別是中國的春運有數億人的流動遷移，地表上最大的人口移動，是他們失控的重要因素；而新興疾病沒有藥物、也沒有疫苗，缺乏有效疑似病例的篩檢、隔離，「春節、流感和新型冠狀病毒，這三件事碰在一起，我不相信有誰可以快速控制住！」蘇益仁說。

擔任新興傳染病重度醫院的衛生福利部桃園醫院，一月時加護病房裡最多的還是流感病人。該院感染科主任鄭健禹表示，臨床醫師目前最大挑戰是，「新冠肺炎臨床表現的灰色地帶愈來愈大，尤其與流感症狀很難辨別。」過去流感病人病徵多為高燒到三十九、四十度，但近年愈來愈多個案低燒，透過快篩也確診流感，「光從症狀，尤其是呼吸道的傳染性疾病，真的不容易只靠症狀來判斷。」

林口長庚兒童感染科主治醫師黃玉成則指出，疾管署也因此放寬了流感的標準，類流感就能開始投以抗流感病毒的藥物，「流感的疫情現在看通報數字，會比實際的還要高一些，也還會再居高不下一陣子。」

不過，台灣即時啟動與落實全民戴口罩、勤洗手，禁止大型活動和聚會、維持社交距離等措施，讓疫情控制良好，也連帶把其他季節性流行病一起「預防」了，二〇二〇年春季流感與前一年同期相較，門急診就診人次減少七一％、重症病例也少一五％。蘇益仁初期擔心「疫情三合一」的加乘效應，並未在台灣出現。

讓專家害怕的恐怖「R0值」

不過，從二〇一九年十二月八日中國官方確認首例病例開始，這支病毒以史上最驚人的傳播速度橫掃全球，它的傳染威力究竟多強大？R0基本再生數（Basic Reproduction Number）是流行病學中，用來判斷傳染病傳播力的重要指標，即平均一個感染者，會傳給幾個人。方啟泰說，新冠肺炎的各種R0值估算中，英國蘭卡斯特大學（Lancaster University）研究算出的二・三九至四・一三，即一名病人可以傳給二・三九到四・一三人，應該最接近實際狀況，「這代表新冠肺炎的R0值高於SARS，傳播力更強。」流感的R0值約為一・八、一・九；SARS約為二・五至三；麻疹則是傳播能力最高的，達到十八至二十。

傳染病防治的基本原則，就是「隔離發病者」、「檢疫接觸者」，當R0值愈小，防治的成效就愈高。如R0值極高的麻疹以及年年都來的流感，進一步的防疫手段，就是全面性疫苗接種。

R0值愈高，雖然傳播力道愈強、愈難防控，但R0值是潛在的發病數，會不會真的如此，得看政府的防疫手段是否快狠準。

但傳染病的整體風險，除了R0值的傳播力指標，還要看致死率。SARS致死率達一〇%，新冠肺炎輕症比率明顯較高。

「死亡率不那麼高，看似不那麼可怕；但是輕症比較多，這些沒症狀染病者，可能不會去就醫，容易在社區趴趴走，傳播性又會更高，要滅絕它就更不容易。」王弘毅指出。

然而，隨著歐美疫情急速升溫，南美的巴西和南亞的印度也十分慘烈。十月後，全球死亡人數已破百萬，有四分之一在美國，是整體傷害最慘重的國家，各國死亡率統計差異甚大，從二%到五%皆有。

當年SARS快閃一年沒有再現，仍是無法解開的謎，最普遍的看法是因為致死率太高、把人殺死了，病毒也沒辦法活；另外則是因為開始發燒後兩天才開始傳播，能精準隔離疑似病人。

王弘毅當年看到天然宿主蝙蝠的基因序列後，就曾斷言：「SARS不會再來。」因為SARS由蝙蝠傳到中間宿主，病毒變異後再傳到人身上，結果這支病毒突變後進入人體的接合器接合得好，但在蝙蝠身上的接合器反而不佳，病毒跳不回去蝙蝠身上，「天然宿主的感染力變弱，只要把人的疫情控制好，它在自然界不會傳回來，病毒就消失了。」

但新冠肺炎的中間宿主或真正的源頭宿主，還沒有百分之百了解，仍待各項基礎研究突破。

可惜，往往短期疫情控制住了，社會急性恐懼消失了，許多基礎研究也戛然而止。十七年前，台大分離出SARS病毒株，也曾開啟疫苗研究、並且已進行動物實驗，後來呢？「後來，SARS疫情沒有了，經費也就沒有了，」高全良說。這支SARS病毒，如今仍冰存在台大P3實驗室裡。「SARS之後每次去行政院主計處爭取預算時，都被說：『為什麼要威脅大家？』」當年任疾管署署長的蘇益仁也對國內的三分鐘熱度心灰意冷。

SARS消失了，MERS、新冠肺炎接二連三報到，同屬冠狀病毒族系，如果當時SARS病毒研究延續，做出檢驗試劑、疫苗和藥物，今日防疫工具除了社會性的手段，也許會出現更多有利的武器。

CHAPTER 15

不只是製藥，這是戰爭！

——不為搶占商機，乃為展現實力

文／楊惠君、柯皓翔、林慧貞　攝影／許菁倩

史上從來沒有一顆藥，還在臨床試驗階段、更僅僅只有一名個案臨床報告，卻已引發各國搶著複製、合成。

美國製藥公司吉立亞（Gilead Sciences）研發的「瑞德西韋」（Remdesivir），因為美國首例新冠肺炎個案使用後一天即見效的報告，在威權的醫學雜誌《新英格蘭醫學期刊》刊載後，被視為這波世紀大疫的「希望之藥」。不僅中國展開臨床試驗、並完成仿製藥，台灣兩大研究龍頭機構中研院和國衛院，也在二〇二〇年二月二十日宣布：完成純度九七%的藥物合成。

儘管二月後，美國國立衛生研究院公布全球多國、逾千名患者初步人體試驗結果，瑞德西韋治療組比對照組康復快三一%，但死亡率卻沒有達到統計顯著效果，這支被寄予厚望的潛力藥，並未如預期般神奇。美國食品暨藥物管理局（FDA）則分別在五月及十月，批准瑞德西韋藥品「韋

如意」（Veklury）的緊急使用及正式使用；台灣五月底已核准該藥「專案輸入」。

然而，緊急公衛疫情是全面性的戰爭，疫苗、解藥是各國的「國安問題」，搶先合成未問世的新藥，旨在「秀實力」，動作背後真正的目的，不意在發展製藥搶商機，而在「亮武器」。

「我們有能力合成這個藥，但我們最希望的是，它最終『沒有被用上』，」國衛院生技與藥物研究所所長陳炯東說。

兩個團隊半個月達陣，合成藥物純度九七％

為完成這項以「不使用為前提」的任務，中研院和國衛院團隊從二月初開始，日以繼夜輪班趕工，進行「瑞德西韋」合成。國衛院生技與藥物研究所團隊在最後結晶純化和擴大量級階段，甚至在實驗室裡擺了一張床，二十四小時全天守候。

中研院化學研究所副研究員陳榮傑則領導年輕的多國籍團隊趕進度。不同於國衛院原就是「任務導向」單位，二〇〇五年禽流感爆發時，已有支援台製「克流感」（Tamiflu）合成任務；中研院是台灣基礎研究領頭羊，過去專研有機合成、開發癌症新藥的陳榮傑團隊，是第一次投入「國家緊急任務」。

「人家問我們（國衛院）跟中研院、學校有什麼不一樣，對我來說非常之清楚，當國家有危難時，我們責無旁貸，一定要停下現有工作協助政府。平常我們做研究，用實證方式，希望做些研究能夠對政策有幫助，所以我們是扮演智庫角色，」國衛院院長梁賡義說。

已形成全球性災難的新冠肺炎，科學界角色十分重要。疫情初期，清華大學教授李家維呼籲「台灣科學家串聯行動」，中研院院長廖俊智也召集衛福部、國家生技研究園區、生物技術開發中心（DCB）、國衛院及產業界組織跨平台的「國家隊」。但實質上的「科學平台」沒有成立，國內各體系仍以自己原有的能量開展。

「以合成藥物來說，多個單位併行，是減少開發風險，」陳榮傑提到，除了中研院和國衛院，國內還有其他單位在做這個藥的合成。陳炯東也表示，「正向良性競爭是好的，大家都知道彼此在努力合成。」

中研院花了十四天、國衛院花了十六天，便完成純度九七%的藥物合成，形同研製完成一顆「瑞德西韋」的學名藥[17]。

全世界都在搶做，連原料也得自行合成

半個月達陣，複製這顆藥的技術難度和關鍵在哪裡？

陳炯東和陳榮傑都認為，從零到有的新藥研發最難，也需要漫長時間；合成別人已經做好的藥，技術上門檻不大。「不過，這個藥的結構本身，算是比較複雜的一個，」陳榮傑補充。

瑞德西韋的原廠吉立亞，二〇一七年已經在專業化學藥物合成期刊上，公布該藥合成主要步

驟，基本上全世界都知道該藥合成的方法。「裡面主要起始物的物材原料有三到四個，預訂了兩週，還是有一個買不到，所以連起始物原料也要合成；原本合成的十一個步驟，增加到二十個步驟，比較耗時間，」陳榮傑表示。

國衛院生藥研究所助研究員張竣評表示，他們二月二日接到任務，開始進行製程破解、原料準備，期間也與當年十八天破解克流感的研究員夏克山及另名副研究員李靜琪討論策略，二月五日開始合成，「有可能近來各國都急需，原料確實目前很難取得，過去也可以找專門合成原料的公司訂製，但至少需要兩週時間，現在搶時間之下，必須自己做。」

合成藥物除了人力，還必須靠高磁場光譜儀核磁共振（Nuclear Magnetic Resonance, NMR）檢測。國衛院副院長司徒惠康解釋，藥物是小分子結構，裡面每一個碳環、羧基、氧結構非常固定，合成的藥物是不是和原廠一樣，必須用NMR做結構的測試，再進行純度測試，但大部分結構出來了，生產的品質夠，純度就會夠。

NMR造價千萬，是合成藥物的核心設備，磁場愈高、解析度愈高，中研院光是化學所就有六台四百及五百MHz，國衛院此次出動兩個團隊，四人的竹南團隊使用四百MHz、南港生技研究園區的四人團隊則借用中研院的六百MHz，「我們不怕人應付不來，比較擔心機器被操壞，」陳炯

17 即原廠藥專利權過期後，合格藥廠以同樣成分與製程生產的仿製藥。

東向院長梁賡義報告，梁賡義當場表示編列預算加購。

「合成路徑的確認和再結晶是比較困難的，這些地方克服了，之後量級就能擴大，」陳炯東表示。國衛院三月已進入克級量產。本土藥廠也準備接棒，只要疫情需要，拿到原廠授權即可量產。

藥廠做功德，「瑞德西韋」寫下的灰姑娘傳奇

疫情期間根本還未上市的「瑞德西韋」，成為最熱門的明星藥，是一個誤打誤撞的結果。

國衛院生藥所研究員徐祖安解釋，瑞德西韋作用是在抑制病毒RNA複製酶，以減少病毒增生，「當年它原本開發是為了用在伊波拉病毒治療，不過其藥效未在四種候選藥中脫穎而出。」後來動物模型中發現，對抑制SARS和MERS病毒有效果，因為新冠肺炎和這兩種疾病都屬冠狀病毒，而被美國醫師想到可用來治療，意外鹹魚翻身。

「其實，當年吉立亞藥廠開發瑞德西韋，是國際社會要求的『社會責任』，因為伊波拉疫區在貧困的西非地區，經濟不佳，沒有市場，沒有藥廠有意願投入藥物開發，」徐祖安表示。

二〇一八年十一月，為挽救剛果一年奪走近兩千條人命的「伊波拉熱出血病毒」疫情，由無國界醫生組織、法國「國際醫療行動聯盟」（ALIMA）及「國際醫療團」（International Medical Corps）醫療慈善組織推動「PALM」（Pamoja Tulinde Maisha，斯瓦希里語的「一起挽救生命」）試驗，在剛果進行四個藥物實驗，瑞德西韋就是其一，但表現卻是最後一名，敗給其他藥物。

「吉立亞當時看似效果不如預期的研發，如今卻成為熱門的明星候選藥，顯示研發的努力未必白費，仍可能有無心插柳的意外收穫。」徐祖安說。

但是，一般原廠藥多有二十年的專利保護期，從來沒有一個藥還在臨床試驗中，便已被各國複製。

中國藥廠「博瑞生物醫藥」二月十一日公告聲稱，已成功仿製出該藥品的「原料藥合成工藝技術和製劑技術」，但強調疫情期間會以「捐贈」等方式供應給病人，引發專利權爭議。原廠吉立亞則在武漢金銀潭醫院展開七百六十一例新冠肺炎的雙盲試驗[18]。

瑞德西韋是來自台灣的科學家楊台瑩領導開發的藥物，藥物的化合物本身已取得美、日、澳等地專利，權利期限至少到二〇三五年十月，但新冠肺炎爆發時，還沒有取得任何國家的藥證。

「這是一個灰色地帶，藥品的專利權，沒有保護到臨床試驗的階段、只有對商品本身，就是說，你可以拿這個藥去做臨床試驗，但不能把它拿去申請藥證、不能販售。這是中國生技公司之所以說『捐贈』的原因，」中研院智慧財產權委員、前衛生署藥政處處長（現改制為衛生福利部食藥署）廖繼洲解釋。

---

18 為避免研究結果受安慰劑效應或觀察者偏向所影響，受試驗的對象及研究人員並不知道哪些對象屬於對照組，哪些屬於實驗組。只有在所有資料都蒐集及分析過之後，研究人員才會知道實驗對象所屬組別。

那一年，台灣克流感強制授權光榮之役

走進國衛院化學合成實驗室，他們在一個化學反應抽氣櫃的檯上貼著「台灣克流感生產地」，那是研發團隊的光榮印記。

二〇〇五年H5N1禽流感疫情爆發，一支新興突變的流感出現，如同今日的新冠肺炎，全體人類都沒有抗體，疫苗還沒有研發出來之前，已上市的一般性流感抗病毒藥「克流感」被認為是治療的希望，但當年生產的羅氏大藥廠（Roche）卻嚴格控管產量，造成各國搶奪。

台灣即由國衛院進行合成，十八天內完成任務，展現「台灣有生產製造能力」，藉以作為向羅氏談判的籌碼，最終締造全球首個取得克流感強制授權的國家。

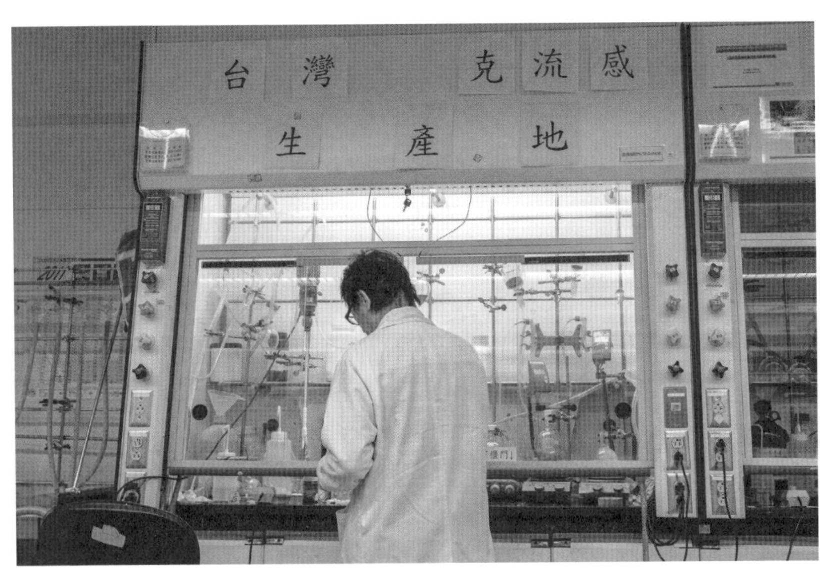

台灣是全球首個取得克流感強制授權的國家，國衛院曾在此役中寫下輝煌一頁。（攝影／許萕倩）

廖繼洲是當年代表台灣談判的政府官員之一。「這是自己生涯非常值得驕傲的一刻，克流感是台灣第二個、生藥第一次取得原廠強制授權的案例。」當年克流感的專利權也是在研發瑞德西韋的藥廠吉立亞手上，羅氏是取得授權生產製造的藥廠，所以台灣同時和兩家藥廠談判、訴訟，「那時壓力很大，兩家國際藥廠聯手聘了四個大律師，衛生署只有一名林秋琴律師，那時候是一定要贏！」

最後台灣獲判強制授權的關鍵在於，「台灣不一定會製造，除非羅氏不提供我們足夠的用量，」廖繼洲指出，當年國衛院完成合成後，由台灣三家本土藥廠量產，生產了一百萬人口的存量，「後來，逼著羅氏提供台灣藥物，不過，H5N1疫情沒有想像中大爆發，台灣克流感沒有派上場。」

不過，廖繼洲透露一個小插曲，當年支援生產的台灣本土藥廠，原本因為同業競爭，一開始配合上也會互相防範，但這次任務反而「變成好朋友」，克流感專利期過了之後，那年的戰備過程，等於也給台灣學名藥製程一次演練。

這也是為何中研院和國衛院都強調，這次瑞德西韋合成只是「備而不用」，如同當年克流感，這只是展現我們的「軍備能力」，也能安定民心。

雖然，台大副校長張上淳表示，台大醫院已與吉立亞取得共識，當台灣出現確診病患需要用藥，藥廠會免費提供，以個案申請方式取得藥物，屆時將以「恩慈條款」[19]申請、使用。

「不過，如果真的疫情爆發，需求量變大，也許吉立亞本身也產量來不及，所以我強調，這不

19 當醫院要治療嚴重病患，但現階段未有合適藥物，可向中央申請尚未完成試驗上市的藥品。

是為了製造，是備戰，」梁賡義表示，「現在我們把前端的東西都做完，步驟完成、有經驗了，要買什麼生物原料、怎樣合成、組裝、變成最後藥物結構，等於都演練過一遍，從比較小量到比較中量，一旦有需求，可能就交給藥廠去量產。」

司徒惠康形容，「（合成藥物）就像一個未來談判時的槓桿，」或許將來政府跟吉立亞談時，我們就可以做後盾，如果未來疫情真的需要，可以用這方式談，如果對方不供藥，我們只好自己製造，就是一個協商籌碼。

瑞德西韋真是新冠肺炎救星？

各國大動作製造、儲備藥物，但目前瑞德西韋用在新冠肺炎的治療，只有一例正式的報告。美國首例確診個案，一名三十五歲男子由武漢探親返美後，住院第五天開始出現肺炎，第七天晚上醫師也以「恩慈條款」將未上市的瑞德西韋給其使用，結果隔天，該男子已不再需要吸氧、氧飽和度更恢復到九四%到九六%，效果驚人地顯著。該名個案報告一月三十一日發表在《新英格蘭醫學期刊》上，瑞德西韋自此聲名大噪，吉立亞股票立即走升。

「一個重症病患使用這個藥，但一天內症狀就很明顯改變，很吸引全世界目光，但畢竟只有一名個案，很難下判斷。」司徒惠康二〇二〇年二月受訪時表示。

疫情初期，台灣確診個案多以抗生素和克流感治療；泰國則採用過愛滋藥物；奎寧類藥物「羥氯奎寧」也曾被納入治療指引；之後更有由痊癒病人抗體中分離出的單株抗體藥物，美國總統川普（Donald Trump）罹病時即曾使用。台大公衛學院流行病學與預防醫學研究所教授方啟泰解釋，因為研發新藥時間冗長，只好使用現有的藥物，但可用的抗病毒藥物少之又少，沒得選擇。不過藥物的有效性，仍須有更多實驗證實。

長庚小兒感染科醫師黃玉成二月受訪時則認為，美國的那名案例，病患就醫第七天才使用瑞德西韋，「到底是因為藥物有用？還是自然病史改善？臨床試驗上，一組實驗組、一組對照組，也有很多病人服用安慰劑好起來的，所以藥物有沒有效，還言之過早。」

不過一旦真的不幸發生重症個案，必須使用這類尚未正式上市的藥物，「這仍必須當成臨床試驗使用，病人必須簽立同意書，因為療效不明，醫師開立時也必須格外謹慎，如果有重大副作用，用藥、還是停藥，必須站在病人最大福祉去考量，」廖繼洲二月受訪時強調。

歐美疫情最嚴峻的時刻，美國甚至囤積瑞德西韋引發其他國家抗議，事後也證明，台灣在國際新藥搶奪中，無法與歐美競逐，原本七月計畫進口一千人次藥物，根本沒有下文。儘管它的療效仍在印證中，十月美國正式通過瑞德西韋許可的前一週，WHO一份報告也指該藥對住院患者的死亡率影響力很小或沒影響，卻讓台灣更深刻體會防疫如作戰，厚實本土製藥能力乃是重要的武器。

文／陳潔　攝影／許菁倩、陳曉威

一一九救護員的SOS——緊急救護前線的防疫孤兒

四十多歲的台北市消防局大同分隊一一九救護員陳冠宏沒有想過，十七年前經歷過隊上替代役染SARS而被隔離十天的陰影，十七年後竟然又因新冠肺炎，再次因工作遭「隔離」。這一次，是因為出勤裝備不足。

台灣救護體系中，醫院、消防、民間救護車呈三軌制度，分屬衛生單位和消防單位管轄，中央流行疫情指揮中心未在第一時間，將消防體系完整納入防疫團隊，讓本該一體的消防與醫療救護體系斷裂，同樣站在第一線的一一九和民間救護車救護員，要資訊沒資訊、要物資缺物資，運送病患像轉俄羅斯輪盤，成了這次防疫中沒有被看見的危機。

屏息等待「開獎」的恐怖時刻

造成七百一十二人感染、十三人死亡的鑽石公主號，在十九名台灣旅客於二月二十一日搭乘華航返台前，郵輪一月三十一日曾在基隆停靠一天，讓船上團員進入市區觀光。防疫指揮中心事後甚至首度發出細胞簡訊警示民眾。

但背後真正的警訊，卻發生在防疫最前線的一一九救護隊。

二月中，一名計程車司機在加油站旁呼吸困難，疑似心肌梗塞。一一九報案中心派遣員接獲報案，因處疫情期間，派遣員也進一步詢問，是否為居家隔離檢疫、有無疫區旅行史、接觸史或發燒等呼吸道症狀，獲得的回覆皆為「否」。接獲指令的救護員陳冠宏便以一般救護任務處置，戴上口罩、手套、護目鏡出發。

上了救護車，陳冠宏再度詢問這名運將相關旅遊史和接觸史，進行二度確認，運將依然沒有特別說明，而運送期間，還因為狀況危急，陳冠宏按救護程序給予氧氣、近距離處置。不料，隔了一天，真實的答案才揭曉——這名運將曾載送過鑽石公主號旅客，疑似心肌梗塞發作的前一天，他才結束居家隔離，自覺不需要再提，所以一一九派遣員和救護員二度詢問都未提及。

「當天晚上十點多接到這起案子，回去後，我又在十一點和隔天凌晨一點各出一次任務，結果在早上五點接到通知，說他（運將）剛結束居家隔離第一天，而且醫院照X光還發現有肺炎症狀，要住院並採檢，」陳冠宏說。

或許先前有過SARS的經驗，陳冠宏自己還算鎮定，立刻冷靜回想應沒有接觸到病人的口鼻，更選擇接獲通知的第一時間先在醫院消毒。但除了他自己，身邊的人都繃緊神經，「隊上的年輕同仁緊張到，我都問他：『要不要去收驚！』」他說。

台北市消防局馬上將這起案件通報到中央指揮中心，除了陳冠宏後來載送的兩起案件對象，他與另一同仁也同遭隔離。防疫醫師也到醫院了解狀況，做好若確診後該擴大的疫調準備，所有人都屏息等待患者的檢驗「開獎」。所幸，運將不是陽性個案，但這場虛驚著實讓整個消防局嚇出一身冷汗。

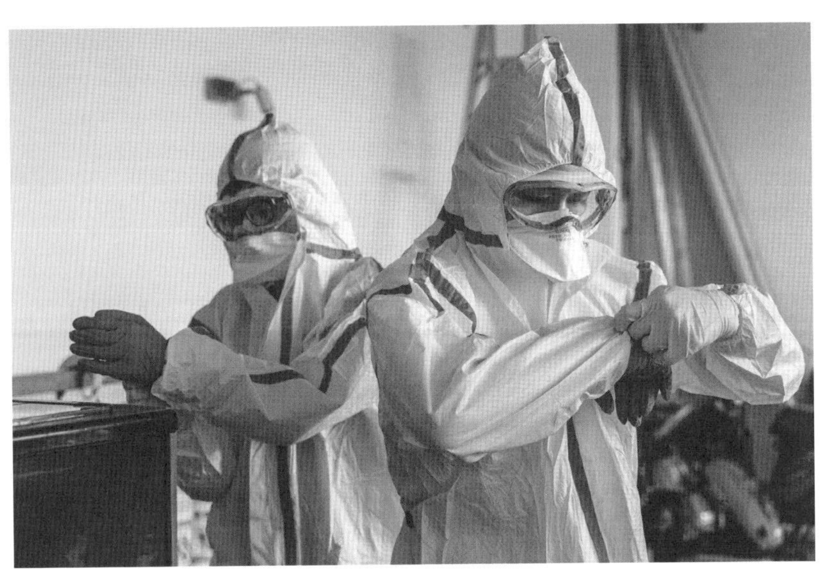

消防局救護員負責將疑似病患載送到醫院，卻是防疫體系中被忽略的一群人。（攝影／許蕎倩）

掉在醫療體系外的緊急救護員

無奈的是，關鍵不是他的專業判斷或處置出問題，而是防疫體系沒有連線。

這次疫情中，舉凡鑽石公主號旅客回國、居家隔離者、里幹事處理的居家檢疫者等，這些高危險族群只要出現症狀，就會從一九二二、各地方防疫專線，或民眾自行一一九報案等三方管道通報，最終由消防局救護員負責將疑似病患載送到醫院。他們站在第一線，卻因主管單位不同，而成為被忽略的一群人。

消防員工作權益促進協會副理事長李宗吾就在媒體投書〈防疫之戰下被忽略的緊急救護體系〉，提及消防體系沒有與中央連動，每天隨著疫情延燒，救護員成為院外感染的高風險群。

「消防聲音小，不易被聽見，」台北市消防局緊急救護科專員簡鈺純無奈地說，「尤其，這次的疫情又以衛福部主導發布消息，內政部的聲音不大。」

台北市消防局醫療指導醫師、新光醫院急診科主治醫師侯勝文也指出，消防局的主管機關是內政部消防署，醫療機構主管機關是衛福部，而內政部與衛福部屬於平行部會。儘管救護員從事很多醫療行為，卻無法跨部會受衛福部管理，這讓第一時間許多衛福部制定的醫療相關政策，都難以同時連動到消防體系的救護員。

醫界也認為，防疫不應漏掉消防系統。與消防單位合作密切的衛生福利部桃園醫院急診災難醫學科主任蕭雅文指出，防疫政策應該要有基本原則和彈性，公衛和傳染病的專家提出專業意見，政府考量國家整體資源做出決策，「其實台灣做得還不錯，但戰役還沒結束，戰略應該隨時調整，」而消防救護這塊，應要和醫療體系一併考量。

疫情風暴下，維護「救護體系」的穩定，是不讓疫情失控重要的關鍵。台灣因全民強制納保的健保系統，首度以健保卡勾稽有中港澳旅遊史及確診病患的接觸者，讓醫療院所插卡就能掌握高風險對象，避免患者未明確告知下，醫療人員亦能第一時間了解患者的風險。但同在「救護體系」最前線的一一九，資訊與防護均未在政府架設的「防火牆」內。醫療機構可以靠刷健保卡獲知病人旅行史和接觸史，消防局的救護員只能靠病人的誠實。

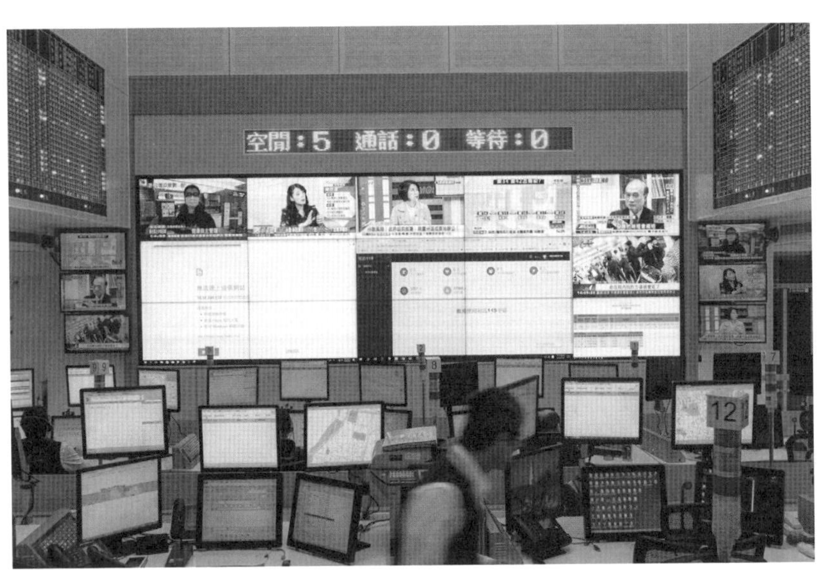

台北市消防局救災救護指揮中心，除了大型螢幕隨時關注新聞及疫情動態，每位派遣員面前有六個螢幕，顯示救護車待命、地圖定位等資訊。（攝影／陳曉威）

如何以TOCC篩檢高危險群？

實際走訪台北市消防局救災救護指揮中心，看見戴著耳麥、正襟危坐的派遣員，直盯著眼前六個螢幕上剛派出不久的救護車資訊、地圖定位；一一九電話幾乎響個不停，派遣任務一個接一個。

「現在是防疫期間噢，我們會多問你幾個問題。最近有沒有從國外回來？有沒有發燒或咳嗽？工作是什麼？身邊有人有症狀嗎？」

為加強防疫及自保，救災救護指揮中心按照「TOCC」（發燒感染評估機制）[20]，自行研擬出派遣員需要詢問民眾的十一個問題，再列好十種可能的回答組合，派遣員只要透過標準化答案，選擇符合的組合，第一線救護人員就會收到建議的防護等級，出發執行任務。

目前的防護裝備分成三種等級：基本防護是當民眾排除風險的一般救災使用，標準防護則為中央建議的裝備等級；若是明確要接觸高風險個案，台北市消防局為了保護第一線救護員，會再增加裝備到雙層防護，包含兩層隔離防護衣、護目鏡、全面罩、三層手套、髮帽、雨鞋等，從頭到腳包得密不透風。

派遣員若篩檢出疑似個案，台北市會由防疫專責建國分隊負責前往救護和運送。建國分隊距

20　TOCC代表旅遊史（Travel history）、職業別（Occupation）、接觸史（Contact history）及是否群聚（Cluster），藉由詢問這些問題，可得知民眾是否為高風險的疑似個案。

離機場最近，屬於台北市四個高階救護隊之一，二十七名消防員都具高級救護技術員（EMT-P）資格，能處理最困難的急救事務，這次他們負責載送全市七成以上的疑似個案去醫院。

建國分隊只負責出勤明確的高風險個案，裝備上都採雙層防護。但問題出在，若是一一九接到民眾報案，而民眾未據實告知或緊急狀況下沒說清楚旅遊史、接觸史，無法第一時間篩檢出有新冠肺炎的相關風險，即會派由一般消防分隊執行，這時就可能發生「陳冠宏事件」，僅著基本防護前往救護，事後才發現有風險，只能先自主隔離、等待民眾的檢驗結果。

簡鈺純說，指揮中心、地方衛生局都有居家隔離、居家檢疫的名冊，若消防局可以拿到，就能多一層確認，不用只依靠民眾的回答，讓救護員浮沉在風險中。「我們（台北市消防局）是第八個去詢問中央能否提供資料的縣市，但得到的答案卻是『不需要知道』。」

台大醫院急診醫學部醫師陳世英則認為，TOCC名冊的使用上有兩大難題，第一是技術上的困難，名冊要如何在第一時間跟病人快速對應？現場救護沒有辦法插健保卡，也很難在出勤第一時間得知病人的身分證字號查詢資料；第二是資料不完備，「名冊看不到很多細節，直接詢問還是又快又準，名冊上不會詳細記錄報案民眾的家人有沒有發燒、自己是不是司機、醫護人員。」

「中央認為民眾會詳實陳述、生病會乖乖通報，但這都是理想，第一線總是各種意外，」簡鈺純嘆。要用什麼方法降低風險，消防局也還在努力思考。有跡可循的個案，一線人員都會提高警覺、增加防護。簡鈺純說，曾經接過低風險個案送醫，但地點在醫院旁邊，此時消防員也會為了安全，將裝備升級。最怕遇到無法判斷、民眾陳述不清楚或刻意隱瞞。

若隊員真的不幸確診，平時分成的A、B兩小隊中，就有一隊的人被迫接受像陳冠宏SARS時期所經歷的隔離。「一人倒，整隊倒」的後果嚴重，除了人員健康擔憂，造成隊上的士氣、情緒低落，人力上也將大受影響，不只是防疫工作，一般民眾的緊急救護也會出問題，同時更凸顯消防體系未被中央納入的窘境。

簡鈺純說，現在每天檢驗疑似個案的量非常大，雖然檢驗只需四小時，但檢驗結果會先傳到衛生局，再以人工方式分別聯絡個案。

「這個回饋機制很慢，我曾聽說衛生局人員手上還有三百個個案待聯絡……我們的同仁必須要等到結果安全，才能自我解除隔離，避免將風險加諸在下一個病人身上；但等待時間愈長，其他同仁的工作量就愈重……，如果消防單位是中央防疫的一分子，就應該要能考慮到這部分，」簡鈺純說，像陳冠宏這起緊急個案，她只能私下詢問衛生局先拿到結果，但不能每次都如此。

醫療院所插健保卡就可得知民眾旅行史和接觸史，是防疫期間的特別做法，因為健保資料仍有涉及個資的疑慮，但就算防疫期也難完全開放各單位讀取；理想的方式是，由地方衛生單位與消防單位連線，讓救護員也能同步獲知救護對象的接觸史、旅遊史及是否居家隔離等，掌握風險評估。

中央流行疫情指揮中心監測應變官、疾病管制署副署長莊人祥回應，居家隔離、檢疫者身分，各地方縣市都有名單。除了針對每一個個案，盡可能做到一般防護外，地方政府其實也可以將現有資料與消防單位做結合。

買不到N95，只能先向衛生局寫「借據」

「沒有辦法給高風險名冊沒關係，但就要給我們足夠裝備，不然就得費盡心思去問十一個問題、分類出十種風險組合來保護同仁，」簡鈺純無奈說，「當我們（消防局）去跟中央反映需要物資，長官會覺得，這些病患上了救護車，你（消防救護員）跟他也不會有一公尺以內的接觸，甚至連N95都不需要，到目前為止，我們都沒有被安排在戰備範圍內。」

但根據疾病管制署針對新冠肺炎發布的《緊急醫療救護人員載運嚴重特殊傳染性肺炎病人感染管制措施指引》，載運疑似嚴重特殊傳染性肺炎病人的救護人員，應優先使用防水隔離衣、外科手套、N95等級以上口罩、全面罩。

要求歸要求，物資卻要自己想辦法。除了中央統一徵用的外科口罩有獲得配給之外，其他全是由各縣市消防機關自籌。「中央認為物資配給是地方事務，但地方也是依照中央行事，如果中央一開始就說，消防體系是一分子，地方就會把它當作一分子，」簡鈺純說。

推動緊急醫療救護的「台灣急診之父」胡勝川也認為，「救護人員的風險和急診醫護人員一樣高，他們面對救護車上的病人，如果不能完全清楚他的接觸史、旅遊史，都該通通當作嚴重個案、著完整防護處理；醫院政府在物資給予上，得要算消防局一份。」陳世英也說，救護人員是醫療的一環，個人防護裝備是必要的，如當年的SARS，亦同樣有提供。

隔離衣不能重複使用，以一次出勤至少兩套防護裝備來算，台北市消防局一天約需三十套，一個月保守計算要一千套。簡鈺純說，消防局都得四處搜刮物資，打電話找工廠，把能訂的都先訂；N95口罩外面買不到，還是跟衛生局「借」，請醫院提供支援，寫「借據」以後得歸還。

中央奧援不足，民間的力量適時給予消防局支持，近一個月來獲得的民眾捐款、物資不少。「但若未來疫情升溫，可能就得要求每次出勤都著標準防護或雙層防護，才能降低救護人員風險，物資就不見得充足。」台北市消防局救災救護指揮中心專員林瑞穎表示憂心。

民間救護車形同「防疫孤兒」

台灣的救護車分散在醫院、消防局，還有民間救護車，救護體系多頭馬車、難以整合的積弊存在已久。一一九只負責緊急醫療、且原則上無法跨區後送；醫療院所的救護車現僅負責少數自己醫院的院際轉送；而跨醫院的救護運送，則以民間救護車為主，且民眾需自費。打一一九消防局救護車，主管機關為內政部消防署；醫院及民間救護車，主管機關為地方衛生局。一一九救護已未被納入防疫核心體系；民間救護車更是防疫孤兒。在疫情恐向社區感染發展之際，乃是防疫最脆弱的防線。

全方位救護車事業股份有限公司執行長姜尚佑說，「醫院要自己養救護車，CP值很低，人才也不好找——又要會開車、具有急救證照，還要能接受工作型態。因此醫院就慢慢把院際及跨院轉送病人的業務，外包給民間救護車。」

以此次疫情而言，病人在醫院發燒篩檢站檢出異常，需要即刻住進病房，就會由醫院自己的救護車，走特殊通道送至病房大樓。但姜尚佑補充，「醫院救護車不會處理跨院轉送，這塊仍是轉由民間救護車負責。跨院轉送的風險，並沒有被中央看見。防疫戰至今，民間救護車沒有從中央拿到防疫資源。」

姜尚佑從疫情開始就惴惴不安，原因是沒有物資、病人狀況未知、防疫成本增加。民間救護車雖然還未正式被分派到疑似個案的載送，出勤都是醫院間轉送，或是住院民眾自己想轉院的案子，但不代表這些病人都沒有風險；尤其在中央擴大篩檢後，從流感快篩陰性回溯檢驗、到發燒或呼吸道個案都納入檢驗，醫院間轉送的病患難免也有疑似個案。姜尚佑說，「現在一天遇到救護人員需要著裝轉送有風險的個案，至多也有六、七件。」

姜尚佑無奈說，至今只從衛生局、救護車協會各拿過一些口罩，剩下的都得「每天找工廠、刷蝦皮」看看有沒有隔離衣能先儲備，一個多月來已花上十萬元備裝。姜尚佑的救護公司約有十多位救護人員、每天六台救護車出勤，「如今防護裝備只有一個月存量。」疫情若要長期抗戰，是首要面對的困境。

再者，當救護人員出勤，要將病人從A醫院送到B醫院時，警覺心高的醫護人員會提醒姜尚佑，病人可能有症狀，需要增加防護，但不見得能百分百做到，「有些醫院會覺得病人轉出去就不關他們的事了……沒有意識到要主動提醒，到了現場才發現有風險，萬一又已經接觸到病人，這該怎麼辦？」

「防疫畢竟是共同的事，只要有破口，所有人都可能出事，但現況是醫院的決策不見得會站在我們的立場，只能盡量溝通，」姜尚佑嘆，像這種到了現場，救護員才發現病人有風險，需要著防護裝備的狀況，一個月至少就接獲兩到三次同仁申訴。

跟簡鈺純擔心的一樣，姜尚佑的民間救護車，甚至不像消防有規模編制成A、B兩班，必要時能派其他分隊支援；他的車隊只要一人倒，全公司就會即刻倒閉。

還有消毒問題。民間救護車若有跟醫院簽約，幾乎都被規定要在時限內派車到達醫院，若未達成則要罰款。但防疫期間，救護車出勤幾乎都需要再花上一小時消毒，「消毒還沒做完，案件就來了，這時候出勤不安全，但不出又會增加成本，長期下來也是負擔。」

成本之外，更大的問題是若因消毒而晚出勤，可能會影響一般病患轉送的勤務。在防疫風險與救護安全中，難以達到平衡。姜尚佑說，在沒有疫情之前，「一天出勤任務就有約五十趟，跑不過來時偶爾也會將任務轉給其他民間救護車同業。」但現在每個民間救護車都同樣忙不過來，能支援的量很少。

專業指導上，衛生局亦沒有對民間救護車有醫療指導醫師的配置，無法提供任何專業上的指導。過去是消防體系出身、具教官資格的姜尚佑，是少數還能指導自己民間救護車隊的人，他也以防疫為重，要同仁不管罰款、消毒重要，遵守防疫的底線。

自立自強，自補破網

疫情初期，等不及中央協助，現在各地消防局加上醫療指導醫師，正自己研擬對策，慢慢「自救補洞」。

中央並非故意邊緣化消防單位。疫情爆發以來，中央為了防疫的努力也有目共睹，但侯勝文說，總是「差了那麼一點」。例如消防單位雖不屬於衛福部管理，疾病管制署依然出了《緊急醫療救護人員載運嚴重特殊傳染性肺炎病人感染管制措施指引》，而且還早在二月二日就上線。「推出是推出了，卻沒有告知地方政府，也少有醫療指導醫師知道。」

簡鈺純說，二月二日的指引，消防署二月七日才發文給地方消防局，但到了二月十日，指引又改版更新。小小的台灣，一份文件的傳遞，卻要五天之久。

對各地消防單位而言，急診、緊急救護都需要盤點資源、人力，以及預想問題，擬定解決方案。

例如目前台北市消防隊一天處理疑似個案數約四、五件，簡鈺純說，勤務計畫都已經規劃完成，參照SARS時期，一天最高跑過四十五個案子，當時的救護員是「勤一休二」；接下來若一天案件增加到二十件，就會再招募高級救護技術員，擴增到三個班出勤。

擴增人力，同時還要保全一般救護案件的戰力。在有疫情之前，台北市一天救護量達三百三十件，疫情造成醫療人力排擠，還得小心不讓分隊有人倒下，造成全隊隔離，至少要讓

A、B兩分隊不相互影響，在平時就應拉大社會隔離度，分得愈遠愈好。簡鈺純說，以往兩個班都會聚集，聽主管交辦事項、案例討論，現在這些習慣都要捨棄，即使是小地方，要改變也有一定難度。

「遇到真正確診個案，防護裝備不足時，要在哪裡自我隔離十四天？疑似病人需要緊急插管，會造成小分子氣霧飄散在救護車裡，救護員感染風險倍增，該怎麼做？下一步如果疑似個案大增，隔離衣可能會缺怎麼辦？」侯勝文說，這些都是現在要趕快訂出方案的問題。

侯勝文說，為了提升消防單位的救護專業，十年前依據《緊急醫療救護法》建立醫療指導醫師，由急診醫師長期指導消防緊急救護人員，透過定期到分隊視察、寫protocol（指導原則）、品管監督，慢慢訓練這群從事醫療工作的非醫事人員，因為在急診醫師接手前，救護員只要處理得當，就能大大減輕急診負擔，病人也能即刻得到救治。

和SARS相較，當今緊急救護已有提升，以個人防護為例，侯勝文指出，SARS時建立了口罩重要性，這次則增加了眼部保護，也是未來防疫可以保持的部分。不過，他也坦言，「救護車的感染控制，仍與SARS時期完全一樣。雖然有做到完整的清消，消防人員都會消毒、做到基本感控，避免救護車成為載具；但目前對於空氣傳染，如麻疹、水痘、肺結核的感控還是做不到的，消防救護人員都是靠接種疫苗來自保。」

若遇到OHCA（Out-of-Hospital Cardiac Arrest，到院前心肺休止）的病人，執行插管、氣霧治療可能產生大量氣霧，以目前的救護車來說也無法減少救護員感染風險。因此，簡鈺純說，台北市消防局自訂對策，三月二日起救護員暫停對OHCA病人插管、抽吸、正壓通氣、氣霧治療等，有效避免產生會造成感染的氣溶膠。

三月三日，消防員權益促進會粉專發文表示，與中央消防署會談後訂出幾項共識，希望能在近期制定各縣市統一的應變措施、製作派遣流程SOP，甚至能結合健保卡查詢病人接觸史；其他還有取消派遣員得在秒數內完成派遣、建立外勤人員隔離檢疫機制，並建議一線救護員在面對未知狀況患者時，著裝高規格的防護裝備。

一一九消防單位未能同步納入防疫體系的隱憂，在我們的報導披露之後，才獲中央流行疫情指揮中心重視，由指揮官、衛福部長陳時中親自主持會議；救護人員的防水隔離衣、外科手套、N95等級以上口罩、全面罩等裝備物資，由消防署彙整地方消防局需求量，由疾管署回補給各縣市消防單位。

一一九也在發出了SOS之後，救護工作的保障才獲得「救援」。

文／林慧貞

疫情下的陪病風暴

——照護他人卻缺乏照護的染病黑洞

台灣醫院長年將病床照護工作外包給仲介業者，只抽成、不把關，不僅病家負擔沉重、看護也缺乏保障，形成醫院照護與院內感染的黑洞。二〇〇三年，兩名看護工及四名家屬不幸感染SARS；十七年後的新冠肺炎也出現印尼籍看護確診，一家北部醫院更爆出院內感染，致兩名病患、三名陪病家屬、三名護理師、一名清潔人員染病，上百名醫護人員被隔離十四天。

隨著疫情急速升溫，醫院照護風暴持續捲動，不屬於醫院內部人員的照服員和看護，因防疫物資保障有限，許多看護自顧不暇、不敢接案；而賣命接案者的價碼水漲船高，仍有病患等到出院都等不到看護，家屬只得自己輪班顧，儘管醫院目前皆施行一天一名陪病者限令，但輪班者愈多、進出醫院的人數反而更多，徒增院內感控風險。

吳小姐的家人於二月底住進台北市立萬芳醫院，向醫院登記申請看護和照服員，卻發現許多看護不願意到醫院工作。隔壁床病人好心給了一張看護仲介的名片，吳小姐好不容易因此找到一名中文流利的外籍看護工。沒想到，二月二十六日爆出印尼看護確診，那名外籍看護當天就不見人影，還偷走了她家人的健保卡，要求吳小姐得付清看護費才肯歸還。

「我們也曾懷疑她是行蹤不明的移工，但是沒辦法，我們真的找不到看護，」吳小姐無奈地說，這名外籍看護要價並不便宜，二十四小時是兩千兩百元，已經和本國籍差不多了，在急需的情況下實在沒辦法顧慮太多。

但事實上，吳小姐的案例只是冰山一角。

疫情下的醫院照護現場

在爆發本土群聚感染下，部分看護為了自身健康暫時休息。和台大、馬偕等多家醫院合作的「安安看護中心」表示，平常就很缺人，現在更缺，看護的家人叫他們現在不要去醫院顧病人，有病患等了一、兩週，「甚至出院了都還沒等到。」安安看護和各大醫院簽有合約，不能任意調漲價格，維持在二十四小時兩千兩百元，但接待的工作人員私下表示，「外面個別接案的看護，已漲到兩千六百元了。」

台大醫院是台灣醫療龍頭，疫情期間就醫人潮仍絡繹不絕，小艾（化名）的公公已經在此住院三天，家人在工作之餘輪三班照顧，她詢問之前曾配合過的仲介公司，一般科病人原本二十四小時照顧費用是兩千一百元，現在已經漲到兩千四百元，復健科、骨科等特殊病人或居家二十四小時照顧，也從兩千四百元漲到兩千六百元，仲介公司回應，「現在都找不到看護了！」她也向醫院配合的業者登記申請照服員，遲遲沒有下文，後來才發現前面還有好幾個人在排隊，根本排不到。

一名看護仲介業者張先生表示，台北二十四小時看護至少兩千五百到兩千六百元，還不一定找得到人，如果遇到肺炎個案，即便只是一般肺炎，看護仍嚇得避之唯恐不及，「群組裡上百個看護沒人要接。」只能跟家屬說抱歉，請他們自己想辦法。

漲價其實並非只因看護和照服員坐地起價，而是當下到醫院工作的風險實在太高。

在嘉義地區擔任照服員的何春美，SARS期間曾在衛生署嘉義醫院的護理之家擔任照服員，當年碰到住民疑似感染SARS，導致工作人員都要隔離，「那種心情非常非常沉重。」現在她的小孩已成年，卸下經濟重擔，但這次疫情更嚴重，兒女特別傳訊息叮嚀她這段期間不要接到醫院陪診、照顧的案子。因此即便老交情的看護業者急call，但何春美仍只接老客戶和到家照護的案子。她也透露，「不少同業這段時間也不太願意去醫院照顧，通常都是有經濟壓力的才比較沒得選。」

讓看護和照服員卻步的原因，除了家人勸阻，另一個重要的關鍵在於看護接觸的多半是高齡、患有慢性病者，都是這波疫情的高風險病人，但他們都不是醫院體制內的人，不僅工作缺乏保障，也落在防疫網之外，口罩防護等物資，第一時間都要自籌自備。

盧湘羚從事照服員工作二十多年，二〇〇九年和朋友創辦嘉義市照服員職業工會，常用「體制內、編制外」，形容他們在醫院的角色。她舉例，台灣在一月二十一日出現第一例確診，當時衛福部特別保留口罩給各大醫療院所，但是嘉義基督教醫院平時每班向照服員抽成一百元，此時卻認為照服員不算醫療人員，不發給他們口罩，而和醫院簽約的仲介公司，也認為沒義務提供。

盧湘羚表示，許多會員因為買不到口罩，只好重複使用，甚至有人不敢到醫院工作，影響收入。幸好在工會尋求立委協助向院方反映，嘉基很快在二月四日、五日就發放每人每天一片口罩。

盧湘羚說，當然很感謝嘉基釋出善意，但希望政府思考防疫策略時「將眼光看向弱勢」，許多看護和照服員是二度就業、經濟條件不佳，才從事這麼辛苦的工作；且二十四小時接觸病人的照護工作，風險不比醫療人員低，希望防疫政策都能一併將他們考量進去。

牽動九人確診的院內感染事件

衛福部直到二月二十六日才發布「醫療機構因應嚴重特殊傳染性肺炎（COVID-19）外包人員管理指引」，要求醫院針對外包人員強化感染控制措施，包含常見的照顧服務員（含病人聘請看護）、清潔工、保全等等，須造冊管理外包人員TOCC，量測體溫、要求配戴口罩等等，並且辦理感染管制教育訓練。不過直到三月三日，衛福部才拍板定案，發放住院患者「陪病者」每天兩片口罩。

二月二十六日確診的印尼看護，第一時間疫調查找不到她的蹤跡，在另家醫院尋獲她、將她送檢，引發各界聚焦討論「非法看護」的管理政策。不過，醫院的院內感控和疫病傳播，真正核心的問題其實在「醫院陪病」本身的風險，醫院把病房照護工作外包出去，責任落在病家身上，無論家屬、合法照服員或非法看護工，實質上都造成醫院人流變多，甚至接案照服員跨院服務，而增加疫病感染與擴散風險。

印尼看護確診後兩天，北部另一家醫院即因一名五十多歲患有糖尿病、心血管疾病的婦人（案三四），確診前曾因低血糖住院，後來牽動三名護理師、一名清潔人員，以及期間曾到醫院照顧她的女兒、兒子都陸續確診，甚至連同病房不同病室的病患和陪病家屬也遭感染。這起院內感染牽動九人確診，也導致該醫院上百名醫護人員被隔離十四天。

這證明，病毒不會檢查身分證和工作證，醫院管理才是關鍵。

衛福部長陳時中雖然在印尼看護確診後強調，現階段抓非法看護對防疫沒有好處、照護缺口無法補上，卻並沒有正面回應醫院長期將照護責任外包的問題，僅說「看護視同陪病者」，要做好個人防護、戴口罩，教育他們不要到處「趴趴走」。

二〇一八年，《報導者》與立法委員吳玉琴進行「全台醫學中心看護大調查」披露，十九家醫學中心機構裡有十三家把看護工作外包，平均抽佣三%到五%。報導刊出後，衛福部曾回應，修改《醫院照顧服務員管理要點》，醫院「得」設專戶或基金，提供看護在職訓練，並把關勞動環境、推動醫院全責照護、直聘照服員等等。

修法後，到底醫院有沒有用基金培訓看護？時任衛福部次長薛瑞元並未正面回答，僅說未來會將看護納入整個體系，「只要醫院能管理好就好。」

除了防護政策不足，法律也沒有站在看護這邊。看護常需出入醫院，染疫風險自然也高，不過桃園家庭看護工工會理事黃姿華表示，《職業災害勞工保護法》的補償僅限因職災死亡及因工作造成失能，如果只是罹患傳染病確診，「沒死沒殘的話，看護工還是一毛都拿不到。」

SARS的前車之鑑

由醫院施行「全責照護」（Total Care），讓病房照護由醫療單位進行專業訓練、分級及管控，是減少醫院感染最適宜的方向。推動「全責照護」三十年的台灣大學護理學系兼任副教授周照芳指出，護理人員都有防護措施，而且知道何時可以接觸病人、感控怎麼做，但家屬和看護不一定知道，「家屬帶來的院內感染很多，」而且頻繁的人員進出對感控不好，若看護有問題，因為不是醫院裡的人，醫院也不好管理。

印尼看護確診當天，衛福部也同步公告新政，限制每名病患一天只能有一名陪病人（含看護）、兩名探親者。雖然陪病人員減少了，但許多家屬有工作，得輪流請假照顧，兩三天就換一次面孔。一名台灣基層護理產業工會會員、在北區醫院服務的護理師就表示，會勸家屬要固定人力，但家屬要上班很難限制，只能一次一次教家屬怎麼照顧病人。「沒辦法，要從頭開始教，也不能不教，不教最後還是護理人員要承擔，」她希望照護人員要有系統性和連貫性，對醫院感控也比較好。

二〇〇三年SARS爆發時，台北市立聯合醫院和平院區發生院內感染，兩名看護和四名家屬因此過世，當時醫院推行全責照護的聲浪和共識很高，這項計畫也由當年受創最慘痛的和平醫院帶頭開始，並宣稱要落實到其他家醫院，然而十七年過去了，卻雷聲大雨點小。

二〇一七年衛福部和中華民國家庭照顧者關懷總會（簡稱家總）合作試辦「住院友善」計畫，鼓勵醫院共聘照服員，加入醫院僅三十四家，多半只開十床、二十床，病人想住也住不到；二〇二〇年則新增到九十三家，約五千五百床，但也僅占全台五百家醫院不到兩成。

盧湘羚曾親眼目睹許多不及格的防護措施：沒有受過感控訓練的家屬，將病人沾血的棉棒、用過的手套直接往廁所垃圾桶丟，「但我們受過醫院訓練的就會知道，有感染風險的廢棄物要丟在黃色垃圾桶，沾到血液或體液要丟紅色垃圾桶，一般垃圾則丟在白色桶。」不過她也感嘆，這不能全怪家屬，許多人是因請不起受過訓練的照服員，只好自己顧，若未來有全責照護制度，可減低陪病家屬數量，醫院整體感控也能更好。

照護責任外部化，榨乾護理人員

照護責任外部化不僅成為醫院感控漏洞，也反過來影響醫療環境。三月四日台北市立聯合醫院被爆出，疑有五十名護理人員集體請辭，許多護理師聽到這消息都感到不意外，甚至紛紛表示身邊也有許多朋友想離職，「但壓垮醫護人員的不是疫情，而是長期被壓榨的勞動環境。」

台北市立聯合醫院企業工會理事連若馨表示，聯合醫院每年有預算聘護佐，已經是較能單純從事護理業務的醫院，「不用幫病人換尿布，」但勞動負擔仍非常重，護病比可達到一比十五，也就是一個護理人員要顧十五個病人，加上醫院去年開始砍中秋、績效獎金，長期不被尊重，才是護理人員離職主因。

其他沒有全責照護的醫院更慘。北部某醫學中心護理師表示，有些看護或家屬訓練不足，護理師得要幫忙翻身、扶去廁所，一些經濟條件較差的病患沒有家屬能顧，又請不起看護，護理師不可能丟著不管，只好把屎把尿，兼顧看護業務，忙到一整天沒時間吃飯已是日常。「這種現象還蠻普遍的，坦白說這樣病人照顧品質一定會下降，畢竟時間就這麼多。」

「人力和派遣公司的外派看護沒有系統化管理，形成醫院裡面相關問題，」日前面對吳玉琴在立法院院會質詢時，陳時中也坦言，醫院管理有問題。

陳時中表示，二〇一九年底已和行政院長蘇貞昌提過，蘇也指示要積極規劃相關事宜，衛福部除了試辦計畫，未來會思考運用類似長照的支付標準表，根據支付項目，建立多對多的共照派案系統，引進評分機制，由醫院掌握看護人力，現在正積極建立電腦系統、計算費用。

薛瑞元則表示，目前看護和照服員不足，難以在醫院全面推動全責照護，不過衛福部將會利用這波疫情醫院登記的陪病人員和探病者資料，分析家屬可能有多少比例自己顧、自聘看護，評估未來的人力需求等等，「之前的確沒掌握需求和供給量。」

除了院內感控、照護品質問題外，病人自聘看護的負擔極大，且許多看護收費沒有規範、隨時都可以調價，就像目前疫情嚴峻下的漲價現況。

台灣全年估計約六百六十億元的照護費用，如何才能更有效益支出、減輕病家負擔？對此，不僅民代、照護團體，甚至連醫療監督團體，都罕見地已有共識——應把全責照護的費用，納由健保給付，再由精算合理反映在保費上，病人實際使用後，以差額負擔或共照費用支付，減少負擔、也能讓照服員收費穩定。

吳玉琴多次和衛福部溝通用健保給付全責照護，衛福部原本一再表示，照服員非屬醫事人員，且執行的服務屬於生活照顧，依法不屬於全民健保給付範圍；但吳玉琴認為，醫院內所有人都是照顧病人的一員，健保費給付全責照護，並不是將這些錢給看護個人，而是「病床服務」的一環。衛福部終於鬆口說會溝通，吳玉琴期盼，「衛福部不要疫情過了就忘了痛，全責照護是國家醫療政策，不是病患自家的事。」

家總祕書長陳景寧也呼籲適當調整健保費，將照服員納入醫院體系。她分析，目前全國約有七萬多張急性病床，以平均滿床率七成計算，大約是五萬張病床；若以一名照服員負責四位病患、採三班制、年薪五十萬元推估，每年全民健保保費約需調高一百八十八億元，占七千五百億元的全民健保年度經費不到三%，民眾可能每天增加兩、三元的保費而已。

民間監督健保聯盟發言人滕西華也支持將全責照護納入健保。但她認為，以醫院病床數計算成本不精確，應以病人實際使用狀況為依據。她試算，全台平均一年有一百九十五萬人住院，平均住九．五五天，再以過去周照芳曾試辦的病房成本計算，一天每床成本約一千一百到一千兩百元，民眾若自付差額五百元，一年健保約支出三百一十五億元，增加的健保支出全由民眾埋單，每月保費約多一百一十四元；若與政府、雇主按比例分攤，民眾每月約多付四十二．二元保費；若一名看護照顧多位病患，整體費用可再往下降。

雖然民間團隊計算出的健保費用不盡相同，但全責照護納保是民間團體的共識，讓照護不再成為病患、家屬與醫療人員沉重的負擔。這項被視為健保給付面的「世代正義」改革，在疫情下終獲衛福部回應，衛福部護理及健康照護司長蔡淑鳳受訪時表示，二〇二〇年除已在北中南東各醫院試辦「智慧共聘」，模仿長照的支付標準表，家屬可用App勾選需要的服務，由醫院媒合看護，費用仍由病家自付，也已將健保給付全責照護的可能性，納入下一個新的四年中長程計畫中。

文／林慧貞　攝影／蔡耀徵

疲於奔命的兩百七十五名獸醫
——動保與防疫業務的拉扯

新冠肺炎病毒可能來自蝙蝠，這類人畜共通傳染病已經是全球面臨的新挑戰，如何在疾病未到達人類身上前阻斷傳播，例行而廣泛的「動物監測」，是取得先機的關鍵。

台灣二〇一六年就開始監測蝙蝠冠狀病毒，沒有驗到會傳染給人的病毒。雖然台灣防疫體系走在前頭，卻有不少隱憂：獸醫師就業偏好穩定、薪水高的犬貓動物醫院，工作繁重的公職獸醫長期缺人；而和民眾關係最密切的地方政府家畜疾病防治所，卻被動保業務纏身，獸醫的日常是在街頭狂奔抓流浪狗做TNR（Trap Neuter Return，即誘捕、絕育、回置），導致許多考上公職的年輕獸醫師紛紛求去，招不到人把關動物的疾病安全。

二〇〇三年的SARS、二〇一二年的MERS及這次的新冠肺炎，不只二十一世紀幾次重要人畜共通傳染病的宿主被懷疑是蝙蝠，古老的「狂犬病」病毒宿主也是蝙蝠，世界各國對蝙蝠的監測不遺餘力，不論是蝙蝠身上狂犬病的基因序列，以及近年流行的冠狀病毒，都已經建立起龐大的病毒資料庫，各國科學家可以交互比對基因序列，判斷病毒是否出現變異、可能的傳播途徑。

新興傳染病不只要人醫，還要獸醫

當WHO二〇二〇年一月七日宣布出現新的冠狀病毒，中國一月十日就公布病毒全基因序列，二月二日宣布這和一種蝙蝠身上的冠狀病毒基因序列相似度高達九六%。二月十一日，WHO進一步指出，病毒源頭可能是菊頭蝠科底下的菊頭蝠亞種。

相較於SARS一開始被誤認源頭宿主是果子狸，三年後才證實是蝙蝠，二〇一三年確認原始宿主是中華菊頭蝠；此次不到一個月內即完成基因定序與源頭宿主比對，顯示出動物監測網絡擴展了人類對病毒的認識。

屏東科技大學研究指出，感染人類的一千四百多種病原中，人畜共通傳染病就占了六一%，人類新興傳染病則有超過七〇%是接觸野生動物所致。近年來重大新興疾病都來自人畜共通的冠狀疾病，而其源頭宿主都指向蝙蝠。

台灣二〇〇八年就曾監測蝙蝠是否帶有狂犬病毒，自二〇一三年狂犬病毒重現後，防檢局更開始常態性監測野生蝙蝠，二〇一六年起也委託台北市蝙蝠保育協會和農委會家畜衛生試驗所（以下簡稱畜衛所）採樣野生蝙蝠的排泄物和口水，監測冠狀病毒，目前都尚未發現有會感染人的冠狀病毒和狂犬病毒。

根據畜衛所資料，目前經常性監測的有蝙蝠冠狀病毒和狂犬病病毒。冠狀病毒方面，二〇一六年至二〇一九年合計檢驗了五百二十二件傷病或死亡蝙蝠的口腔拭子和肛門拭子，其中二十二件檢體呈現冠狀病毒核酸陽性反應；依病毒核酸序列分析結果，病毒分別屬於阿爾法冠狀病毒屬（Alphacoronavirus）與貝塔冠狀病毒屬（Betacoronavirus）兩屬。

畜衛所疫學研究組組長李璠表示，因為未進行病毒分離，只能概略了解病毒的分類，無法透過完整基因體的基因定序鑑定它們是哪一種病毒；不過這些病毒與新型冠狀病毒、SARS冠狀病毒、MERS冠狀病毒的親緣關係相對較遠，目前沒有證據顯示它們對人類具有病原性。

狂犬病病毒則是檢驗死亡蝙蝠的腦組織，二〇一六年至二〇一九年合計四百五十件，均沒有測到狂犬病陽性檢體。

畜衛所也在台灣的「東亞家蝠」和「絨山蝠」測到四件麗沙病毒陽性檢體，是全世界新發現的麗沙病毒，但目前沒有證據顯示這些病毒對人類有致病性。

這些重要的基礎工程，必須仰賴公家單位獸醫師長期投入，但公職獸醫這個鐵飯碗，卻常常沒有人要端。

農委會動植物防疫檢疫局（以下簡稱防檢局）二〇一九年曾盤點全國公職獸醫人數，目前全國動物防疫機關正式獸醫職員有五百三十一人，辦理防疫業務有三百三十九人，動保業務兩百五十六人，其中有六十四位同時兼辦防疫、動保業務。這些數字是依業務內容計算，台灣還沒有專門的「防疫獸醫」或「動保獸醫」認證。也就是說，全台僅兩百七十五位公職獸醫專責防疫業務。

根據二〇一八年農業統計年報，全台豬隻在養頭數約五百五十萬，雞鴨鵝一億一千隻。二〇一九年台灣因高病原性禽流感撲殺了九十九萬隻家禽，而二〇一五年禽流感大流行時，撲殺總數更達到五百四十萬隻，平均每天有二．六場確診，各地公職獸醫疲於奔命。

防檢局副局長徐榮彬表示，這五百三十一位是指目前在線上的公職獸醫，實際上全台還有一百一十九個公職獸醫職缺沒招滿，其中負責防疫業務的就有七十五人，「平常沒有疫情時或許還算充足，但真的有疫情來可能就不夠。」

徐榮彬指出，防檢局、畜衛所的公職獸醫多從各分局、地方升上來，人數較充沛，缺最多的是地方政府防疫單位，公職獸醫薪資、工作環境本就不如民間開業獸醫師，地方政府獸醫又要執行動保業務，許多人考上了也不願報到，人員一直補不齊，在地方負責防檢疫的獸醫業務量無人分擔，壓力太大紛紛調職或離開，形成惡性循環。

做公職獸醫「消業障」

「我常開玩笑說，到我們這是來消業障的，」嘉義縣家畜疾病防治所所長林珮如無奈地說，獸醫師需有專業證照，新進的地方公職獸醫卻只有五職等，薪水僅三、四萬元，但在藥廠或是動物醫院工作，薪資是兩倍。少數願意留在地方當公職獸醫的新鮮人，也因無法發揮專業而離開。

「很多考上公職的年輕人打電話來問我們業務內容，一聽到要做動保，馬上嚇得不敢來，」林珮如說。

家畜疾病防治所，顧名思義本業是預防和治療動物疾病，尤其是和人關係密切的家禽、家畜及水產動物，許多人畜共通傳染病如禽流感，就是從野鳥傳入家禽，再透過活禽交易、批發市場不斷傳播病毒，最終跳到人類身上。地方防治所宛如台灣防疫的末梢神經，首要任務卻是動保。

一九九三年次的張家維剛到嘉義防治所報到三個月，這天他跟著所內動物保護管制隊長黃翌誼，來到義竹鄉捉流浪狗做ＴＮＲ。托著半身高的麻醉槍，他略微生澀地瞄準二十公尺遠的目標，咻的一聲，中了麻醉的黑狗，用

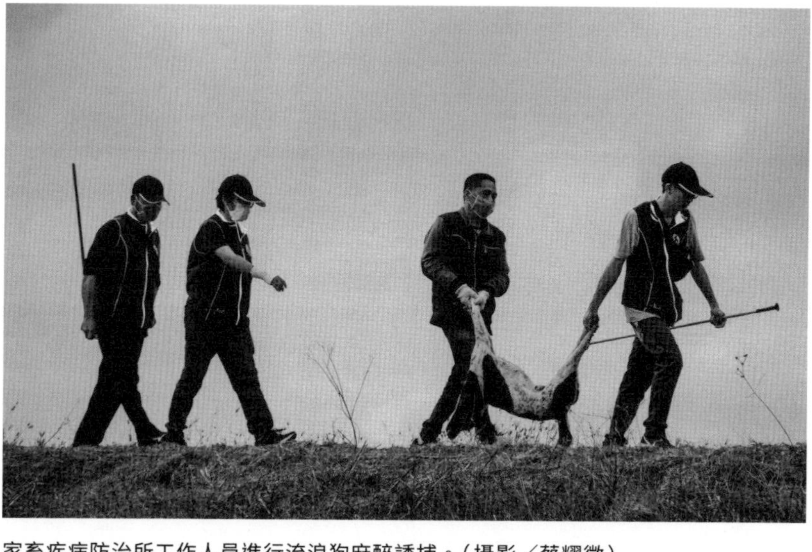

家畜疾病防治所工作人員進行流浪狗麻醉誘捕。（攝影／蔡耀徵）

盡最後一絲力氣拔腿狂奔，他也立刻發揮跑百米速度，跟著追到墓仔埔裡，卻怎麼樣也找不到黑狗。氣喘吁吁歸來後，他說：「這些上課都不會教。」

張家維在嘉義大學讀了五年獸醫，卻沒有一堂課教怎麼用麻醉槍，如何在街頭翻牆捉流浪狗，也沒有人告訴他，民眾打電話用三字經罵為什麼不捉狗時，該怎麼應對。

他坦言，自己是因為成績關係，分發到嘉義防治所，現在的工作內容的確和之前所學有落差，但想說試試看、多磨練，他的同學新分發到別的縣市，也是先分配到動保業務。

同樣是獸醫出身的林珮如說，由於動保業務深受民眾「關心」，所上有一大半資源需花費在動保，全所二十個獸醫，扣掉行政業務繁重的主管，剩十六個獸醫分配給四個課，所上除了有家畜防疫課、家禽防疫課、檢診公衛課，動保也自成一個課，動保獸醫不僅要到街頭抓流浪狗TNR、收容流浪犬貓，還得接電話，聽民眾抱怨鄰居家的狗太吵、防治所捉狗不力等等，業務和防治動物疾病脫節，使得新進獸醫心力交瘁，許多考上公職獸醫的年輕人，紛紛將地方政府列為最後的分發選項。

動保搶占防疫人力

一九九八年台灣通過《動物保護法》，地方動保人力卻沒增加，也沒有設立專責單位，業務落到防疫機關頭上，大幅影響正常的防疫工作。由於負責動保的獸醫流動大，地方政府只要有新報到的公職獸醫，大多優先分發到動保，人力補滿後，才輪到其他單位。

禽流感是近年來全世界傳播最廣泛的人畜共通傳染病之一，其中基因型H5N1和H7N9都有禽傳人的案例，沒人能保證病毒何時突變成具有人傳人能力，因此第一線的監測和流行病學調查至關重要。

地方政府不是不知道禽流感嚴重性，卻有心無力。嘉義防治所家禽防疫課課長邱淑雍拿出防檢局最近發的「禽流感流行病學訪視紀錄表」，問題長達七頁A4，包括禽舍周遭環境、和隔壁雞舍距離多遠、飼料桶擺放的位置等等。防檢局希望地方防治所訪視禽農，歸納出風險點，但根本沒有足夠的時間和人力。

邱淑雍表示，由於動保獸醫職缺優

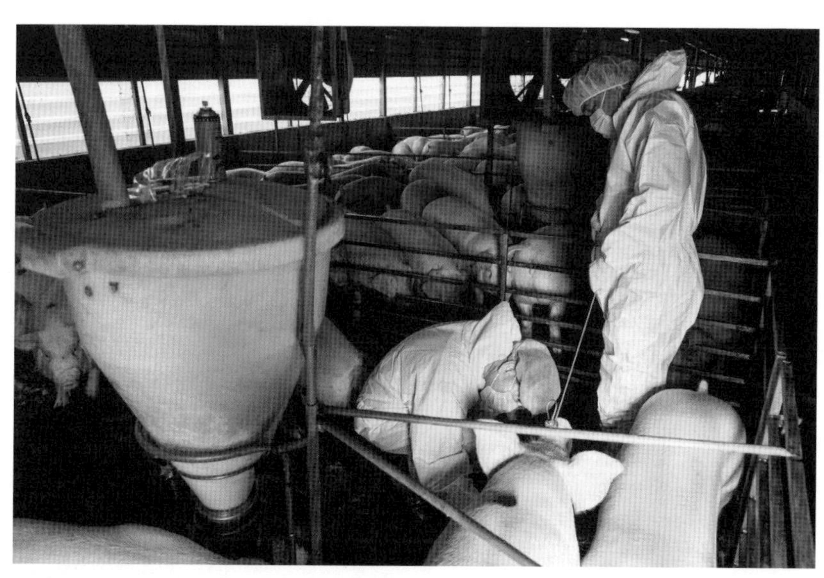

嘉義縣家畜疾病防治所獸醫正在為豬隻採血，檢測判定是否感染口蹄疫。（攝影／蔡耀徵）

先，家禽課獸醫始終補不滿，許多人訓練完半年好不容易上手，又被調到其他單位，得花時間重新訓練，又要時常面對動輒上萬隻雞的禽流感撲殺業務，連假日都忙得人仰馬翻。她的願望很卑微卻實際：「希望動保課的獸醫能待久一點，這樣我們才有機會補到人。」

二〇一八年爆發的非洲豬瘟，台灣至今保持完美零紀錄，背後也是地方防疫人員的血淚。莊信雄是嘉義縣防治所唯一一個負責監測豬隻的獸醫，台灣這兩年力拚睽違二十四年的口蹄疫非疫區，時常需要到養豬場採血，檢驗豬隻有無口蹄疫抗體，在中國疫情爆發後，台灣大大小小防疫演習不斷，民眾通報豬屍電話也大舉湧入，防治所得一個一個撿屍、採血送驗，業務爆增，獸醫人力卻「始終如一」，他連假日都得出勤，親自到大排水溝撿腫脹發臭的豬屍，有時還得排班接聽動保專線。不只他，嘉義防治所三個課室，每週都要輪流排班接動保專線。

台灣大學獸醫學院院長周晉澄觀察，台灣的公職獸醫名額足夠，「但用到動保去了，」獸醫也可以做動保業務，但不該變成主要工作，動物需要醫療協助時獸醫才要出馬。林珮如也認為，動保業務可以由防治所負責，但必須成立專責組織，給予足夠的經費和人力，讓獸醫回歸到防疫本職。

徐榮彬對此也相當無奈，他說，防檢局已多次建議地方政府成立專責的動保機關，但農業縣市中目前僅屏東縣採納。但這很難怪地方政府，「因為他們也沒人力，」歸根究柢還是要增加基層動保員額。

面對人畜共通疾病，卻缺乏國家級的整合

防疫獸醫人力吃緊，也連帶影響和人醫的合作。隨著人畜共通傳染病不斷出現，「保育醫學」概念在國際興起，核心精神是「一體健康」（One World One Health），人類與動物、環境的健康是一體的，防疫也是一體的。由此可知，獸醫和人醫的整合，是防治人畜共通傳染病的必要之路，但台灣卻才剛起步。

根據國際通用的「全球衛生安全綱領」（Global Health Security Agenda, GHSA），疾管署在二〇一六年評估，台灣人類及禽畜農牧業流行病學及田野調查的專業人才量能仍有不足，未來五年目標要培養一百一十八名田野流行病學家，及至少十二名受過訓練的獸醫師，投入人畜共通傳染病領域。

台灣目前只有人醫有專責的「防疫醫師」，獸醫則無，徐榮彬解釋，獸醫在學校所學專業就是防疫和診斷，和人醫制度比較，開動物醫院、幫經濟動物看病，可視為獸醫的「臨床」，而公職獸醫理論上工作都是防疫，所以不像人醫還要特別認證「防疫醫師」。不過，以往獸醫較不重視流行病學研究，其實流行病學可讓監測疾病事半功倍，例如知道要採多少檢體才有效、採哪些點。

二〇一七年起，疾管署和防檢局合作進行「人畜共通傳染病流行病學訓練」，開設培訓課程。防檢局也在二〇一八年制定「動物流行病學防疫獸醫師訓練登錄辦法」，領有獸醫證照者，上過六十個小時的流行病學訓練課程，完成實際參與流行病學的疫情調查報告一份，及流行病學分析

案例口頭報告證明一份，即可登錄為動物流行病學防疫獸醫師。在二〇一九年的問卷調查中，二十四名學員有高達九五．八%認為中央須設立專職疫調獸醫。

然而截至目前，登錄的獸醫仍掛零。疾管署曾調查，參與訓練的學員，只有二一．四%知道此登錄辦法，建議防檢局多宣導。徐榮彬表示，二〇一七至二〇一九年，已有十九人完成六十個小時的訓練時數，只缺後續的疫調和分析報告，二〇二〇年會輔導取得並登錄。然而即便受過流行病學訓練，這些動物流行病學防疫獸醫回到自己崗位時，仍被其他業務壓垮，難以發揮所學。

徐榮彬表示，平常公職獸醫的工作就是防疫，因此目前並沒有打算成立專責的防疫獸醫，「我們是採任務編組，」曾任農委會家畜衛生試驗所所長、現任動植物防疫檢疫局局長的杜文珍無奈苦笑道，台灣的公職獸醫可以招滿就很好了，很難要求再針對特定領域去細分。

一名曾參與過人畜共通疾病防治的獸醫學者認為，台灣缺乏不同領域的橫向交流，美國重視保育醫學，針對人畜共通疾病，美國疾管署有一個專門的單位負責，納入公衛醫師、獸醫、生態學家、流行病學家。面對人畜共通疾病，台灣需要國家級專業策略，整合各部門。

野生動物監測，長官不重視就沒經費

屏科大野生動物保育研究所副教授陳貞志，是台灣少數投入野生動物疾病調查的獸醫，在加拿大拿到獸醫流行病學博士學位，東部鼬獾的狂犬病監測就是由他負責。

他認為，防檢局現在雖有野生動物監測計畫，但只是把屍體或樣本送到實驗室檢驗分析，沒有後續的調查，「和疾病防疫實在差太遠。」應該要仿照人醫，到現場調查疾病一開始在哪裡發生、傳給誰、中間經過多少時間、族群有多大、有無其他案例等等，才有辦法知道整個疾病的傳播過程，進而有效控制，「你要了解疾病的個性、處事風格，只知道疾病的名字，沒辦法控制它。」

二〇二〇年，陳貞志每兩週就跑一次高雄美濃，因為當地發生十多隻山羌在溪邊神祕死亡案例，有人說是被毒死，也有人懷疑水源遭汙染，但他和助理勘查發現，山羌腐爛程度不一，若被毒死，應是同時間死亡，因此推動死亡案例一波一波出現，可能是傳染病。經實驗室檢驗，果真印證了他的假設，這些山羌得到「牛病毒性下痢」（Bovine Viral Diarrhea, BVD），是全世界山羌染病首例。

陳貞志解釋，這個病會讓動物拉肚子、發高燒，導致脫水、口渴，因此山羌跑到溪邊喝水，過度虛弱而死在溪邊。目前屏科大研究團隊已經架了自動相機，監測當地山羌族群數量，持續比對病毒特性和病灶解剖結果，同時調查附近的家畜有沒有同樣病毒。

這種宛如影集《CSI犯罪現場》的調查，奠基在長期的田野研究和經費挹注。陳貞志十分感慨，台灣長期忽視野生動物疾病研究，學生就算有興趣，畢業後工作機會也不多；獸醫訓練也著重在實驗室分析，缺乏野外經驗，沒有野生動物族群觀念。

曾參與蝙蝠監測計畫的研究人員表示，台灣確實做了野生動物研究，但經常散在各項計畫裡，資料沒有整合，數據也找不到，而且通常是一年一年的計畫，不像國外是擬定政策方向，用長期、固定的大型計畫推動，「台灣是長官重視就持續有計畫，不重視就沒有。」

從禽流感、SARS到新冠肺炎，大自然不斷向人類展示了疾病沒有人獸界線，了解周遭的動物，才能獲得下一場疫病的線索與解答。

全員台灣隊

PART V

CHAPTER 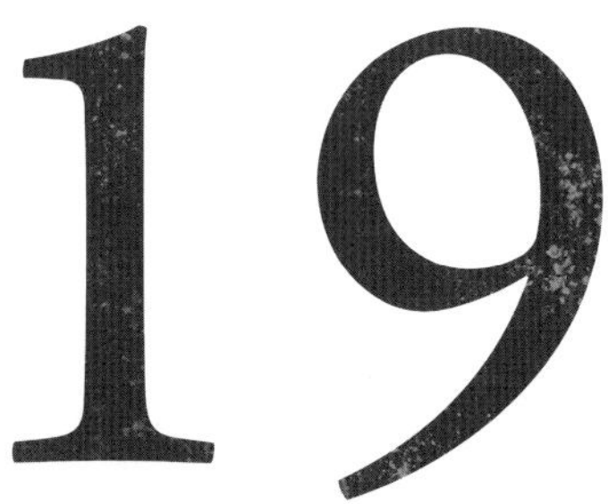

編織台灣防疫網的雙手

——從里幹事到接線員的防疫現場

文／陳潔、楊惠君　攝影／楊子磊

兩滴眼淚，顯影了台灣防疫的艱辛。第一滴是衛福部長陳時中因台商包機返台後出現確診個案，流下的守門人之淚；第二滴是台灣首名病例女台商，痊癒後的感恩之淚。透過媒體影音放送，凝聚台灣人的心。

台灣原被評估為新冠肺炎全球擴散風險極高地區，但目前疫情防守穩健，未出現大規模社區感染。這背後是數千雙隱形的手，撐起了層層防疫網，他們是：最前線的責任醫院和醫護、衛生局防疫隊、里幹事、警政單位。

台灣首例病人痊癒出院背後

「我要向第一線的所有防疫人員說聲，您辛苦了！謝謝你們！」

五十五歲女台商，是台灣首例被確診的病人。經過十六天隔離治療，三次採檢病毒皆呈陰性，痊癒出院，親手寫下了對台灣防疫人員及醫護人員的感謝：

「您試想：明明知道有被傳染，會有危險的事，你會去做嗎？但一線的護士、防疫人員，為了要治療我，要幫助我，他們卻必須接觸我、面對我，甚至天冷為我多拿一床被子，幫我拿熱水，飯冷了微波了，熱了才為我送過來。我的嘴唇裂了，馬上幫我聯絡醫生幫我拿藥拿棉棒。醫生也不厭其煩地為我說明我的病情，給我鼓勵，真的真的真的非常非常非常地謝謝你。」

她是台灣第一起個案，而且肺炎頗為嚴重。參與診治的衛生福利部附屬醫療及社會福利機構管理會執行長王必勝說，這名女台商只有微微的發燒、咳嗽有痰、會喘，但兩側肺炎狀況不輕。

第一線的治療團隊透露，最近熱門的抗病毒藥物瑞德西韋、干擾素等都沒有用上，除了抗生素外，只有用了止咳、輸液、供氧等支持性療法，「但每天都與指揮中心及防疫專家通話，確認病人的狀況、使用哪些藥物，每一步都萬分謹慎。」

這一例，算是成功守住了！王必勝表示，女台商不僅痊癒出院、也未進入社區，對全體防疫人員有莫大的鼓舞，這背後台灣防疫至少做了六層防護：

一、邊境管制（針對武漢班機登機檢疫）；

二、機場防疫（入關後發燒篩檢、填傳染病防制調查表）；

三、送醫通道（機場防疫人員通知責任醫院，救護車由特殊通道直送醫院）；

四、民眾配合（在機上就告知身體不適，入關後誠實通報）；

五、醫院感控（啟動院內感染SOP，送入隔離病房治療）；

六、擴大疫調（機上接觸者調查、居家疫檢及健康管理監控）。

每一道關卡和體系，都是SARS震撼教育後逐步建置、經年扎下了根基。SARS前，有些醫護人員連N95口罩都沒看過；如今對指揮作戰、專責醫院、院內感控、負壓隔離病房設置等，年年操兵、演習。台灣更是少數在SARS後未取消機場發燒篩檢站措施的國家，入境防疫和檢疫持續維持警戒。

然而，SARS迄今，台灣已有H1N1、H7N9新型流感、登革熱、MERS等六度嚴重的傳染病爆發，但台灣防疫醫師其實比例偏低，還在立法院冰櫃裡的《公共衛生師法》又讓公衛師難產，防疫人力布建，只完成了半套。眼前的疫情，需要居家檢疫人數高達數千人，靠著有限的防疫兵力和急診、感染科與加護病房的醫療院所人員，苦撐住延緩病毒社區感染的防線。

現場一：機場入境第一關，部桃守下七十餘起疑似病例

距離桃園機場最近的衛生福利部桃園醫院（簡稱部桃），便是新興傳染病的應變醫院，也是這次疫情中接收最多疑似個案的醫院。他們鎮守台灣疫情的大門，機場入境的發燒個案，直接由專門通道直送到這裡，盡力把個案隔絕在市區外。

連同新屋分院在內，部立桃園醫院共十三間負壓隔離病房，從一月到二月已接獲約七十例疑似個案，是全台收治最多的醫院，四名感染科醫師加上四位感管師，從春節前一週就進入戒備狀態、輪流值班，沒有喘息。

四十三歲的部桃感染科主任鄭健禹，站在這次新型冠狀病毒的最前線，十分沉著。「因為我們年年演習，其實滿熟練，」他說。

這些演習包括：由專業的「假病人」演出傳染疾病的病徵，考驗相關人員的因應與處置，這些人員不僅是急診、住院的醫護人員，甚至保全和清潔班都是重要的一環，都要被「抽考」，反覆練習SOP。

例如，醫院接獲機場篩檢出的疑似個案，急診室接獲消息要通知感控室、清潔班等各單位。病患搭救護車到醫院時，要進入獨立的發燒篩檢站，依基本診斷後，重症、輕症分別送往ICU（加護病房）和負壓隔離病房，沿途經過的路線、電梯都是專門通道，確保從機場到病房接觸到最少的民眾及醫護人員。而負壓隔離病房的稽核，護理師穿脫防護衣訓練、保全拉封鎖線、清潔班

清潔流程等訓練也在內。

儘管準備充分，但愈來愈多疑似個案湧入，前線醫護壓力表也飆升，尤其是負壓隔離病房的調度。每一則疑似個案，從通報、住進醫院到排除離院，少則三天、長則五天，排除染病之前，都得在負壓隔離病房內。但平常即有其他結核病等需要住進隔離病房的患者，病房排擠效應是他們最大的憂慮。全台灣有一千零二十八張負壓隔離病床，每人在檢驗排除之前，都得要先隔離，負壓病房的承載量挑戰愈來愈嚴峻。春節後，部桃收治的疑似病人倍增，緊急清空十五間病房，以預防當負壓隔離病房超載時，病人仍能在第一時間被妥善安置。

不過，新冠肺炎臨床表徵變化日漸增多，有些病人低燒或甚至沒有發燒，而同時間也在流行期的流感也一樣；隨著兩個疾病灰色地帶愈來愈大，診斷挑戰變大，也因為症狀相近，對第一線醫護人員來說，也難以徹底消除心中的恐慌。鄭健禹說，當第一線的醫護人員出現感冒發燒症狀時，恐懼的心情就會開始蔓延。

「我們每天開會，和全院報告每一項準備，即使繁瑣的事項也天天檢討，再用院內LINE群組公告，就算如此，還是會有同仁擔憂，只能不斷接電話解釋。」

現場二：基層防疫人員遭電話轟炸，質問「為什麼要隔離」

「喂？×××先生嗎？你今天還好嗎？體溫幾度？」平日上午九點，彰化縣衛生局的防疫隊早已全部上工。十一個防疫隊成員一人一支電話，盯著電腦螢幕上長長的名單，撥出一通通電話。

根據中央流行疫情指揮中心的規定，居家隔離、居家檢疫者，須在家自我隔離十四天，不得外出。居家隔離者，衛生局防疫隊會透過一天兩次電話，隨時確認隔離者狀況；居家檢疫者，則由縣市公所民政課下派各村里幹事負責，一天一次聯繫後回報。

以彰化而言，二月時居家隔離、檢疫者共三十二人，從衛生局、警政、里幹事，至少就動員五、六十人配合防疫。

「這兩類隔離民眾都屬於待觀察、無症狀的族群，」彰化縣衛生局疾病管制科科長王曉琪說，一旦民眾在隔離期間出現症狀，防疫隊、里幹事就會立刻通知衛生局，再由疾病管制科人員與醫院聯繫，將疑似個案轉介到醫療端。

一天八小時以上的上班時間，電話監測、轉介個案，衛生局人員眼裡盯著螢幕資料、歪頭撐著電話，而電話總是掛了又響，幾乎沒有間隔。每天得處理數十通民眾的詢問電話，以及抱怨情緒。

聯合里幹事辦公室裡，里幹事們每天上午十點前，都得完成「關心」自己村里的居家檢疫者，再上報資料給市公所。一位里幹事說，她負責的里內，有一對夫妻需要檢疫十四天，因為住得近，是原本就認識的朋友，更容易關心。「電話打到第二天，我才開口，她就打斷我、跟我說很健康，一切都好，就是很無聊。」

另一位里幹事則表示，「我的里有一個台商要隔離到二月五日，他四日就問我，明天能不能出去，悶太久了！」他們都說，這項防疫工作，最大心力都在安撫躁動的民眾，說服他們乖乖隔離十四天。

「衛來衛生局罵買不到口罩的、照三餐打來說為什麼要隔離的……跟民眾溝通是我們防疫人員的工作，但這段時間，所有的同仁真的都沒有休息，算不清一天要接多少電話，真的很需要民眾配合，也給防疫人員多一點鼓勵和信心，」王曉琪嘆。

儘管派了不少一線人力透過電話監控隔離民眾，仍然偶有傳出隔離者失聯的消息。一月二十八日，指揮中心宣布，將首次針對居家隔離者、居家檢疫者，增加「智慧監控」，對全台灣一共兩千多人提供手機，並透過定位系統，督促民眾確實隔離。

第一線要將手機送到隔離民眾手上的，除了衛生局和里幹事，還有警政單位。彰化縣警察局行政科科長陳世面解釋，民政單位、衛生局都會第一時間提供需隔離民眾名

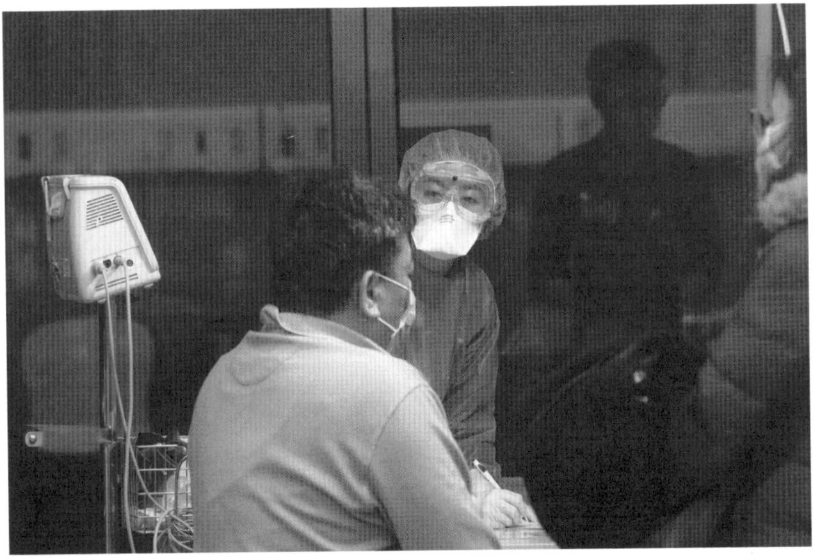

部桃急診部外，醫護人員針對發燒與咳嗽的民眾進行初步篩檢。（攝影／楊子磊）

單，警察局再依照民眾居住地，分派給各地方分駐所，由所長、副所長等警局同仁，協同其他單位，親自前往民眾家中，設定手機定位、LINE群組等。

如此一來，隔離便多了一層強度。除了電話確認民眾是否在家之外，莊人祥表示，透過手機的SIM卡，與離家最近的基地台定位連線，民眾一旦離開基地台所匡列的範圍，系統就會出現警示通知。

陳世面說，警局裡都有支與此次手機監控系統連動的公務手機。「只要民眾跑出去、把電話關掉，公務手機就會傳出『不可能的任務』的音樂，為了以防萬一，我們就會一起出動去現場訪視，看看到底在不在家。」

與此同時，村里長、衛生單位也會收到通知，打電話再確認民眾動向；民眾的手機也會收到簡訊，告知定位系統異常，若擅自出門將依《傳染病防治法》開罰。

隔離的配備、規格都升級，但仍無法避免防疫人員要與隔離者接觸。尤其對非醫療體系的警政、里幹事而言，難免會擔憂。里幹事回憶拿到手機那天，他和警察單位、民政課，三、四個人戴著手套口罩，浩浩蕩蕩前往隔離者的家。「要親自拿手機給他、設定測試定位系統，還要給他簽隔離書，待在他家一段時間，這怎麼會是讓里幹事來做？」他質疑。

現場三：指揮中心全天候開記者會、專家輪番上陣拍衛教影片

從嚴防境外移入者、依等級區分居家隔離、居家檢疫者，到過去從來沒有出現過的撤僑及延緩開學，台大流行病學與預防醫學研究所教授方啟泰認為，這次的防疫決策與表現，迄今「可圈可點」。讓民眾最有感的，是疫情指揮中心幾乎全天候開記者會，透過直播即時宣布最新疫情，也讓衛福部長陳時中成為近來知名度與好感度上升最快的內閣首長，而疾管署署長周志浩、輪值發言莊人祥等，也是二十四小時待命，網友更發起「陳時中部長去休息」活動。

衛福部更動員流病專家前副總統陳建仁、台大副校長張上淳、台大感染科醫師黃立民、李秉穎等，輪番替衛福部錄製衛教影片，教大家如何勤洗手、什麼人才需要戴口罩。

統一發言、開記者會、上電視、拍影片，和媒體溝通，也是SARS學來的經驗。「我們這輩子最『紅』的時候，應該就在SARS了！」當年抗煞指揮中心副總指揮官、馬偕兒童醫院名譽顧問醫師黃富源打趣說道。SARS時，政府直接徵用電視台中午、晚間和深夜三個時段，每天全國聯播五分鐘《防疫最前線》，他和李明亮、陳建仁等輪流上線，結果創下極高收視率，當年爆紅的程度，不亞於如今的陳時中。這更讓他們了解到，與民眾直接溝通和宣導多麼重要，這個寶貴經驗，便沿用在這次防疫上。

黃富源表示，「我認為這個效果是非常好的，防疫資訊傳遞以及和民眾的溝通，非常重要。」同時也能防止假消息的散播，提升對政府的信任度。

ＳＡＲＳ當時，台灣連疫情指揮中心都各自為政，當年臨危授命的抗煞總指揮李明亮，曾公開指稱：「ＳＡＲＳ早期，中央與地方之間的對立、不和諧，赤裸裸上演。」當年執政的陳水扁政府與疫情主要地區的首長台北市長馬英九團隊各自為政，衛生署抱著「我就是要看你死」的態度，台北市衛生局長則以「我就算死了，也不會向你求救」的態度苦苦死撐，結果間接導致和平醫院嚴重感染而封院，讓全民受害。

ＳＡＲＳ隔年，大幅修正了《傳染病防治法》，確立中央與地方主管機關的權限，中央得視疫情嚴重程度，成立「中央流行疫情指揮中心」，並視急迫情況逕由中央代為執行地方主管機關應辦理事項。十七年來，從Ｈ１Ｎ１新型流感到此次的疫情，立即成立「中央流行疫情指揮中心」，全權負責疫情與政策發布，不再出現多頭馬車的亂象。

新興傳染病往往是社會集體恐懼更大於疫病本身，疫情不明確或各種「假訊息」對防疫極具殺傷力。ＳＡＲＳ時，曾有媒體報導馬偕醫院院內超過八十個院內感染、員工丟出「瓶中信」求救的烏龍事件，萬華華昌社區水染毒致感染的誇張消息，都令當時的防疫中心在焦頭爛額之際，還要分身忙著滅火。

二〇一九年《傳染病防治法》也再修正，將散播有關傳染病流行疫情的謠言或不實訊息的罰則，從五十萬元以下大幅提高到三百萬元。光是疫情開始到二〇二〇年一月底，全國警察單位便偵辦了三十多起相關案件，已有十六人被送辦。

ＳＡＲＳ時由駐美台北經濟文化代表處衛生顧問一職返台抗煞的疾管署前署長、陽明大學校長郭旭崧認為，這一次的媒體溝通，比ＳＡＲＳ時還要進步，「當年我們是各部會開完會，就讓發言人跟指揮官出來講話；這次不一樣，各部會通通露臉，這是安定民心很重要的方法，讓民眾知道整個政府都在開會、處理危機。」

缺口一：防疫醫師僅二十四人，動物疫調根本「留不住人」

防疫流程、政策、社會溝通及資訊透明到目前為止都四平八穩，獲得社會與多數民眾的信任。不過，台灣防疫體系仍有隱憂，專業防疫人力布建不足、經費不夠，多是在緊急時期上場打仗，但對抗傳染病，特別是這類人畜共通新興疾病，更需要的是長期的「敵情偵察」，隨時找出「潛藏的恐怖分子」，那就是要做流行病學田野的防疫醫師、公衛師等，不只要做人的疫調和監測，還包括動物。

「大家都說防疫視同作戰，可是我們並沒有給這個體系視同打仗一樣的配置。美國疾病管制局七千多人中，近一半不是醫師、就是ＰＨＤ；台灣疾管署將近一千人，一直到ＳＡＲＳ之後才編列了三十多名防疫醫師，」郭旭崧說。

防疫醫師二月時僅剩下二十四人。台灣做防疫的最高機關裡，防疫專業人才比例明顯偏低。所謂的「防疫醫師」和臨床醫師差別在，防疫醫師不是對個別人看病，而是「一群人的醫師」，疫調就是去釐清一群人為什麼會感染疾病，從整體找出原因，透過做問卷、統計分析，比對生病與沒生病的人之間的不同，再輔以臨床症狀、發病時間，以及糞便或嘔吐物的檢驗結果，最終找到原因，才能知道怎麼改善、預防。

人的防疫醫師已偏低，動物的防疫醫師更吃緊。疾管署的《二〇〇八年人畜共通傳染病流行病學訓練研究報告》中指出，人畜共通新興傳染病是主要威脅全球衛生安全的重大公衛事件，而盤點台灣的防疫體系，結果是「人類及禽畜農牧業流行病學及田野調查的專業人才量能仍有不足。」

報告中按照「全球衛生安全綱領」中對防疫人力的評估，台灣的防疫團隊至少需要一百一十八名田野流行病學家、十二名受過訓練的獸醫師。但疾管署對現有人力卻無法掌握，因為流動太大。

人力配置問題，肇於經費的窘迫。防疫工作要在沒有疫情時就開始準備，有些投資可能平時看不見，養兵千日就為用於緊急時刻，「我們的防疫經費長年來都是不足的，常常過幾年沒有疫情，經費就砍掉了，」郭旭崧指出。

郭旭崧說，防疫等級分成三種，第一是像美國「可以自救，也能救人」；第二是日本，可以自保；第三則是台灣，自保有些難，必要時也須他人救援。「蔡英文總統曾說『health for all, Taiwan can help』，想要台灣從第三等國家躍升，做到幫助整個東南亞、亞洲的防疫人力，但確實是不夠的，」郭旭崧認為。

缺口二：少了公衛師從社區找出群體風險

防疫不只要醫師、也需要公共衛生人才。台灣公共衛生學會理事長、台大環境與職業健康科學研究所教授陳保中說，公衛師就像民間防疫醫師，是從「社區群體」中找出風險問題與解方，補足防疫中可能出現的破口。這個專業不容易被看見，有時是零碎的建議，卻在防疫過程中尤其重要。

台灣從二〇〇〇年開始推行《公共衛生師法》，盼能建立公衛師證照制度，讓公衛師專業進入社區。SARS後法案曾過一讀，最終失敗，而英美早已陸續在二〇〇三年建立公衛師執照制度。

陳保中指出，當社區接獲大量的居家隔離、居家檢疫名單，公衛師能快速整理、找出監測重點；機場的檢疫站人員，除了固定配置的醫師、護理師之外，公衛師也能在其中發揮角色，觀察旅客從各地來的比例、風險多高、是否提升監測標準等。

在醫院裡，當病人去診間看診，插上健保卡就會出現是否具有武漢旅遊史。「但公衛人看到的是，陪病的人呢？醫院裡除了病人、醫護人員，還有志工、清潔人員、賣場、停車場……如何針對整個醫院的人流，設計相關的防疫措施。」

另一個重點是，公衛師更能在社區做「民眾溝通」，讓民眾更能接收中央的訊息、進而配合。「中央向民眾宣導，對疫情要有警覺，跟造成他們恐慌，這結果往往是一線之隔，」陳保中說，公衛師就能適時在社區，例如協助居家檢疫時，安撫民眾、給予信心。

可惜的是，由於沒有證照，真正有這方面專業的公衛人才，多半不會留在公衛體系工作。十年來，公衛科系的學生從四千多人剩下一半不到，目前也幾乎都由護理背景居多的衛生局人員、公衛替代役負責這類工作。陳保中說，「現有人力不是做得不好，而是公衛師能透過專業，做更多、更進一步的判斷，減少防疫中可能漏掉的缺口。」

這場疫情終於讓台灣正視公衛專才的需求，推動二十年的《公共衛生師法》，終於在五月中三讀通過。未來公衛師有專業證照，除衛福部、環保署、勞動部甚至主管學生健康促進的教育部體育署等公部門，可將公衛師納入團隊外，私人企業亦可在推動職場安全、食品安全等，聘用具有公衛師資格的人才。

傳染病防疫，沒有人是局外人

除了公部門的防疫及公衛專業人力應逐步到位，其實在傳染病防疫上，每一個人都是「防疫體系」的一環，除了建立良好的衛生習慣，也需有誠實通報症狀、旅遊史、接觸史、配合相關自我管理或檢疫政策等社會責任意識，因為保護別人，其實就是保護自己。

郭旭崧認為，過去SARS期間，人民的普遍想法是「政府會保護我」，但現在民智提升、民眾接收資訊較多且廣，開始懂得自己也有責任參與防疫。「這次有很多民眾，主動打一九二二電話通報，這在SARS期間是沒有的！」這便是很好的改變。

就算用再新、再高科技的方式嚴密管控，還是要靠民眾的配合，才能讓防疫真正做到滴水不漏。定位手機，如果民眾偷跑出門不帶在身上，依然是徒勞無功。

「……我想跟國人說，大家要做一件事情：聽話。防疫不是打口水戰就有答案，而是要照著疾管署給大家的建議，防疫漏洞大家一起補起來。生病不舒服就照實說，可以救自己、救家人也救身邊的人。」台灣首名痊癒出院的確診女台商，在給大眾的錄音檔中誠心地呼籲。

十七年前一場SARS，讓台灣人從此把「勤洗手、戴口罩」作為再日常不過的衛生習慣；十七年後的今天，防疫動作大升級，但政府對於防疫體系必須持續強化，更需要全民配合，人人都成為堅實的防疫一環，才可能在未來不斷來襲的新興疾病戰役中，讓受害程度和風險降到最小。

文／林雨佑　攝影／張家瑋

傳遞愛與使命的手譯員

——沒有障礙的人，只有障礙的社會

二〇二〇年三月一場指揮中心的例行記者會上，外媒記者以英文提問，結果，當日的焦點不在疫情發展如何，而是指揮官、衛福部長陳時中背後那位「無聲」的手譯員，同步以手語即時翻譯英文提問，驚豔國際。自此也讓人看見，台灣拉起的「全民防疫」線上，有多少人以自己的「專業」投注其中。

全台十五名手譯員輪值超過半年、幾乎全年無休的疫情記者會，讓全台灣約十二萬的聽障者防疫資訊零時差。他們吃重的工作，不亞於指揮中心的官員和專家。事實上，他們也長年擔任行政院、立法院的重大政策翻譯，以手譯專業為政府傳遞資訊，但手譯專業卻也長年為公部門所「消費」。

靠手語「吃飯」第一人：忘不了鄰居女孩渴望說話的眼神

台灣大學法律學系畢業的李振輝，是全台灣第一個靠手語「吃飯」的手譯員，也是記者會上同步手譯英文瞬間「爆紅」的手譯員。從事手語翻譯三十多年的他，不但是許多現役手譯員的啟蒙老師，更建立台灣許多手語翻譯的制度。

小時候住在社子島，爸爸是水泥師傅，出生在尋常聽人家庭的李振輝，最早接觸到的聽障者，是住在隔壁的一位漂亮小女孩。小女孩的主要照顧者是不識字的外婆，因為沒上學，不會認字也不會手語，小女孩跟兄弟姐妹只能一起玩樂，沒有其他互動，家裡面完全沒有人能跟小女孩溝通。「我對當時她無法溝通的那種眼

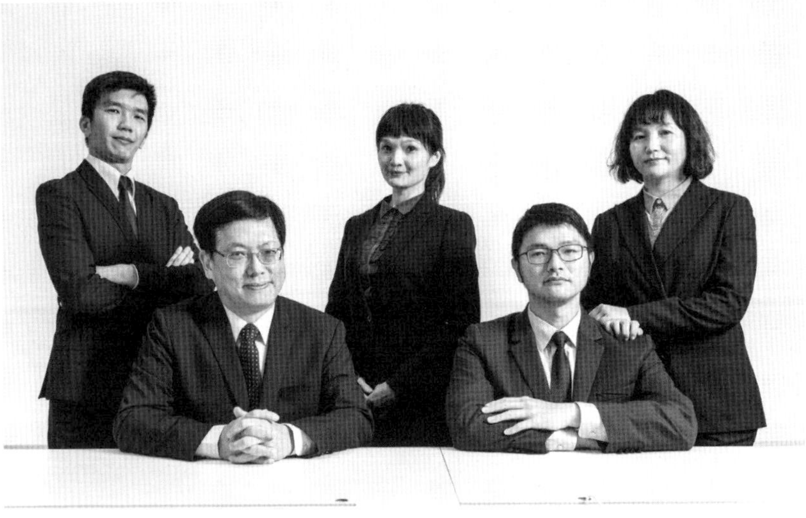

五位手譯員，左一的張俊仁也是聽障人協會行政監督，負責派案手譯員至中央流行疫情指揮中心。其他四位為李振輝、丘安、邱垂祿、邱湘淩，都輪值指揮中心。（攝影／張家瑋）

神印象非常深刻，」李振輝說。

考上建中後，李振輝跟手語結下不解之緣。他的同學是手語社社長，因為找不到社員才拉他入社。他開始三天兩頭就往學校附近的中華民國聾人手語研究會（現為中華民國聾人協會）跑，認識就讀台北啟聰學校的聾人朋友。第一次到協會都是聽障者的現場，讓李振輝感到非常震撼，「好像他們才聽得見聲音，我才是那個有障礙的人一樣。」

「可能我們（建中學生）優越感太重，怎麼可以看不懂手語！」感受到溝通障礙的李振輝，回去開始猛翻書學背手語單字，沒想到聾人朋友還是看不懂，原來手語有自己的邏輯，不能用聽人講話的邏輯，一個字一個字去打。受到刺激的李振輝，於是去報名聾人協會的手語班，一頭栽進手語的世界。

開始懂得用手講話的李振輝，卻因為搬家離開社子島，再也沒機會跟兒時那位聾女孩講話。不過可能是跟聽障者特別有緣，新家後面竟住著一名聾小孩，李振輝跟他成為好朋友，不但一起坐公車回家，也會一起去聾人協會。

有次公車開到台北車站，一名成功高中的學生上了車，看到背著建中書包的他和聾人朋友在公車上比手畫腳聊得很開心，忍不住問他：「同學，你真的聽不到喔？」讓李振輝感受到社會對失聰者的歧視，當下脫口而出：「我是啟聰學校保送建中的啦！」如今想起仍讓他覺得心疼，「大人更離譜，還會在旁邊說『真可憐，好手好腳，怎麼會是 é-káu（台語：啞巴）』，」李振輝說。

自此，手語幾乎成了李振輝高中生活的全部，跟其他三個手語社的同學每天從踏進校門起就都不開口講話，全用手語交談，甚至上地理課時也坐在座位上比手畫腳聊天，曾被老師怒擲粉筆。但李振輝仍對學手語孜孜不倦，「語言學到一個階段，停掉很可惜，我就是想學會！」

或許是因為太沉迷於手語而荒廢課業，李振輝最後大學沒考好。但在重考的那一年，他仍會瞞著爸媽說要去南陽街補習，卻跑去學手語，爸媽也是那時才發現，原來兒子「沉迷」手語。

考上台大法律系後，李振輝被以前高中手語社同學找去淡江大學手語社當指導老師，畢業後繼續念淡江大學歐洲研究所，論文寫的是英國身障福利制度研究。雖然手語的使用一直沒有斷過，但他也從沒想過有一天會靠手語過活。

碩士畢業時，李振輝已經結婚生子，開始有龐大的經濟壓力，人生不確定感很重，剛好台北市社會局在一九九六年，首度釋出手語翻譯員的職缺，順勢去應徵的李振輝就成了公部門第一個手譯員。

有次，被稱為台灣手語教父的美國語言學家史文漢（Wayne H. Smith）來台灣借住在李振輝家，他跟李媽媽說，手語翻譯在美國是一個很好的職業，媽媽當下只問了一句：「賺很多錢嗎？」李振輝的大學同學當時多半已經考上律師，月薪動輒三十萬元，相較之下，手譯員的薪水僅能糊口，「還好我媽媽也不懂，我說是公務員，她就放心了，」李振輝笑著說。

李振輝在台北市社會局待六、七年後轉戰勞工局，期間還曾到中天電視台當晨間手語新聞主播，或到公共電視聽障節目《聽聽看》兼差手語翻譯，之後他就離開公部門，成為自行接案的手譯員至今。

「最後發現經濟不是問題，問題是沒時間，」李振輝除了接手語翻譯案件外，更積極投入手語教學、手譯員培訓，平日主要在北部接翻譯工作，一到假日就到中南部教課，每天的行程都被手語工作塞得滿滿。雖然幾乎沒有假日可言，但李振輝相當滿意地說，「工作和興趣可以結合，我覺得我是全世界最幸運的人！」

手語才是母語：邱家姐弟從抗拒到認同之路

指揮中心每日例行記者會由十五名手譯員來輪值，姐姐邱湘淩和弟弟邱垂祿是其中的兩位。跟其他手譯員不一樣的是，他們本身聽說能力正常，但父母都是聾人，圈內俗稱CODA（Children of Deaf Adult）。

邱湘淩家有三姐弟。父親邱文亮三、四歲大時因發高燒，導致聽力受損，十三歲才到台北啟聰學校就讀，學識字和手語，長大後在工廠工作。母親也是聽障者，聽不見、但會講話，因發音腔調不精確，以前擺地攤時常被客人誤以為是外國人。

父母在邱湘淩高中時離婚，三姐弟從小由父親一手養大，三姐弟聽力正常，加上以前大家庭很多親戚住在一起而有聽人學習環境，口語能力並未受到影響。但因為從小跟爸媽溝通就是用手語，父母的朋友也多是聽障者，手語如同他們的「第二個母語」。

邱湘淩戲說，自己和弟弟妹妹從小就習慣打手語，一開始還訝異別的小孩為什麼不會手語；

但也因為會手語，在外面和父母用手語溝通時，常常被其他小孩當成異類。不過對她而言，最難跨過的牆還是來自家庭。

「對CODA來說，老大就有責任要學手語，當爸媽的耳朵，」邱湘淩說，她雖然不排斥手語，但對於小時候就要一肩扛起家裡對外溝通的重擔，仍讓她備感壓力。她除了要幫忙叫瓦斯，甚至還被爸媽帶去討被會頭倒掉的會錢，而那時候她還只是小學生，「他們（大人）會說：『妳爸媽聽不到，所以要替爸爸媽媽分擔』，但我會想，是不是如果爸爸會講話就好了？」

對於擔任父母翻譯的不滿情緒和孤單感，都在邱湘淩參加手語培訓課程後漸漸釋懷，因為進修跟擔任手語翻譯認識了許多手語同好，讓她慢慢找到對父母的認同感。「小時候周遭的人說多了這技能（手語），以後長大可以幫助很多人，當時覺得是安慰，現在卻真的成了專長，讓自己使用母語更有自信，」邱湘淩說。

老么弟弟邱垂祿綽號「小鹿」，跟大姐相差七歲，是三姐弟中最晚去學正規手語課程的人。他沒有像大姐那麼認真，上手語課時還常常逃課，沒想到現在卻是家裡唯一全職只靠手語翻譯維生的人。

主修電機的小鹿畢業後，當了保險業務，跑了七年之後發現成績跟目標都不清楚。剛好當時興起打工遊學風潮，看到朋友相繼出國，小鹿也燃起出國想法，只是在那之前，他被找去台北市府一九九九市民當家熱線短暫工作，成為大夜班的手語視訊翻譯員、另名手譯員丘安的學弟。

當時一九九九熱線手語視訊服務已上線兩年，在聾人之間稍有知名度，但深夜時段打視訊電話進來的人仍很少，一週進線不超過十通，只有兩名常客會打進來，其中一個還是他老爸，打進來只是為了看看兒子有沒有認真工作。

因手語視訊業務量少，小鹿會被要求在空閒時去接聽一般熱線話務，這讓他壓力很大，因為聽人的案件多又複雜，電話節奏比聾人快很多。他漸漸發現，比起當客服接電話，他對第一線服務聽障者更有興趣。

離開台北市府後，他前往澳洲打工遊學，那裡成為他在手譯員這條路上的轉捩點。當時在生產線上，和他一起工作的有一位正職的馬來西亞人和中國人，澳洲人主管與馬來西亞人只會講英語，中國人只會講華語。小鹿雖然英語不好，卻是裡面唯一會講英語和華語的人，「我發現如果我不會翻譯，可能就會掛了（被排擠）！」

除了在工作現場感受到語言的重要性外，小鹿也注意到澳洲不管是在廣場的表演或大大小小活動，都能看到手語翻譯。他才意識到，原來手語翻譯是一個很專業的工作，回台便回頭精進荒廢已久的手語，最後成為專職的手譯員。

對邱文亮來說，大女兒和兒子雙雙成為乙級證照手譯員，二女兒也是具備丙級手語翻譯證照的醫院嬰兒室護理師，他以手語向我們表示，自己的小孩們從願意學手語到考證照，甚至成為手語翻譯，服務像他一樣的聾人，每次在電視新聞看到姐弟們在指揮中心翻譯，心中有無限驕傲。

不過具有手譯員這項技能，是祝福，卻也可能帶來困擾。像是邱家二姐，因為常用手語和聽障新手媽媽溝通而受到院方重視，也是全桃園唯一會手語的醫護人員，但這項技能標籤，卻會被當成是「愛心」的展現，不會因此得到額外的薪資加給。

手譯員收入不穩定，接案又常要東奔西跑，邱湘淩除了參加北部各縣市社會局和勞動局、行政院和立法院手語翻譯團隊外，還必須靠另一份正職會計工作才能支撐家計。小鹿跟大姐一樣，不但到處接翻譯案，更加入剛起步的民間公司「台灣手語視訊翻譯平台」，並和在同公司擔任行政的聽障女友，一起站在第一線服務更多的聽障者。

擔任手譯員後，有時候看到聾人的小孩，邱湘淩就會想起自己小時候的經驗，也會跟小孩說「要好好學手語，當爸媽的耳朵」。她和小鹿都認為，會手語不是低人一等，更不應該因此被歧視，手語不但是溝通的工具，可以增廣見聞，更可以是小孩和聾父母之間培養感情的方式，不需要特別抗拒。如今，邱湘淩已不會再計較自己的出身，反而感謝父母給予她手語這項專長，打開她的眼界，今日才能有豐富的斜槓人生。

關心聽障者的資訊平權：多次轉職後找到自己的使命

許多手譯員都是從大學階段開始學習手語，丘安也是在考上世新大學公共傳播學系（現為公共關係暨廣告學系）後，加入了手語社，個性內向、不擅言辭的丘安很快就對這個語言產生興趣，一頭栽進手語的世界，不但擔任手語社幹部，寒暑假還會主動去國中和高中社團教手語。

大學畢業後，丘安繼續從事社團手語教學，每個月收入卻僅有幾千元，才不到半年，就被媽媽要求去找份能賺錢的工作。她的第一份正職就跟手語有關，當就業服務員幫聽障者找工作。

「我進去才發現，原來用手語跟聾人聊天，跟幫聾人找工作，完全是兩回事，」丘安說，她的任務是協助雇主和聾人勞方溝通，但因為聾人工作能力跟雇主期待往往有落差，她常常兩邊不討好。有次去三重的電子工廠，因為工廠老闆對聾人工作表現不滿意，卻又無法直接溝通，最後幾乎把就服員丘安當成員工一樣念了一個多小時；聾員工則認為老闆薪資福利不好，但就服員就算幫忙反映也無法改善，最後甚至不想講了。

「這跟以前快樂學手語的感覺完全不同，」才剛出社會就要馬上處理現實的勞資爭議，加上看到聾人無助的表情，都讓丘安感到相當挫折而想離開。不到一年後，她便開始從事一般聽人的工作。丘安回歸本業，到公關公司負責活動企劃，兩年後，又跑到信義商圈去賣蘋果電腦。

不過，跟客人聊天、用話術吸引客戶並非丘安的強項，當了一年業務就覺得厭煩。在因緣際會下，她成了第一社會福利基金會的教保員，基金會除了提供遲緩、心智障礙嬰幼兒早期療育外，也對身心障礙的成人提供生活能力訓練、就業輔導。雖然工作性質又跟社福相關，但丘安沒想到在這裡又用上了最熟悉的手語。

一名曾長期被家暴、自我封閉的唐氏症男孩，讓丘安發現手語除了溝通之外，還有更多的可能和價值。她提到，這個男孩不願和外界溝通，不會講話又缺乏信心，但她意外發現小男孩會打手語，原來他過去在早療時期有學過。丘安開始整理手語教材，安排小男孩上手語課，更安排另一個唐氏症弟弟和他一起學習，讓小男孩有「當學長」的感覺。漸漸地，小男孩愈來愈有自信，寫字也不會像過去小小地擠在一起，而是愈寫愈大。更驚人的是，過了半年之後，丘安才發現原來小男孩會講話，「我這才發現，手語不只是聾人的工具，對於智能發展障礙的小孩也有正向幫助。」

前後在成人及早療機構待了三年多，因體力無法負荷，二〇一〇年，在手語社學妹介紹下，丘安來到台北市政府研考會，成為一九九九市民當家熱線手語視訊第一屆視訊翻譯員。

台北市是全台灣第一個提供手語視訊服務的公家機關，一開始根本沒人知道有這服務，完全沒人進線，丘安還自己主動去找市府各部門的重大政策新聞稿，把它翻成手語放上官網，才慢慢打開在聽障者之間的知名度。

當時手語視訊翻譯員並無資格限制，也還好丘安早考取了丙級手譯員證照，在溝通上不成問題，但仍會遇到一些緊急狀況。曾有聽障者媽媽進線來哭訴因長期失業在家，又被不會手語的女兒家暴，而有輕生念頭；有聾人心臟不適，請求幫忙打電話叫救護車；有媽媽載小孩出門遇上車禍倒在路邊，卻無法跟警察溝通；有長輩把家中不要的棉被放在垃圾桶外，盼能送給更需要的弱勢，卻被環保稽查員開亂丟垃圾的罰單。

在一九九九熱線服務的四年裡，丘安接觸到很多不同個案，讓她體認到聽障者在資訊平權上確實弱勢，對於以手語服務聽障者的信念更加堅定。丘安後來轉到新北市手語翻譯中心擔任行政職，負責手譯員的派案行政工作，再之後，就成為全職接案的手譯員至今。

接案的收入相當不穩定，公部門年底在核銷預算時，也會有淡旺季分別。丘安有時一個月收入甚至只剩一萬多，但對轉換過無數職場的她來說，手譯員是她最後找到的一份能結合興趣的工作，她仍做得很開心。

有次在指揮中心記者會上，指揮官邀請客家電視台記者上台用客語協助疾管署宣導政策，那一場翻譯剛好是身為客家人的丘安，才能夠零時差即時翻譯，意外也讓她得到關注。

「被關注是好事，有些人會說個人（手譯員）很厲害，但我認為這是資訊平權的意識開始被重視，」丘安說。

看見手譯困境，重新建立沒有障礙的社會

疫情記者會除了讓社會看到一群長期努力提升聽障資訊平權的手譯員，同時也揭露了台灣社會的手語環境，其實還有很多長年累積下來的制度問題。

已經是國家語言的手語，在政府機關仍長期被視為「做愛心」的社會福利，而不是專業語言。指揮中心在疫情初期甚至沒有編列手語翻譯的預算，是由台北市社會局來支付手譯員的薪資；手譯員負擔大、人員少，全台灣只有四百名合格手譯員，平均一人要服務三百名聽障者，其負擔比例是日本的五倍多，而其中又只有十幾人能完全仰賴手語專業過活，其餘皆為兼職；手譯員集中在北部，偏鄉聽障者得不到專業手譯服務，最後乾脆減少使用，讓行政部門誤以為需求減少反而更緊縮預算，形成惡性循環。

面對聽障和手譯制度困境，衛福部社家署副署長張美美受訪時坦言，政府確實有許多不足，但她也承諾，社家署將針對全國聽障者的相關資料進行分析並加強追蹤，更進一步了解聽障者和手譯員的需求。

「沒有『有障礙的人』，只有『有障礙的社會』」，這是丘安對於手語翻譯的註解。一場肆虐全球的疫情，讓世界看見台灣的防疫努力，也讓台灣人看見這群長期默默在聽障資訊平權上努力的手譯員。但我們的社會要成為一個真正沒有障礙的社會還有長路，這些手譯員的故事，打開了其中一扇門窗。

文／嚴文廷　攝影／楊子磊

衝鋒前線的民間消毒師

——背負三十公斤迅速武裝上陣

二〇二〇年三月，台灣出現第一所學校因確診個案緊急停課，陷入校園感染危機時，有一群專家率先衝鋒陷陣，其中包含了一群經常受到忽略的無名英雄——消毒人員，他們領有專業證照，即時封殺病毒在環境中擴散。十七年前SARS時便投入高危險病原消毒工作的老將邱瑞彬直言：「說不害怕是騙人的，但如果我們都不敢做，還有誰能來做？」

火線任務：接到通知一小時內武裝上陣

三月十五日，衛福部長陳時中臉色凝重地宣布新增六例確診，其中案五九是一名高中生，返台時間距離確診差了好幾天，疫情若在師生群聚的校園裡擴散，後果將十分嚴峻。陳時中立即宣布案五九所就讀的班級停課，全校也將立即進行全面消毒。消息宣布當天是週日，當下正在陪太太陳偉娟逛街的邱瑞彬想的卻是，自己的任務要來了嗎？

「該不會是我經常消毒的客戶（學校）吧！」在指揮中心宣布以前，邱瑞彬已耳聞北部有高中確診，心裡正嘀咕著，就接到來自台北市教育局體育及衛生保健科科長黃一正來電，「邱老闆，你能不能做新冠肺炎確診個案環境消毒？」邱瑞彬只愣了半秒，就決定接下這個任務。

邱瑞彬坦言，「說不害怕是騙人的，但聽著電話裡科長的懇託，很清楚意識到，這事件非常嚴重，如果我們不接下來還是有人得去做，況且我的師傅們上午才趁著

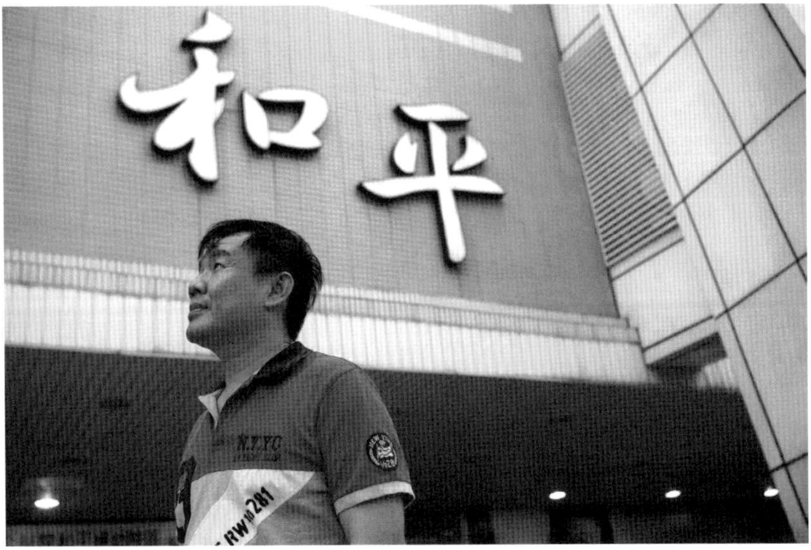

做什麼像什麼，邱瑞彬認為，消毒工作不僅是環境工程，也有安定人心的力量。（攝影／楊子磊）

週日去新竹協助某公司，針對確診者的辦公室進行全面大消毒，我們是有能力做的。」

掛上電話後，他催促逛街的太太趕緊結帳，飆車回公司準備器材。當天的每一個細節，邱瑞彬仍記憶深刻：下午兩點四十分接到教育局電話，三點三十分以前就已帶著四位師傅趕到校門口，開始執行任務。

邱瑞彬邊開車邊聯繫師傅：「等一下我們有一個大挑戰，大家先回公司稍作休息，我會加發獎金，不會虧待大家。」一回到公司立即把倉庫中的全新防護衣、手套、腳套、N95口罩與護目鏡全部拿出來，逐一清點上車，加上消毒藥水與各式大小機具，趕赴確診高中校門口。

全面消毒三小時，脫下防護衣內衣褲全濕

「進入教室的那一剎那，好像周圍的空氣都瞬間凝結，連呼吸都小心翼翼，」邱瑞彬自己打頭陣，才讓師傅上，並要求師傅們先把消毒藥劑噴灑全身，再穿上防護衣——藥水噴在身上，是確保若病毒沾上來也會被殺死。

一般消毒工作，藥水的濃度多是兩百ppm；過去風災水災後，避免傳染病或病媒蚊孳生，最多也只曾用到八百ppm。但這次邱瑞彬把濃度調高到一千六百ppm，足足提高八倍之多，可見慎重，「這次使用的是一般環境用藥、不是特殊用藥，無色無味也不傷皮膚，對人不會有害，但殘留效果可達三到八天。」

進入確診教室前，他先把噴霧器吹嘴伸入教室把周圍噴濕，門的四周也全部噴過藥劑，靜置十分鐘，確保可能的病毒都被消滅後，才讓全副武裝的師傅們進入禁區，執行全面且細部消毒。

邱瑞彬邊說明、邊回憶當日場景，當他看見教室內凌亂的桌椅、桌上還有學生來不及收走的課本，臉上輕鬆的表情瞬間嚴肅：「如果不仔細做好全面消毒，可能還得再來一次。」所以當天包括抽屜、學生的置物櫃，都全部打開仔細噴灑藥劑，光這間教室就花超過三十分鐘，等到完成學校全面消毒時已經是三個小時後。由於穿著不透氣的防護衣，另名師傅阿鴻則說：「那汗是用飆的，脫下防護衣時，內衣褲全濕透了。」

雖然是接案收費的民間業者，不是無可抗命的國軍化學兵，但國家危急時，他們也想獻上自己專業、盡一分力量。民間單位的好處在於，他們甚至比政府單位更機動、彈性。

按照教育部規定，一班出現一例確診該班停課十四天，一校出現兩例全校停課十四天；黃一正表示，雖然該校後來出現兩例確診、全校停課，但第一個案出現時，只有班級停課，也就是隔天其他班級學生正常上課，必得在十六小時內完成全校大消毒，十萬火急下，一定要找能勝任的業者。

至於為何沒找國軍化學兵、而是找民間業者？黃一正還原決策過程提到，當天上午接獲衛生局通報，轄下學校有確診個案得立即消毒避免擴散，當時台北市政府還沒有與國軍化學兵建立窗口，時間緊迫下，只能趕緊找民間業者應急，隨即詢問幾位校長是否有推薦業者，多位校長一致推薦邱瑞彬。

黃一正不避諱說，雖然有校長推薦，他還是有點擔心，但詢問的第一時間，邱老闆毫不猶豫地答應，加上長期負責北市好幾所高中與國中小定期消毒，對於學校的空間場域相對熟悉，確定經驗和配合度沒問題，使用的藥劑也符合環保法規，不會對師生造成傷害後，正式委託他們立即到校消毒。

除了學校，邱瑞彬也進行了幾個員工確診而必須消毒的工廠案子，甚至重要的研究機構也和他簽約，要求確診個案公布後，一小時內到場消毒，「好險，到現在（研究機構）還沒有用上。」不過這也證明他們團隊能力受到肯定。

人生轉彎：擺攤遭竊，轉戰環境消毒

邱瑞彬退伍後先做過唱片業務，賺到一點資本後，開始批成衣到夜市擺攤。因為父親早逝，媽媽幫傭養大四個小孩，讓他很早就賺錢養家，只要不傷天害理、什麼賺錢的活都願意幹。他做批發成衣時，最高紀錄四小時業績四十二萬元，扣除成本可以賺進七萬元。

二十一年前的農曆年前夕，邱瑞彬和當時的員工、現在的太座陳偉娟到迪化年貨大街租攤位賣衣服，想趁過年前三天全力衝刺，將所有資金全部拿來補貨，花色和尺寸都比平常多出好幾倍的量，陳偉娟描述，「廂型車全部塞滿衣服，滿到連輪胎都扁掉了，準備趁著年假前大賺一筆。」

結果隔天一大早起床準備開車時，車子竟失竊，車上做生意用的「零錢袋」也一併被偷，他們的身家一夜之間消失，兩人身上加起來只剩五百元可以過年，邱瑞彬只好硬著頭皮跟媽媽借錢，包紅包給員工。

他與台灣老字號除蟲公司中華除蟲老闆林建基是舊識，那時林問身無分文的他：「我公司缺人手，要不要來我公司學消毒？」就這樣開啟邱瑞彬的消毒人生。

林建基對自己調教出來的弟子很滿意，受訪時讚賞邱瑞彬非常認真，從基礎學起，三年後就能自立門戶，每年逢年過節都會送禮，也是所有出去開業學徒中，生意做最好的一個。他甚至打算把自己的兒子，送到邱瑞彬的公司磨練，再回來接班。

他們師徒的情感不只是職涯上的惺惺相惜，更是對消毒工作社會責任上的志同道合。SARS當時，林建基有意競標和平醫院消毒工作，但旗下員工多半不敢去而作罷。不過醫院周邊區域仍有很多消毒需求，由邱瑞彬負責，包括當時的電信總局、警察廣播電台以及周邊的店家都消毒過。

邱瑞彬回憶，和平醫院周圍可以用死城來形容，沒人敢走在街上。也因為有SARS經驗，這次疫情從中國傳出來時，他已立刻預判情勢可能不樂觀，要太太「先把藥叫下來」，在台灣還沒有出現個案前就「超前部署」，先向廠商下訂一批藥劑。

邱瑞彬對員工要求也很高。法規規定執行消毒噴藥工作，必須要有合格病媒防治業專業技術人員全程督導，因此他要求帶班組長必須有執照、負責調製藥劑劑量。邱瑞彬旗下的組長陳偉旗，當兵時就是化學兵，退伍後也選擇消毒當作職業，談起這份職業，他說：「這份工作雖然不起眼，但我們每次出現疫情都是第一線，自己的工作能被需要，是持續做下去的動力。」

看似單純的消毒，消毒師傅背著儀器對著空間噴灑藥劑，光一台柴油的動力噴霧機，裝滿稀釋藥劑就重達三十公斤，很多老師傅長年下來腰椎都難免有點毛病。如果要處理可能確診者接觸的空間，比照防疫等級的防護衣、手套、口罩、眼罩與腳套等缺一不可，穿上這身裝備，頂著超過三十度的高溫，還沒開始噴藥已經滿身汗，脫下一身防護時，全身濕透只是家常便飯。

至於藥劑不會傷身？邱瑞彬解釋，除了殺蟲的比較有刺激性外，如果是一般消毒，就像是使用酒精擦拭環境，讓環境不適合病毒或細菌生存而自然死亡，消毒也是利用比較溫和的藥劑，經由空氣均勻地附著在物體或環境裡來達到目的，而怎麼利用器材讓噴霧很均勻地分布在空氣中，就是這行業的技術所在。

消毒業競爭非常激烈，邱瑞彬二十年前入行時，市場上僅有兩百七十家業者，如今已經有超過千家，還不算入個體戶，削價競爭更是家常便飯。從以前在中華除蟲主做貨櫃煙燻（確保不會帶有病蟲害）與白蟻防治，到現在主要負責公家機關與學校消毒，邱瑞彬說，吃這行飯其實不容易，得不斷精進器材與技術，免於被市場淘汰。

例如捕鼠，邱瑞彬就將捕鼠籠加裝一面鏡子，吸引老鼠以為裡面有同伴，增加捕鼠效率；噴霧機也是，前陣子他還特別上網買了一台吹葉機，自己動手改良增設藥劑導管，讓師傅們可以拿著這台輕型吹葉機爬上天花板或冷氣通風口，增加消毒的範圍與效果，也不怕人家偷學功夫。他笑說：「如果技術被模仿，證明我們技術是業界一流，這樣更有成就感。」

邱瑞彬不諱言，疫情的環境消毒比一般消毒工作價格好一點。「台灣這次疫調做得非常快，確診後沒多久就會接到廠商電話，詢問全面消毒的時間與價格。」但他公司成員也都有共識，「我們不是只做環境消毒，我們的出現也是一種安定人心的作用。身為擁有執照的專業人員，我們都不敢做時，還有誰能來做！」

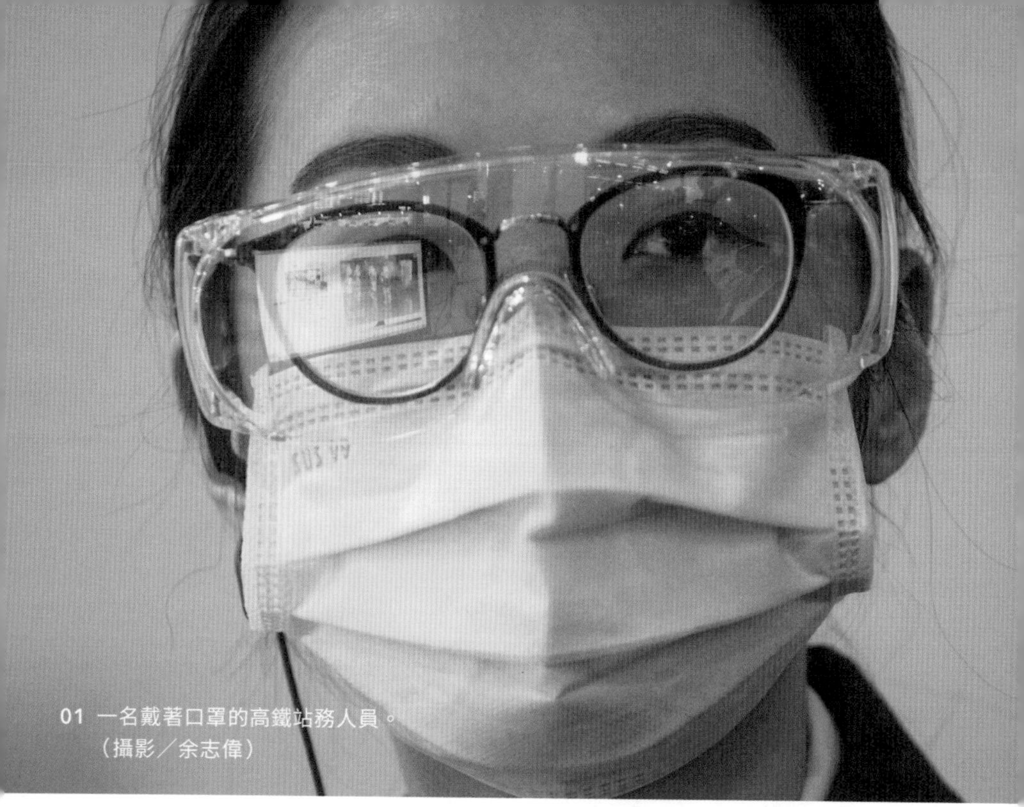

01 一名戴著口罩的高鐵站務人員。（攝影／余志偉）

罩住疾病的二公克之重：一片口罩如何送到你我手上

文／嚴文廷
攝影／余志偉、吳逸驊、楊子磊、陳曉威

截至目前為止，你領到了幾片國家隊日夜趕工做出來的ＭＩＴ醫療用口罩？

一片僅有兩公克的口罩，幫台灣承受住將近一年的疫情考驗，也給了社會大眾心理的安全感，甚至成為台灣能提供國際援助的餘力。但薄薄的口罩，從化學小分子、不織布料、成形，到運送、發放，成為你臉上安心的防護，是經過無數雙手與專業識能和心意。

台灣，現在每天以三千萬片的速度，生產

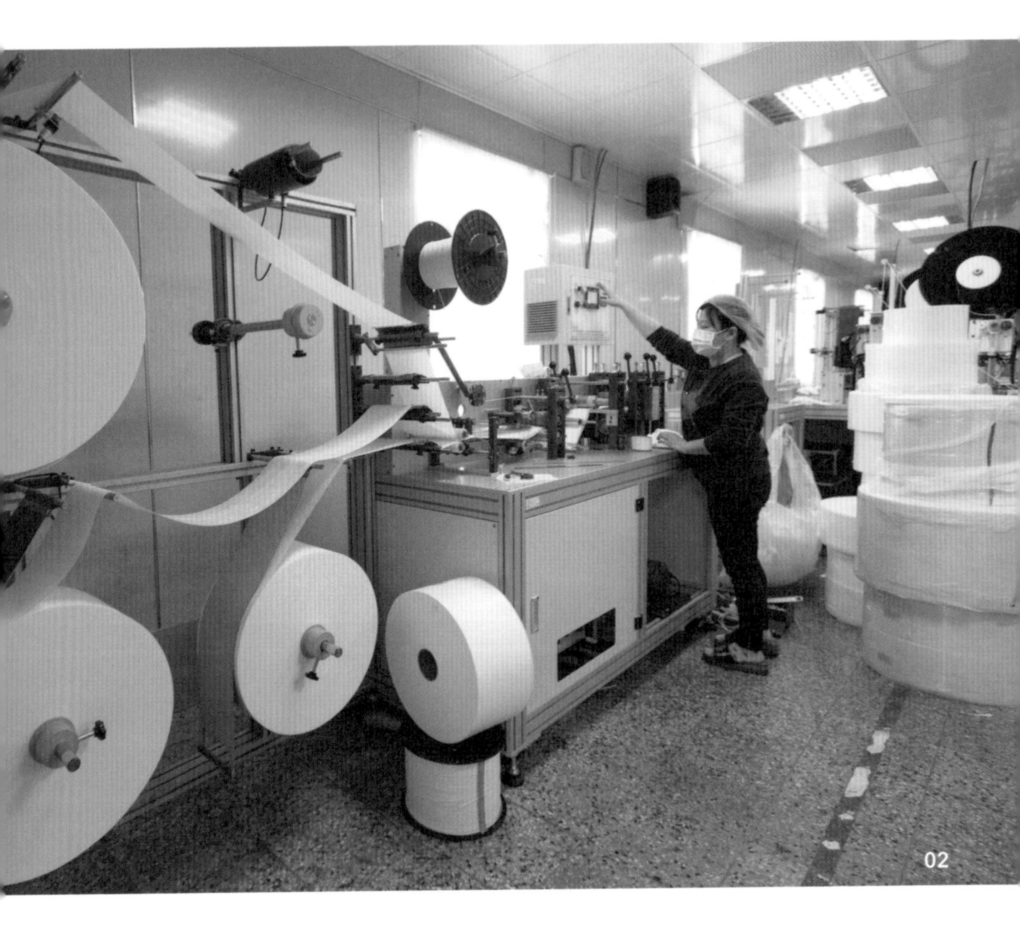
02

出印上Made In Taiwan字樣的醫療用口罩。薄薄的口罩，一點都不簡單，總共由六種材料組成，從塑膠粒到不織布、組合並加上鼻樑條耳帶，各有各的專業技術；由工廠製成、再由國軍官兵們協助分裝，綠衣天使們辛苦地搬上貨車配送抵達藥局，全國六千多家健保藥局，政府每日雖微薄補貼藥局八百元到一千兩百元，但藥師們得集中心力，每天花幾小時細心分裝，每一雙手負擔的任務不同，但同心協力串聯起此次堅強的口罩國家隊連線。

我們以影像完整記錄一片口罩誕生的過程，向這次防疫火線上的每一個口罩無名英雄，致意。

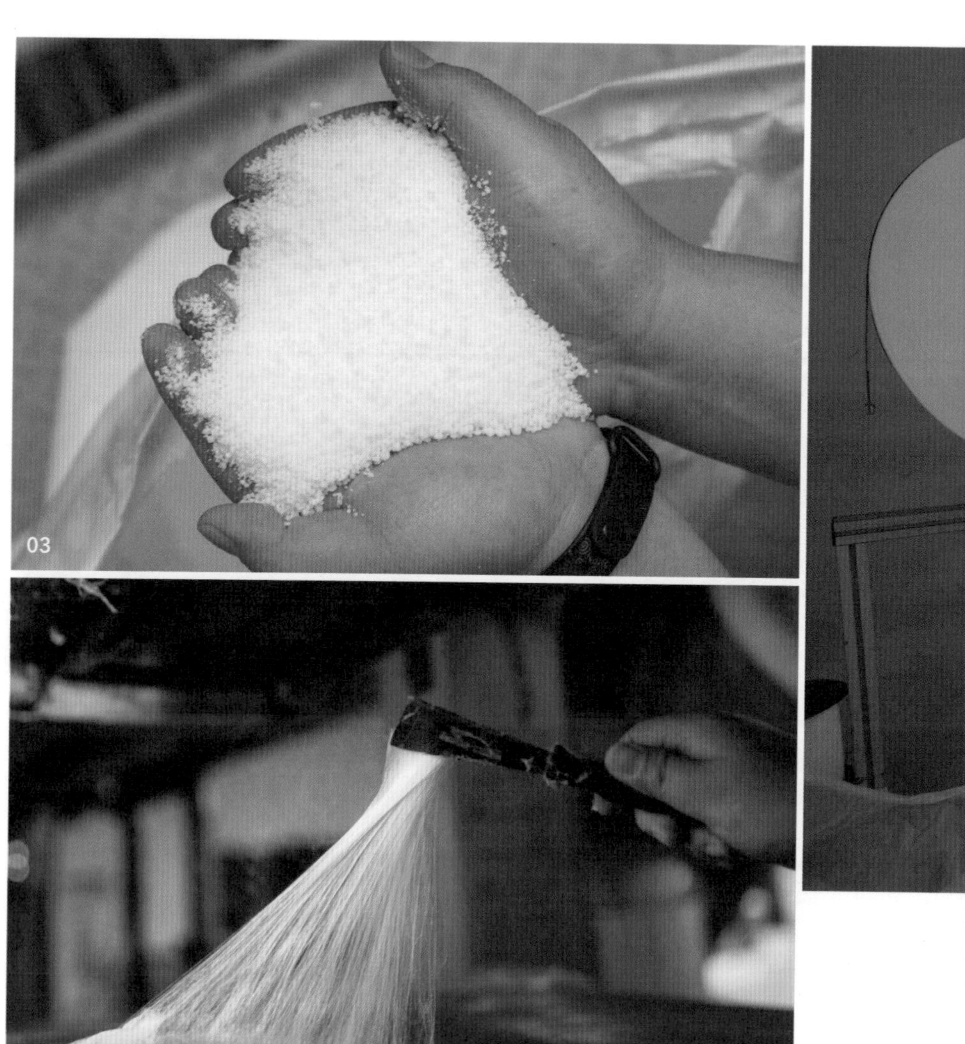

02 紡黏不織布、熔噴不織布與纖維不織布在國家隊機台上疊合。（攝影／楊子磊）
03 可用來生產熔噴不織布的PP聚丙烯，為口罩重要原料。（攝影／吳逸驊）
04 熔噴不織布經機器噴出成型。（攝影／吳逸驊）

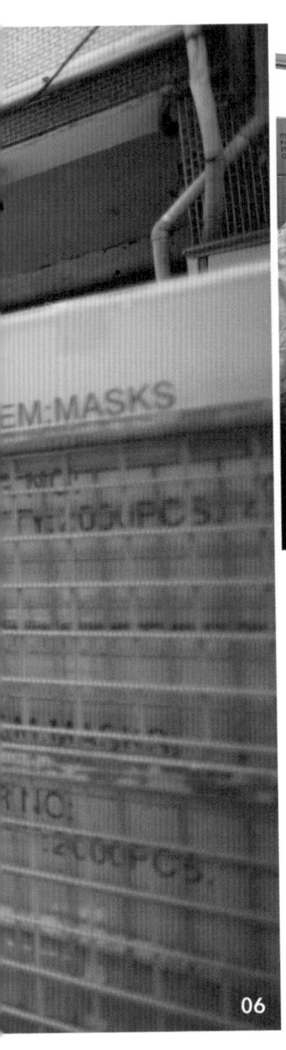

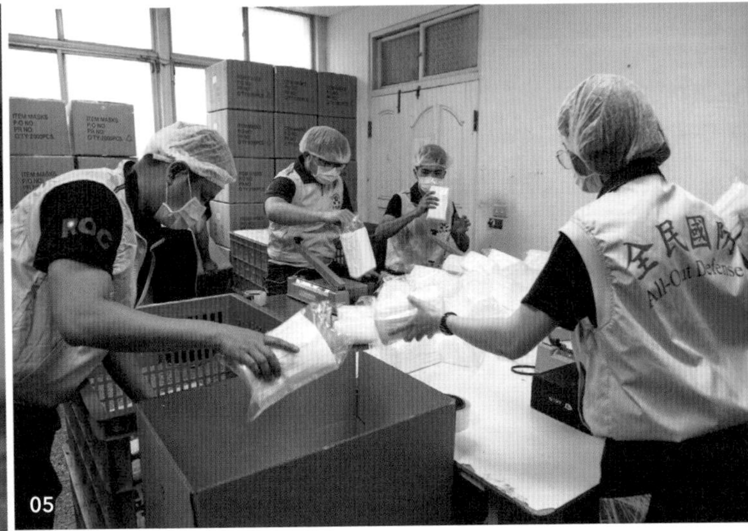

05 國防部的官兵來到口罩廠，協助口罩封裝。（攝影／楊子磊）

06 在警察監督下，郵務士將口罩搬運上車。（攝影／楊子磊）

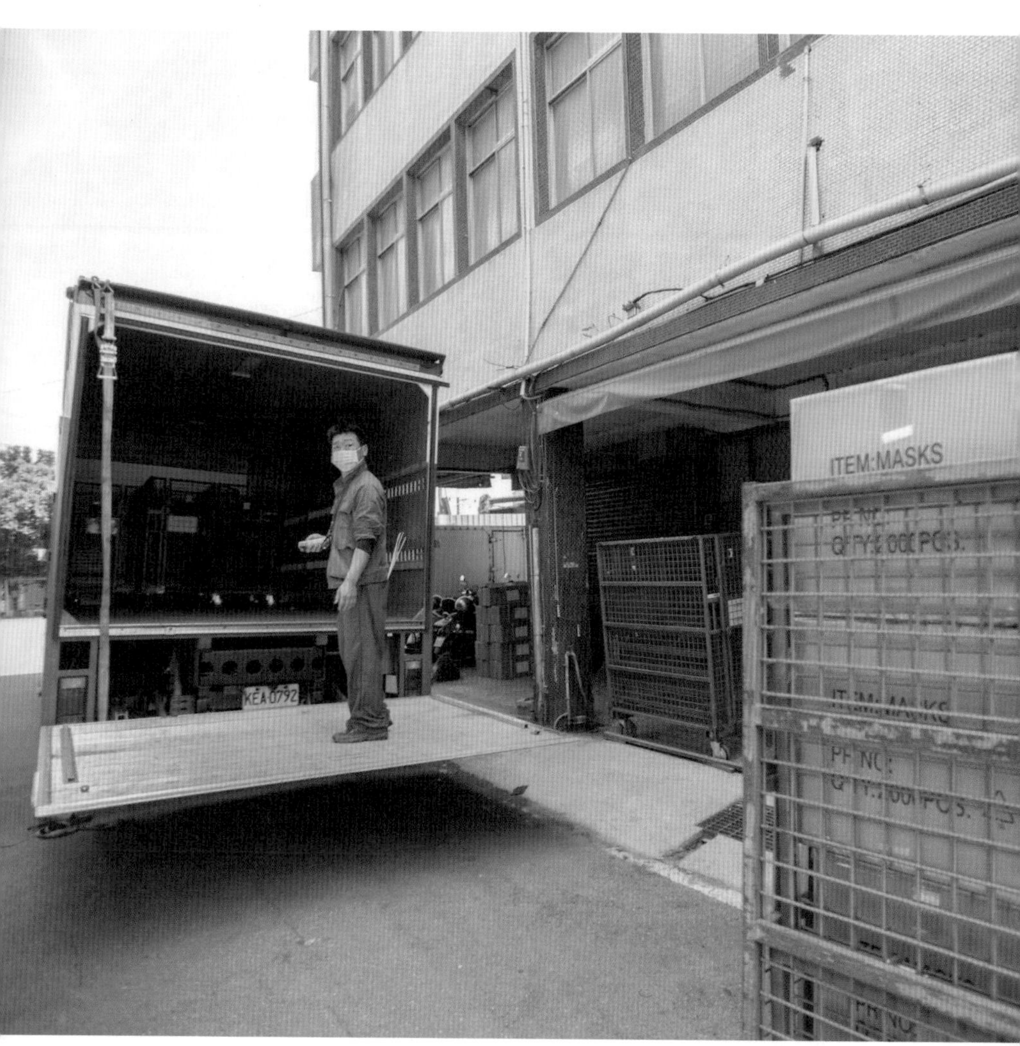
KEA-0792
ITEM:MASKS

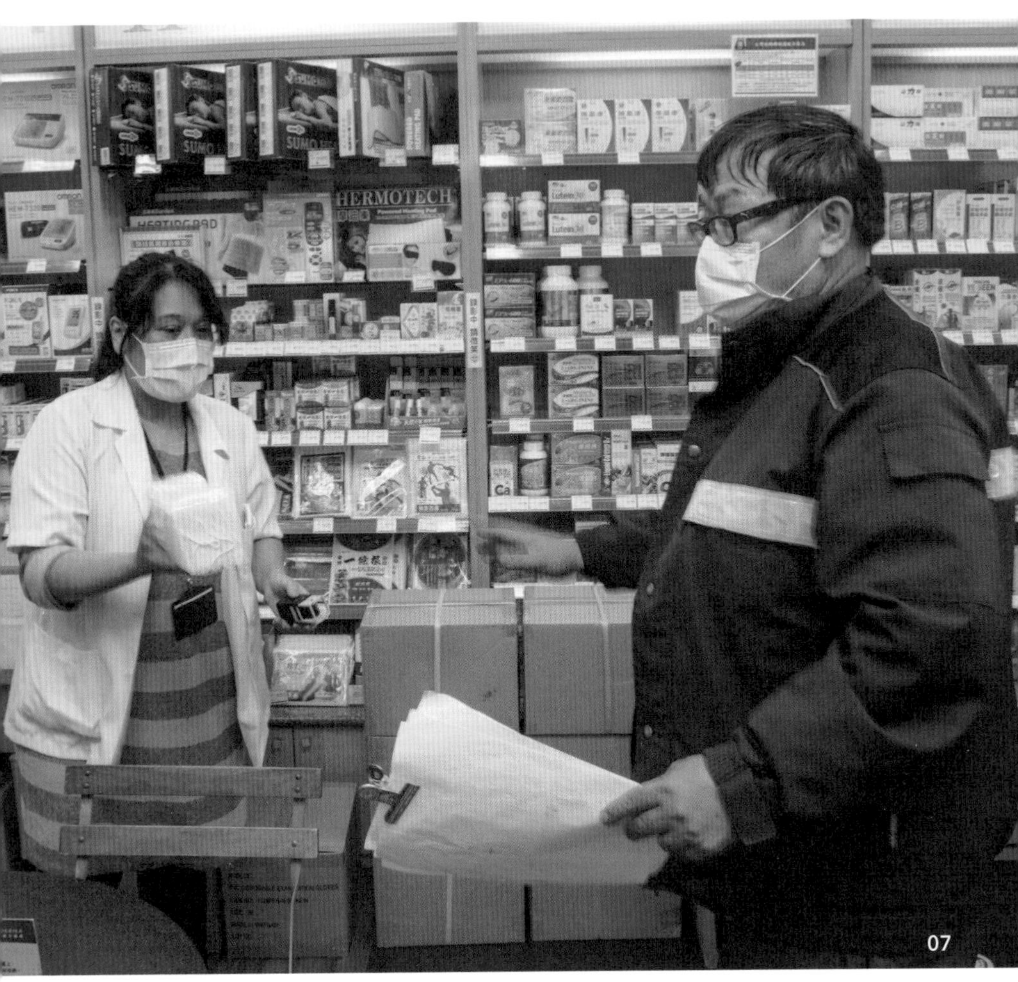

07 郵務士將口罩送至合作的健保藥局。（攝影／吳逸驊）
08 藥師將口罩分裝至紙袋中。（攝影／吳逸驊）
09 民眾前往藥局，憑健保卡購買口罩。（攝影／吳逸驊）

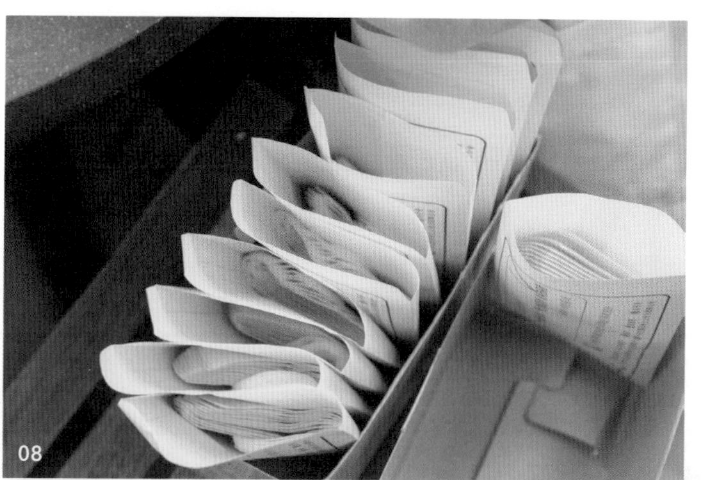
08

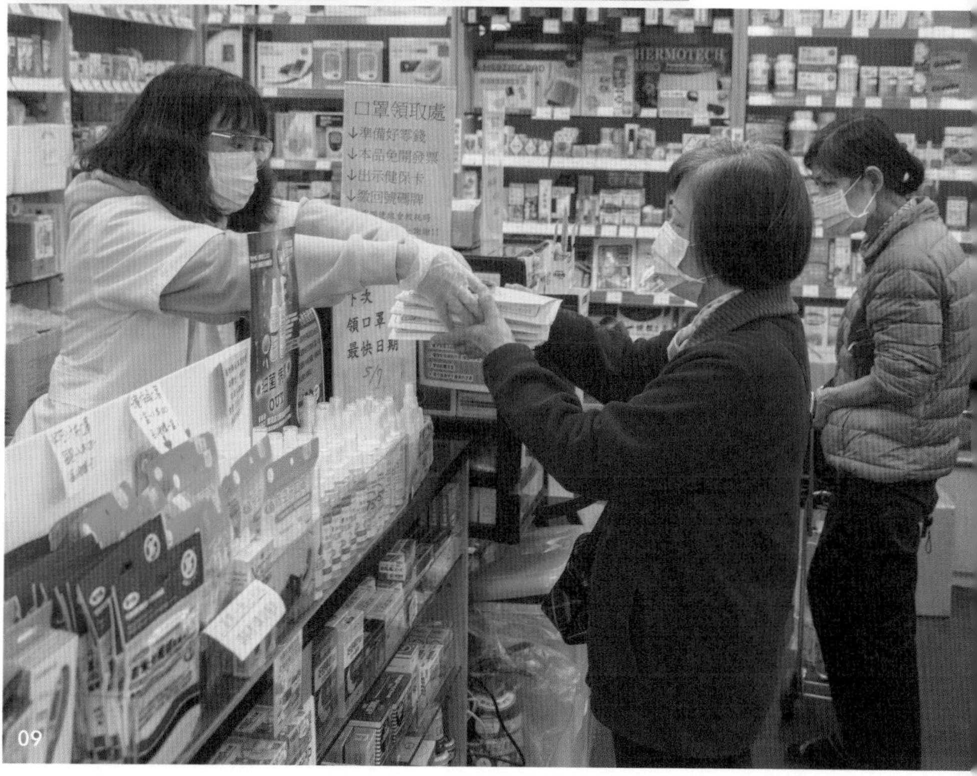

09

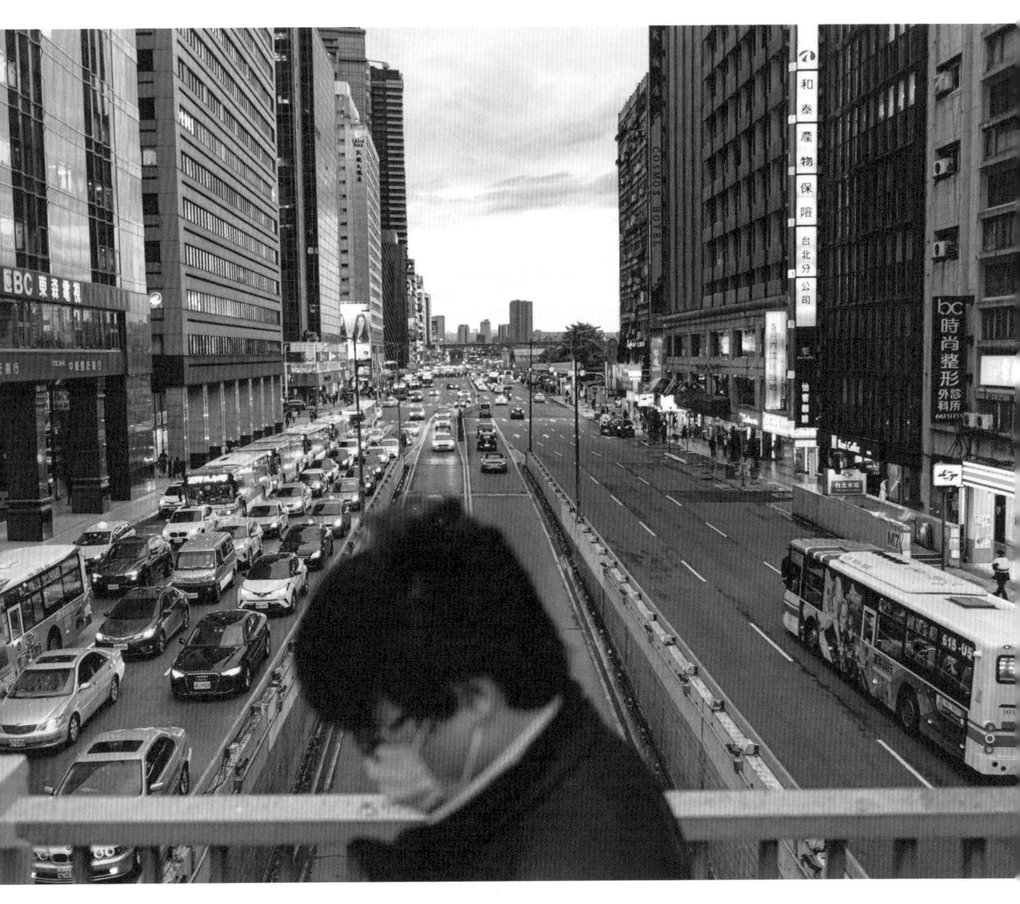

10 一位戴著口罩的市民行經台北街頭。經此一「疫」，口罩或將成為全世界的日常。（攝影／陳曉威）

一個新世界

PART VI

CHAPTER 22

來自義大利重症病房醫師的聲音

——危機下的改革與動員

文／張子午

歐洲各國中，義大利在此次疫情首當其衝，成為全球大流行的重災區，更是歐美第一個大規模嚴格封鎖的國家。封鎖一個月後，感染與死亡人數趨於平緩，但已對這個集時尚與深厚文化底蘊的國度投下巨大破壞。尤其是義大利長久以來最富裕、醫療發展最進步的北部倫巴底地區受創最深，超過半數感染與死亡案例都發生在此。瀕臨崩潰的醫護人員、地方報紙滿滿的訃聞，成了這段期間義大利帶給世人最強烈的意象。

全民健保制度落實已久、人均壽命高於經濟合作暨發展組織（OECD）平均、基礎建設完善，義大利北部為何在中國武漢之後，成為全球疫情的震央？從一開始政府的輕忽及反應過慢、老年人口全歐最高世界第二，到統計方式的差異以及抗生素抗藥性比例高，原因眾說紛紜，種種複雜因素彼此交纏。兩位義大利重症病房醫師，以及歷史學家與心理學家，將從第一線的醫療戰場、醫療史脈絡與心理層面，試圖理解這個仍不斷變化中的病毒，為歐洲乃至世界帶來的巨大影響。

「我們都在同一艘船上」

我是米爾科・納科蒂（Mirco Nacoti），我是麻醉科與重症醫學醫師，從三月底到四月初我都在貝爾加莫（Bergamo）的若望二十三世醫院（Papa Giovanni XXIII Hospital）重症監護病房（Intensive Care Unit, ICU）治療新冠肺炎患者。我也負責召集倫理小組，與所有醫療人員討論臨終決定。

貝爾加莫是全世界疫情最嚴重的城市之一，三月分確診的死亡人數介於六千到七千人，占全部人口總數〇・六%。若以致死率一%到二%來推估，感染者應該高達五十萬人，占城市總人口的一半，我們臨床的觀察也是如此，整個城市至少一半的人都有新冠肺炎症狀。WHO的數據和我們推估的差異很大（感染者逾十五萬），因為只有確認的案例才會登記，完全沒有任何意義。

先進醫院無能負荷大量感染者，照護模式應以社區為中心

若望二十三世醫院在義大利北部、甚至全國都是首屈一指的醫療機構，但大量感染者遠遠超出了院內所能負荷的臨界值。二月底疫情剛開始時，所有病患都轉診到醫院，發生院內交叉感

染，執行任務的救護車人員也成為帶原者，將病毒傳播得更廣，疫情迅速擴散。一週內，所有貝爾加莫的醫院人滿為患，再沒有空間容納新的病患，一些人就這樣死在家裡。現在醫院的壓力相對降低，已經看出全國封鎖的效果。

三月中我和我的同事聯合投書《新英格蘭醫學期刊》，呼籲面對此一新型態病毒，西方世界長久以來「以病人為中心的醫療模式」需要改變成「以社區為中心的照護模式」。發生在我們身上的，就是以醫院為主體的血淋淋例子，應該要發展居家照護以及流動診所，避免再將更多症狀輕微患者帶到醫院傳給其他人。但是我們的投書幾乎看不到效果，義大利主流意見並不接納這份呼籲。

在醫療物資短缺下，對低血氧早期偵測、補充營養、抗血栓藥物、讓患者呈俯臥姿，一些簡單的醫療處遇與能重複操作的方法可拯救性命，然而，仍有二〇％到三〇％的ＩＣＵ患者會死亡。

在我的醫院，對醫護人員的篩檢仍很缺乏，這是致命的錯誤。二五％的醫療人員都染病，無症狀帶原者愈來愈多，但篩檢量能依然不足。

都市化導致交通網絡便捷、缺乏居家照護系統、政策制定者沒有處理傳染病的能力，以及此病毒傳播力比ＳＡＲＳ高十倍，致死率相對低不易察覺等特質，可能都是這次疫情又快又猛的原因。義大利對此完全沒有準備，所有醫護人員用盡全力卻效果不彰，一切都應該做得更好。

病毒改變了所有事，一切都和從前不同。

最後我想說的是：我們都在同一艘船上，需要重新反思我們的經濟、醫療與社會生活的方式。

「義大利的醫師，每天都在做生死抉擇」

我是馬可．韋爾加諾（Marco Vergano），在義大利北部，也是義大利第三大城杜林（Torino）的聖喬凡尼鮑思高醫院（Ospedale Torino Nord Emergenza San Giovanni Bosco）擔任重症醫學醫師。

我目前大半時間在專收冠狀病毒感染者的ＩＣＵ工作，偶爾在一般病房或加護病房（High Dependency Unit, HDU）擔任麻醉／重症醫師，評估患者是否需要升級醫療處遇或轉入重症病房。近來我們所有非緊急的手術都取消了，在幾週內新增建了三間重症監護病房。

我很難理解疫情為何在倫巴底地區與義大利北部如此高強度地爆發，但確定的是，身為中國之外第一個受病毒大規模侵襲的國家，這場疫情考驗了義大利醫療系統能夠準備的極限。爆發時我們遭遇極大的壓力，ＩＣＵ幾乎都已飽和，直到後來情況才有些許好轉，長達一個月的全國強制封鎖已漸漸看出效果。

面對源源不絕湧入的病患，有些醫院面臨醫療物資極度短缺的處境，特別是倫巴底地區。但我們用盡全力緊急應變，開創出協調支援的網絡轉送病患，大部分地區的醫院都面臨壓力，但還不至於到「崩潰」的程度。

病患不斷湧入，急速建立重症檢傷標準

上個月，義大利麻醉與重症醫學會（Società Italiana di Anestesia Analgesia Rianimazione e Terapia Intensiva, SIAARTI）發表一份關於如何優先處置重症病患的建議，主要由我撰寫，目標是在極端的情況下納入通用的標準。在一些醫療處置如器官移植中，常需要考慮優先順序，所以在新冠病毒肆虐之際，我們也得建立優先順序的指引。但這份指引對我的同行們是否有發揮影響，目前沒有系統性的資訊，我不得而知，但我確信全世界各個醫療機構都依據類似的原則發布指引守則。

在需求與資源不均的情況下，若未能正確建立檢傷分類的判斷標準，讓不太可能存活的患者進到ＩＣＵ，會造成更多原可避免的死亡，因為當ＩＣＵ數週內都被存活率極低的患者占滿時，很有可能復原的患者會難以獲得救命的工具，而被放棄。

誰能使用ＩＣＵ續命、誰只能躺在病床死去，當時義大利的醫師每天都在做生與死的抉擇。只是隨著傳染擴散到其他國家，他們的醫院在極端的壓力下，這樣的抉擇會日漸增加。

我並不怕感染，只是有時感到憂慮。我有幾位同事被檢測為陽性，其中一些出現症狀，染病與否的機率變化無常。有些醫院未能建立完善的系統性檢測、強制隔離、追蹤接觸史以及個人防護設備（ＰＰＥ）等防護措施，醫護人員感染的比例非常高。

這場疫情徹底改變我們的每日生活，帶來沉重的後果，特別是經濟方面，但同時也展現了團結合作、歸屬感、感激之情等正向的態度。最後我想說的是：不要輕忽這個全球大流行的傳染病，不要散布假新聞，相信專家與政府，保持耐心，這需要一些時間。要達成公眾利益，最終有賴所有個體的責任。

「醫療商品化加劇疫情，現在是重建社區公衛系統的時刻」

我是琪亞拉・喬爾吉（Chiara Giorgi），歷史學家，任教於羅馬第一大學（Sapienza University of Rome），長期研究義大利的社福與醫療體系。

目前疫情實際的死亡人數，可能是官方數據的兩倍，因為許多在醫院之外過世的年長者並沒有被計入。在一些城市中，帶來的影響非常可怕，現階段的復原與調適大多落在家庭網絡，但全國性的社會團結已經顯得益形重要。

從生理到心理，這場傳染病已經深刻地改變了我們的生活，它明顯暴露出人的脆弱與互相依存。生活變得更艱難，充滿壓力、孤單與不確定。傳染病也在那些能維持正常生活者與窮人─臨時工人、移民、無家者之間造成不平等的影響。更重要的是，顯然需要徹底反省我們的社會，我們需要賦予社福與醫療體系一個新的核心位置，反思經濟與社會政策，重建與自然環境之間的永續關係。

曾引以為豪的健保制度，一九九〇年代轉為商品化

引入公共衛生服務（Servizio Sanitario Nazionale, SSN）曾經是義大利史上最激進的社會改革。然而，過去數十年來政策的改變，大大削弱其規模與效能。地方政府在此制度中扮演關鍵的角色，但一九九二年起的「反改革」聲浪，使各地在政策實務中走上不同的道路，造成極度不平均的結果，現在全國的醫療服務系統沒有一致標準。

此次疫情最嚴重的倫巴底是全義大利最富裕的地區，有著大型的集約農業與工業生產，長期由右翼的地方政府執政，將醫療商品化為其首要考量。雖然投入大量資源，但重點都在私人自費的服務，弱化了公共衛生體系，加劇疫情惡化致一發不可收拾。事後看來，倫巴底沒有及早實行封鎖，工商業活動照舊如常太久一段時間。

私有化之外，一九九〇年代開始，政策由新自由主義主導，醫療與社會福利開支遭到刪減，成為商業市場的延伸，在整個社會再生產（social reproduction）範圍中，被視為能產生利潤與資本積累的新機會。

如今醫療政策的重心傾向大型醫院與先進技術，但義大利最初的醫療服務始於堅強的社區基礎，個人與集體的醫療和各地方的社會處境相互連結，非常重視預防醫學。現在是重新發掘與實踐這些概念的時機。

危機時刻，重拾義大利知識分子的社會改革傳統

義大利知識分子對於社會改革有著激進的思想與實踐傳統，一九三〇年代葛蘭西（Antonio Gramsci）開展社會與政治之間複雜關聯的視野，一九七〇年代巴薩格利亞（Franco Basaglia）以自身經驗連結醫療與社會，都是理解現階段危機，並提供可能出路的關鍵人物。在新自由主義之後，我們需要重新理解「霸權」（hegemonic）的視野，需要新的政治與社會聯盟，在民主化的權力關係中形成新的組織架構，葛蘭西與巴薩格利亞可以教導我們許多。

面對傳染病的全球流行，歐洲做得太少也太遲。各國為自身利益延遲、削弱了歐盟的因應措施，形成新的分裂。歐洲現在有一個新的機會，移除「撙節」的姿態，展現其對於歐洲人福祉的關切。畢竟歐洲的「社會模式」建立於福利國家這個獨特的發明，重振社會福利與醫療照護，是歐洲未來的關鍵挑戰。

我希望歐洲的價值仍將根植於開放與民主社會的重要性，限制性手段是暫時的現象，雖然專制集權的趨勢正在小心翼翼地顯現。社會的公民權利——包括健康權，必須置於核心，社會改革與政治行動要在各地有所進展。

面對這些議題，全球性的面向相當重要，健康如同氣候變遷，各國政權與國際組織，皆需要透過行動向公民保證這些最基本的人權與全球公共財。所有這些議題有賴社會動員的力量。

「在窗戶邊等待暴風雨過去」

我是蓋布里耶・澤納第（Gabriele Zanardi），住在義大利北部的帕維亞（Pavia），神經心理學家及心理治療師，在帕維亞大學（University of Pavia）實驗與鑑識醫學系擔任客座教授，同時也是義大利藥癮學會倫巴底地區主席。

當傳染病成為大流行後，我們停止一切工作、社交與娛樂活動，若非緊急的醫療與必要的食物，皆必須待在家裡，全國都在隔離中。我有兩位親友因為新冠肺炎住院，他們到目前為止狀況穩定，但仍會有一種無助感，害怕自己再也無法見到他們，或為其提供幫助，因為病程的變化可能非常快，擔心惡化導致不幸的結果。這種感覺就好像在窗戶邊等待暴風雨過去。

對我而言，與其說害怕，不如說是意識到感染的可能性，面對隱形且無聲的敵人，必須嚴格遵循安全與預防的措施。在這種情況下，心理層面的警覺系統會加強，引領我們尋找解決的方法，去控制難以掌控的，發展出可以處理焦慮與恐懼的行為節律與明確指引。

義大利全體民眾每日都在經歷這種處境，期盼一個讓人得以安心的事實或資訊說：一切都結束了。

危險迫近前，抵抗與逃離的人性

我們的公共衛生系統在區域以及國際的層級都很優異，幾個不同因素不幸同時發生，導致目前的問題：許多感染地區屬於全國的經濟與工業重鎮，有著巨量的社會足跡（social passages），包括我的家鄉貝爾加莫；第二是人們沒有即刻了解傳染病的嚴重程度，進一步造成廣泛的擴散；最後是人口的高齡化，合併許多其他的病理，造成死亡人數眾多。

我國與歐洲各國都嘗試找出可持續性的解決方法，但速度仍落後病毒許多。

這場危機告訴我們，全球化只是一個詞彙，因為在現實中並沒有一個真正的國際組織，來統合國家之間個別的特質。在這場危機中，全世界無論政治與利益，應該是能協助彼此的一家人，不幸的是，我尚未看到此一態度。

剛開始全國封鎖的時候，許多人很恐慌，深怕無法在家人身旁或難以取得生存的必要物資，偶有違抗封鎖禁令的舉止，這並非義大利人的鑽漏洞／小聰明文化（furbizia），而是一種生物性的心理反應，當意識到眼前迫近的危險時，個體會表現出兩種反應：抵抗或逃離，這可解釋許多民眾的行為舉止。對我而言，為了對抗傳染病而使個人自由過度犧牲的說法有失公允，依據嚴謹科學的「技術性」指引，有其客觀中立性。

除了在一些城市與區域對偶發的困惑，義大利人大致遵守封鎖的規定。然而不同於亞洲國家，要維持長期的封鎖更形困難，而全面性的監控手段也很難被接受。唯有在緊急醫療狀態下才能限制人身自由，這寫在義大利的憲法中，很重要的是這些舉措不能延長到正常時期。

集體創傷中，將毒物轉化為解藥

整個社會正經驗著集體創傷，這並不只是少數運氣不好的人遭遇的突發情況。我們處在集體哀悼中，這個疫病正抹去整個世代，帶走情感、存在與記憶。特別是人們逝去的速度與樣態，甚至不允許陪伴與親密的悲悼，使問題更嚴重。

若想掙脫此一創傷，社會與社區需要檢視其福祉標準及目標，在學校及區域的機構建立支持網絡，猶如一種集體治療，知道如何將痛苦轉化為視野，將恐懼轉化為決心，從而創造一種新的社會認同，將毒物轉化為解藥。

剛開始，從中國返義的華裔義大利人被懷疑是散播病毒的原因，但隨著華人案例減少，現在普遍對於中國的態度已不帶敵視。然而，義大利右翼政客持續利用疫情，以民粹修辭鼓動排外思想。有一些人僅擷取訊息即去標定敵人，卻缺乏知識，粗率地認定華人社群要為疫病的傳播負責。我們必須對抗認知偏誤（cognitive bias），非理性罪疚感帶來的扭曲認知曾經將人類帶往巨大的詐術，像當年處決猶太民族。病毒強迫我們提醒彼此，我們都是人。

像所有巨大的悲劇，比如二次大戰，告終之後新的「文藝復興」由此興起，在一段非暴力革命的歷史時期中，發展與社會的模式被重新討論，給予我們的孩子更高層次的保護與凝聚。今日我們面對著與新冠肺炎之戰，但不能忘記還有許多戰場等待強有力的全球行動，如飢餓的問題。

我希望這場戲劇化的疫情能讓我們體認到，什麼才是人性的基本需求：人與人的連結、家庭、親密感、社群。在義大利，這段隔離的日子中最難承受的是社交孤立，以及從工作與休閒的日常軌道中岔出的改變。想想看，我們付出多少代價建構出系統，在家觀看運動、電影、劇場演出，但最讓人懷念的，還是真正出門體驗這些事物。

我們將掙脫這一切並再次強壯起來。祝所有人好運。

文／張子午

WHO為何走上鋼索？
——防疫失靈與跛腳官僚後的重新定位

新冠肺炎讓全球面臨一九三〇年代經濟大蕭條後最嚴重的經濟衰退，在局勢一片渾沌之際，以美國為首，針對此次疫情造成慘重後果的咎責聲浪，已陸續在國際間展開。矛頭除了指向中國外，延遲發出警訊以及未能有效協調各國對抗疫情的WHO，成為最主要的被批評對象。

四月間，美國總統川普不斷放話表示，將暫停資助WHO運作資金。五月十八日WHO最高決策機關——世界衛生大會舉行前，澳洲總理莫里森（Scott Morrison）也呼籲，應檢討此次疫情造成的全球危機並進行獨立調查。WHO儼然遭遇成立七十二年來最大的合法性危機。這個全球最高衛生治理機構，本身即為此次疫情的「受災戶」。

CHAPTER 23

進入二十一世紀後，圍繞在爭議中的WHO

這不是WHO面臨的第一次危機。自從二十一世紀新型態的人畜共通傳染病頻繁在世界各地爆發規模不等的流行，WHO就每每遇到進退失據的窘境，長年圍繞在爭議之中。

二〇〇九年的H1N1，WHO在墨西哥爆發後一個月內便宣布為「國際公共衛生緊急事件」（Public Health Emergency of International Concern, PHEIC），再隔四十七日認定H1N1是世界大流行（pandemic），但疫情後續發展卻是「雷聲大雨點小」，未造成先前預測的大量傷亡。各國遵照WHO發布指引花費數十億預算購買的抗病毒藥物無用武之地，使這場SARS之後最大的全球疫情警示被批評為一場「狼來了」騙局，造成大眾不必要的恐慌。

就在宣布為PHEIC一年之後，歐洲理事會議會大會（Parliamentary Assembly of the Council of Europe, PACE）對於WHO在應對H1N1過程中，決策不透明的問題進行調查，在英國國會議員保羅・弗林（Paul Flynn）撰寫的該篇報告基礎之上，國際知名醫學期刊《英國醫學雜誌》（*British Medical Journal, BMJ*）進一步質疑H1N1大流行是圖利藥廠的陰謀，最主要原因是WHO未揭露參與評估緊急事件委員會之十六位成員名單中，有多位擔任國際大藥廠顧問，涉及利益衝突。

SARS曾是強化全球傳染病防治機制的轉捩點

二〇〇三年SARS之後，WHO意識到跨國界的傳染性疾病已非單一國家的衛生資源可以控制，積極建置全球應對大規模流行病的通報與協調體系，在二〇〇五年的WHA通過修訂《國際衛生條例》（*International Health Regulation, IHR*），被國際權威公衛學者、美國喬治城大學暨歐尼爾全球衛生法講座（O'Neill Institute for National and Global Health Law at Georgetown University）創辦人葛思廷（Lawrence O. Gostin）稱為「二十一世紀最重要的全球衛生條約」。二〇〇九年的H1N1疫情，WHO首度對全球宣布PHEIC，即是依據新版IHR。

「IHR其實很早就已經存在，可是只限定於幾種傳染性疾病（霍亂、鼠疫、黃熱病），通常只在發展中國家才會出現，沒有什麼實際功能；二〇〇五年修訂之後，將範圍放大到各種緊急公衛事件，除了新興傳染病還包括核輻射、化學、食安等不同起源的公衛災害都適用，」台北醫學大學全球衛生暨發展碩士學位學程副教授蔡奉真表示。

「二〇〇五年版的IHR中也訂定了許多細節，讓各國可明確遵循，例如締約國須建立能處理相關事件的基礎能力，設置向WHO傳遞緊急訊息的對口單位，二十四小時內要通報；而以往僅能使用各國官方資訊，此後WHO可透過非官方的媒體或網路管道以早期偵測；其他關於疫情中的國際交通、貿易、人權等議題，WHO都訂下統一指導原則，」蔡奉真解釋。

從狹義的傳染性疾病擴大到所有國際重要的公衛風險上，制定包括監測、反應能力及邊境管制等全球防範準備，WHO總幹事更擁有專屬權來宣布國際公共衛生緊急事件，IHR建立出一個協調一致的全球防範框架，可說是WHO強化其全球衛生治理能力的實際展現。

軟性法無強制約束力，指揮權跛腳

然而，理論上能在危機時刻整合各自為政的世界各國，齊心在同一陣線對抗病毒的理想，終究不敵主權的界線以及其他結構性缺陷。

二〇〇五年通過新版IHR後，WHO要求締約國最晚於二〇一二年完成應對國際公共衛生緊急事件的核心能力，卻只有不到二〇%國家達成，暴露出WHO即便握有IHR此一國際公共衛生最高指揮權，卻仍然跛腳的現實。

二〇〇九年H1N1之後，WHO至今宣布過六次國際公共衛生緊急事件，最近一次於二〇二〇年一月三十日由第八屆總幹事譚德塞（Tedros Adhanom Ghebreyesus）宣布，儘管當時強調各國不應因疫情任意實行旅行限制，會造成嚴重的經濟損害及阻礙醫療維生物資的運輸，以美國為首的世界各地仍各自發布禁航令或關閉邊界；WHO並敦促各國實施廣泛的病毒檢測，表示居家隔離以及其他方式的社交距離在中國證明有效，歐美各國卻遲未落實檢疫與追蹤措施，直到二月底疫情在義大利失控，該國才實行大規模封鎖，亡羊補牢卻為時已晚，此後歐美相繼落入類似命運。

在非傳染性疾病（Non-Communicable Diseases, NCDs）的層面，也會因牴觸特定利益團體，而遭成員國無視。例如一九七〇年代母乳餵養率下降，促使WHO與聯合國兒童基金會（UNICEF）聯合制定《國際母乳代用品銷售守則》（*International Code of Marketing of Breastmilk Substitutes*），規定業者與醫療機構不應推廣母乳代用品或提供免費樣本，以鼓勵母乳餵養促進嬰幼兒健康成長與發展，一九八一年的WHA通過批准，但美國為了扶植該國嬰幼兒配方奶粉產業發展，是唯一反對者。

「國際組織對於主權國家幾乎都沒有強制性，不會有國家想讓手伸進來，這是WHO困擾的地方，國際貿易組織（WTO）是少數例外有『牙齒』的單位，有一套從法理上處理爭端的機制。從法制面看WHO的設計很鬆散，幾乎大部分規範都賦予總幹事很高權限，監督角色通常只有再設一個專家委員會，如果國家有不同意見，直接找總幹事協調，但若沒共識，雙方也不必遵循對方意見，有說等於沒說，」蔡奉真解釋。

「WHO的特性並不聚焦在法制面，科學的重要性在法制之前，成員多是醫師與公衛學者。反觀WTO每個程序都很嚴，跟專家背景與組織目標有關，裡面有很多經濟、政治、法律背景的專家，」蔡奉真強調，她在台灣完成博士學位後曾赴日內瓦大學進行博士後研究，近距離觀察許多總部設在日內瓦的國際組織並與其中成員互動。

葛思廷曾經指出，「在大多數情況下，WHO迴避設置規範，寧願選擇以科學和技術方法來解決全球衛生的深層問題。甚至當它採取規範性行動時，也大多數選擇指導方針、守則或建議等形式的軟性法，而不是硬性的、具有約束力的國際法。」

軟性法（soft law）無需遵守任何義務，國家更有可能迅速進入談判協商，可能隨著時間推移而建立共識，但常被藐視和資源不足。全球衛生學者和民間團體因此常呼籲WHO加強使用硬性法，以增加規範體系的正當性。

在歐洲、美國、共產勢力間擺盪

在當前的中美對抗態勢中，WHO成了慘重疫情的代罪羔羊，如同過往面對傳染病的舉措常引起爭議，這已非新鮮事，從二戰後甫成立開始，它就註定在地緣政治的結構中拉扯。

戰後的WHO就在三股力量間擺盪，分別是從廢墟中重建卻仍掌控前亞非殖民地的歐洲，一九六五年前，非洲地區的衛生事務仍由白人執掌；一九四九年到一九五五年間，蘇聯及其下共產國家一度退出WHO，將窮國的健康問題歸咎資本主義，台灣在一九七一年退出聯合國前，中國一直都被排除在外；美國雖然是最大金主，卻一直懷疑聯合國被共產勢力滲透，以華盛頓為中心獨立發展泛美健康組織（Pan American Health Organization, PAHO）。

全球衛生跨越幅員廣大的地理疆界，使其組織愈加分散，在日內瓦的總部之下還有六個區域辦公室，各地的健康需求與優先次序截然不同，這在往後常造成總部與區域之間溝通不良，以至於面對緊急事件反應不及。二〇一四年西非爆發伊波拉疫情，日內瓦總部遲未提供基礎設施匱乏的非洲直接援助，非洲區域辦公室問題叢生無力應對，使得疫情一發不可收拾，即是明顯例證。

不只譚德塞，總幹事個人色彩塑造不同時期的組織樣貌

在龐大的組織與各主權國家複雜的利益中，WHO要維繫其所宣稱不帶政治色彩的「全民健康」（Health for All）精神，很大程度需要仰賴深諳政治與外交手腕的領導人。在模糊的規範中，WHO總幹事握有很大決策權，走在醫療衛生、政治經濟、國際關係等多重複雜議題交纏的鋼索上，每任總幹事的個人色彩幾乎都塑造出此一組織的鮮明樣貌。

四月間，總幹事譚德塞回應川普針對世衛防疫失靈、是「中國中心」（China Centric）批評的記者會上，竟話鋒一轉，指稱台灣在外交部知情下，與台灣民眾合作，對其進行有關種族歧視的人身攻擊，使他一夕間在台灣幾乎成為全台公敵；他高度稱讚中國及習近平的言行，也連帶削弱WHO公信力，連署網站有超過一百萬人請願要求譚德塞下台，主辦人並在四月底將連署名單寄給聯合國與WHO。

上一任總幹事是來自香港的陳馮富珍，於日內瓦任職長達十年，對其普遍評價為平庸的技術官僚，任內經歷H1N1與伊波拉兩場流行病疫情，分別因反應過當與過慢飽受批評。但陳馮富珍最為人所知的「事蹟」，是在二〇一七年卸任前夕被《美聯社》（*Associated Press, AP*）揭露，在逐年削減的預算下，WHO人員出差費每年高達兩億美元，高過防治愛滋、肺結核與瘧疾的經費，占年度總預算一〇%，而陳馮富珍作風尤其奢華，公務旅行皆搭頭等艙與住總統套房。

相較於譚德塞與陳馮富珍在政治關係與個人私德方面爭議纏身，第六屆總幹事布倫特蘭（Gro

Harlem Brundtland）是前挪威首相，以她為名的委員會定義出影響深遠的「永續發展」概念，被認為是近代WHO最意志堅定的改革者。她在一九九八年接任總幹事一職後，將這個已因裙帶關係與貪腐問題而暮氣沉沉的機構注入新活力，積極推動反菸、抗愛滋與瘧疾、改善肥胖等議題。

就算在當時IHR規範尚未完備，WHO無法在法理上影響各國，布倫特蘭仍然用個人的決斷力對抗二〇〇三年的SARS，公開指責中國延遲通報與合作，施加壓力要求中國政府提供完整資訊，更抨擊不願配合防疫措施的加拿大多倫多市長，透過旅行限制、追蹤檢測、隔離與資訊共享（台灣不幸被排除在外，間接造成和平醫院倉促封院的悲劇）等非藥物介入（Non-Pharmaceutical Interventions, NPIs），使這波疫情在二〇〇三年七月宣告結束。

布倫特蘭的個人魄力與政治意志在歷屆總幹事中極為罕見，直到現在WHO幾乎不會批評自己的成員國，包括今年譚德塞與中國採取合作並大力肯定的態度，而陳馮富珍曾有一句名言：「我有一百九十三（當時WHO成員國數量）個老闆。」

世界公民理想成泡影，WHO需要重新定位

「WHO第一任總幹事奇澤姆（Brock Chisholm）『世界公民』的理想，現在已成泡影，」長期在醫療史的脈絡研究WHO的發展與變遷，目前擔任香港大學醫學院醫學倫理及人文學部總監的吳易叡這麼說。

「ＷＨＯ如同其他聯合國底下的機構，這些二戰後設計在和平時代發揮功能的國際組織，背後依據的精神是『功能性經濟主義』，也就是當各方面發展都進步之後，產生『外溢效應』（Spillover effect），每個國家經濟就能達到平等的理想，平等後就沒有資源掠奪，沒有資源掠奪就沒有戰爭。」

這種以國家為單位，將每個人的健康權視為平等且需要盡力追求的目標，在ＷＨＯ成立三十週年的《阿拉木圖宣言》（*Alma-Ata Declaration*）達到最具里程碑的意義：呼籲世界各國開展以全民健保和健康公平為基礎的基層醫療照護（Primary Health Care, PHC）。兩年後，一九八〇年ＷＨＯ宣布天花在世上根除，更將其成就帶到歷史高峰。

「可是一九九〇年代後就碰到很大問題，當初沒法預測到，過了半世紀整個世界走向貧富更加不均的狀態，區域主義高漲，難民愈來愈多，理想中的全球化沒有達到，卻出現這些瓶頸，ＷＨＯ以單一國家為單位的設計無力解決每個國家內部矛盾。第二是二〇〇〇年後那麼多新型態傳染病，凸顯緊急事件時無能反應，到現在看得愈來愈清楚；多年來不再增長預算，更使其轉而仰賴外部單位捐款發展『夥伴關係』（partnerships），壞處就是有時得聽捐錢組織的話，很多計畫就喪失可持續性，並碰到被藥商或私人公司挾持利益的爭議，」吳易叡強調。

二〇〇八年全球金融海嘯之後，各國財政困難，主要經費來自成員國會費的ＷＨＯ財務雪上加霜，沒錢沒人之下，二〇一四年西非伊波拉疫情遇到嚴重挫敗。至今ＷＨＯ很大部分要仰賴私人捐款，例如二〇一八到二〇一九年除美國之外，最大筆經費來自微軟創辦人比爾・蓋茲的基金會（Bill & Melinda Gates Foundation），占總預算九．七六%，然而經費使用卻必須受制捐款者的指定用途，蓋茲的錢即大部分用在小兒麻痺疫苗。

在WHO日漸衰落的同時，卻為其他大型組織介入國際衛生事務創造了發展空間，包括世界銀行、國際基金組織、全球疫苗免疫聯盟（GAVI）、全球基金（Global Fund）、國際扶輪社（Rotary International）等財力雄厚的單位，紛紛取代WHO過往的重要工作，在與這些組織發展「夥伴關係」同時，WHO必須艱難地尋找自身定位。

「歷史告訴我們，在這麼龐大而複雜的組織裡面，很多外圍的運動者逐漸進入決策內部的時候，理想性也就逐漸喪失，」吳易叡說，他甫透過視訊會議參與WHO西太平洋辦公室的倫理和人權前景智庫，WHO從設立初始就不斷在世界各地尋找相關議題的專家成立不同階段性專責小組，成員皆不支薪地貢獻知識，集體討論未來可能的方向，第一位進入WHO日內瓦總部任職的台灣人林宗義，一開始也是循此管道與該組織產生連結，「所有在『外圍』的專家都很清楚問題，每一個人都很有熱情也很無力，因為深知WHO總部都是一些技術官僚，做任何事情都是確保『現狀』，外圍的專家剛好相反，都是運動者，只是這兩者中間，是一個真空。」

在疫情衝擊下，WHO也面臨其未來存續與轉型的關頭。

CHAPTER 24

文／蔡百蕙

走上一條永續安全的路
——疫情推動的低碳交通與綠色運輸

「我不想跟一堆人擠地鐵，戴口罩還是無法安心，所以決定騎車通勤了，」英國國民健保署經理、三十七歲的瑪卡娜（Urvi Makwana）住在南倫敦，在封城前是標準的地鐵族，封城後擔心搭地鐵被感染，於是在解封前夕決定改以腳踏車代步，只不過，「現在腳踏車太難買到了！我家附近的自行車行全賣光了，找到另一家還大排長龍。」她索性走路三小時，到住在西倫敦的姐姐家牽一台舊自行車先湊和著用。

兼具低汙染以及可維持社交距離的兩大優勢，自行車意外地成了歐洲解封後當紅的代步工具，從倫敦、巴黎、柏林到米蘭等，各大城市紛紛擴建自行車道，也祭出購車、換車甚至學車補助等手段，鼓勵市民以自行車出行。

英國用二十億英鎊改建車道

疫情嚴重、連首相強森都曾染疫的英國，政府大手筆將陸續投入共二十億英鎊（約新台幣七百五十億元）的預算重新分配道路空間，擴大自行車道與公車專用道路，並且加寬人行道。

原本每日正常運量達五百萬人次的倫敦地鐵，疫情後相較去年同期，運量下滑了超過九〇％，一個人就「包車」的情景，在過去幾乎難以想像。為了避免群眾感染，自行車就成了重要的防疫替代方案。

為了鼓勵民眾以自行車代步的基礎投資，乍看之下花費龐大，但英國政府初估後發現，當城市居民每天多騎自行車、多走路，由於人民健康程度提升，政府反而可以在接下來二十年省下約一百七十億英鎊（約新台幣六千三百一十億元）的NHS支出。

而歐洲第一個進行封城的義大利，在兩個多月漫長的封城期之後，從米蘭市開始，率先宣布將在市中心周遭擴增三十五公里的自行車道。義大利政府還提出一億兩千萬歐元（約新台幣四十一億元）的購車補助，補貼民眾購買新車的七成費用，上限為五百歐元（約新台幣一．七萬元），堪稱全歐最大方的自行車補貼。

同樣積極推動自行車代步的還有法國。歐盟境內最大城的巴黎市，人口上千萬，冬季空氣品質並不好，霧霾大的時候甚至看不見艾菲爾鐵塔。然而，在封城的兩個月內，巴黎市明顯觀察到空氣品質的改善，空汙平均驟降了二〇％到三五％，主要街道的空汙減幅則高達五〇％。

為因應解封後的人潮回歸，巴黎市在解封前夕大量設置了臨時的自行車道，並一路擴建至巴黎市郊。左派的市長伊達戈（Anne Hidalgo）更宣布，如果成效良好，市中心的臨時自行車道將變更為永久車道，短期的目標是將目前三％以自行車通勤的人口，在二〇二四年前增加三倍，達到九％。

此外，法國全國將投入兩千兩百萬歐元（約新台幣七．五億元）的預算鼓勵使用自行車，添購新車有補助，連修車也有五十歐元（約新台幣一千七百元）補貼。法國生態與團結轉型部長柏納（Elisabeth Borne）表示，根據統計，全法國有六成的出行屬於五公里以內的短程移動，這些都有以自行車取代的潛力，能夠大幅改善空汙。

因應疫情而起的自行車風潮並不限於歐洲。美國的費城、丹佛，哥倫比亞的波哥大，以及澳洲雪梨、墨爾本等各大城市，也都紛紛擴建市內的自行車基礎建設，自行車甚至在澳洲熱賣到取代了衛生紙，成了新缺貨商品。

對比各大國際城市的自行車政策超前部署，將疫情衝擊當作綠化都市交通的契機，大眾運輸同樣明顯受到疫情衝擊的台灣，似乎還未能掌握推動替代性低碳交通的機會，迄今僅集中紓困補貼化石燃料運具。

台灣反迎來廢氣更多的環境

先看北高二市的捷運運量影響。二〇二〇年大台北的捷運運量二月起明顯下滑，比一月減少了八．八%；對比前一年同期，三、四月更分別驟減二〇%和二八．七%。

平時從象山站搭捷運到新店上班的三十四歲上班族Coinky，就因為擔心搭捷運的感染風險，二月起改為開車上班，「搭捷運雖然比較方便，但家裡長輩會擔心，而且開車還可以省口罩，」於是通勤工具迄今改以汽車為主。

高雄捷運受到的衝擊更大，二〇二〇年二、三、四月的運量比起前一年同期，分別下滑達三九%、四〇．六%和五〇．五%，四月甚至出現單日運量只有九萬人次的最低紀錄。

同時間，全台的機車銷售量逆勢上升。燃油機車銷售量在二月比前一年同期成長達三〇%，三月也成長了七%，然而，電動機車的銷售量卻呈現下滑，第一季的電動機車銷售較前一年減少達一五%。環保團體認為，這和油價暴跌以及電動車新車購車補貼取消有關，多重因素都讓燃油機車的優勢擴大。

除了燃油機車，燃油汽車也熱賣。至六月三十日為止，在世界各國汽車銷量受疫情影響大跌的情況下，全台汽車銷售數據比起二〇一九年上半年，竟出現了一．四%的微幅成長。

如果此項趨勢不變，疫情完全解封後，台灣回歸的將是廢氣更多的都市環境。

關於疫情和緩後的永續交通策略，台大先進公共運輸研究中心主任張學孔指出，交通部迄今的紓困補貼有其必要，但下一步的振興作為亦至為重要，「在後疫情時代的交通系統，就是要更永續、更安全。」

張學孔認為，參考《巴黎協議》的內容，國際上對於因應氣候變遷的綠色運輸，大多有三種策略：avoid、shift、improve（避免、移轉、改善）。第一個avoid就是避免出行，不單指用視訊會議等遠距方式，而是透過都市計畫，在大眾運輸場站周邊就有良好的生活機能，讓大家用步行就能完成旅次，真的有需要就用公共運輸。這是最上位的策略。

在後疫情的情境中，當大眾對搭乘公共運輸有疑慮，張學孔特別強調shift（移轉）的重要性。「在台灣，沒有任何一個人是因為公共運輸受到感染，」正因為台灣公共運輸的防疫成效良好，因此，在後疫情時期，鼓勵人民使用公共運輸更顯重要，「例如把台北捷運吃到飽的一千兩百八十元套票降到八百八十八元，現在講這個絕對是吻合時事。」

張學孔說明，捷運套票的目的不應是讓現有使用者受惠，而是在吸引非公共運輸使用者，但實施兩年以來，「使用的九五%都是現有的使用者。」而根據他的研究，把摩托車使用的時間、停車和折舊等成本加總計算下來，台北市的機車族平均每天只需要花費三十元，因此只要捷運套票超過九百元，「機車族會不會來用（捷運）？當然不會。」他認為當捷運票價比機車平均花費低時，機車族才有改搭捷運的誘因。

從紓困到振興，交通與永續安全的距離

在環境永續的考量之外，張學孔也特別強調安全因素的重要性。近年來，每年有近三十萬起

的車禍事故，造成約一千五百人死亡。

「八百八十八元套票不只運量的增加，如果機車使用者移轉十分之一（到捷運），小汽車使用者也移轉十分之一，增加的旅次是八十萬到一百萬，」張學孔表示，捷運套票降價不能只看差價的補貼，「更重要的是移轉帶來的環境變化、能源消耗降低、汙染減少和交通安全提升等這些外部效益。」

至於歐洲流行的自行車風潮，張學孔則強調，永續交通的多元性，是要環繞著「avoid、shift、improve」研擬振興方案，公共自行車帶動的是使用行為的改變，也可以刺激政府重新思考基礎建設和道路設施配置，「我用歐盟的公式去算，台北市政府對公共自行車只投資六億，但一年的健康效益是一．二五億，」他並指出，台北市之外，有的中南部市鎮例如屏東潮州，公共自行車搭配客運也可以發揮很好的功能。

關於鼓勵行為改變，地球公民基金會副執行長蔡中岳以高雄市在二〇一七年推動的政策為例，當時在冬季空汙期，連續三個月實施市內公車、客運、輕軌以及捷運的上下班時段，使用電子票證全部免費搭乘；要鼓勵使用大眾運輸，甚至是從騎機車改成搭捷運，「這種補貼政策就是應該在這種需要的時候推，從環境的觀點出發，交通部門可以做的其實是這些事情。」

但他也坦承，在各種交通減碳的做法上，最大的困難就是調整人的習慣，「要人從騎機車變成搭捷運，這件事很難，可是從騎燃油機車變成騎電動機車，會比較容易。」因此他認為，從務實角度思考，運具電動化也相當重要。這也是張學孔強調的永續交通最後一個策略「improve」：非用個人運具不可時，就使用新能源運具。

二〇一七年賴清德擔任行政院長時，曾提出階段性電動化目標，宣布在二〇三〇年公務車輛及公車全面電動化；二〇三五年則是新售機車全面電動化（禁售燃油機車）；到二〇四〇年就是汽車全面電動化（禁售燃油汽車）。

但這項運具電動化的政策，卻在燃油機車業者大力反彈之後，於二〇一九年被行政院長蘇貞昌撤銷。二〇二〇年起，環保署更停止補助新購電動機車，反而利用空汙基金補助民眾汰換七期燃油機車。

「燃油機車業者來抗議，他（蘇貞昌）就說要油電並行，完全沒有環境思維！」蔡中岳不敢置信地說道，「二〇三五年禁售燃油機車是躁進政策嗎？還有十五年耶，一點都不躁進，很慢。」

對比全球最大的機車市場印度，十三多億人口擁有近兩億輛機車，每年還可賣出約兩千萬輛的機車，印度政府卻宣布將於二〇二五年四月起全面禁售燃油機車，加速對抗空汙，等於在五年內機車即將全面電動化。蔡中岳問：「（印度）那個躁不躁進？他們現在電動機車的市占率還只有一%。」對於台灣對全面電動化踩剎車，他直嘆可惜。

根據環保署統計，台灣境內的碳排和細懸浮微粒 $PM_{2.5}$，分別有高達一三·六%和二七·五%正是來自交通部門，包括汽車、機車和卡車等各種燃油運具。

如果再對照台灣二〇一五年《溫室氣體減量及管理法》制訂的長期目標，「二〇五〇年溫室氣體排放應降為二〇〇五年排放量的五〇%以下」，以及自二〇二一年起的第二階段目標，執行期程從二〇二一年至二〇二五年，「溫室氣體排放應較二〇〇五年減少一〇%」，台大風險社會與政策研究中心博士後研究員趙家緯曾計算，若運輸部門要達成第二階段減碳目標，且不同運具按碳排比例分攤減碳責任，二〇二五年前全台必須有五百萬輛以上的電動機車。

依照趙家緯的估算，以台灣目前不到一百萬台的電動機車來看，光是第二階段的溫室氣體減量目標，全台至少還有四百多萬台機車必須汰換為電動機車。

補貼化石燃料運具，然後呢？

然而，對比歐洲解封後的綠色交通潮流，台灣迄今提出的交通運輸紓困方案，卻都是針對化石燃料運具的補助，遑論鼓勵電動運具或自行車代步。

交通部提出九八·三億的交通運輸紓困計畫，將用於：減免遊覽車客運業、小客車租賃業、小貨車租賃業、汽車貨運業、汽車路線貨運業及汽車貨櫃貨運業之營業車輛一〇九年度應納汽車燃料使用費五〇%；補助遊覽車客運業、小客車租賃業一〇九年牌照稅之五〇%；計程車客運業營業車輛油料補貼；遊覽車、計程車駕駛薪資補貼；協助遊覽車客運業、小客車租賃業、計程車客運業融資貸款及利息補貼；促進公路運輸業從業人員發展，運用減班休息時段進行專業職能訓練課程……等。

總結上述補助重點，「不要說什麼汰換電動車，對於紓困的想像就是發錢，沒有人去挑戰。」

蔡中岳感慨地說道，要讓產業升級、運具汰換……，難道不能趁這時候一起進場？

以提供計程車司機的紓困方案為例，一個月一萬元的薪資補貼，連續給三個月，再加上六個月的油料補貼和職訓課程補助，全部申請可領到六萬元。

「也不是不能給，而是要附加什麼樣的條件？」蔡中岳指出，針對交通運具的電動化，政府應該思考如何讓司機得到誘因，在這個時刻升級為油電混合車，這樣就可以同時達到紓困及轉型的雙重目標。

各國民情與條件不同，歐洲各國在解封後的擴大自行車政策，台灣的距離或許還很遙遠，但在鼓勵搭乘大眾運輸、交通運具電動化等面向，台灣疫情相較國際和緩之際，也是超前部署邁向永續交通的契機。

文／蔡百蕙

韓國從環境惡棍到力推綠色新政

——在紓困同時帶動產業轉型

疫情升溫、台灣島也跟著「發燒」。二〇二〇年七月二十四日，台北市高溫甚至創下台北氣象站一百二十四年來的紀錄，顯示極端氣候挑戰已步步進逼，全球各國也同樣在疫情中面臨了經濟振興和氣候變遷的雙重挑戰。

義大利威尼斯的運河變得清澈，新加坡市中心出現成群的水獺自在散步，甚至在印度北部旁遮普省的村民，首度可用肉眼眺見兩百公里外的喜馬拉雅山！世界各地因為疫情而封城，許多城市紛紛出現汙染退散、回歸自然的奇景。

全球封城意外的環境正向效應，當然同時伴隨的是巨大的經濟衰退。然而，是否真要付出如此慘痛的經濟代價，才能重新擁抱藍天綠地？德國、法國和韓國等國家，都從疫情造成的停滯與衝擊中，看到了重新思考能源、基礎建設與產業發展的機會，也看到了同步回應疫情衝擊與氣候變遷兩大危機的可能性，同時提出因應經濟復甦、氣候變遷的綠色振興計畫，韓國的「綠色新政」更宣示，要在二〇五〇年成為東亞第一個「去碳化（淨零碳排）國家」。

韓國領先東亞推出「綠色新政」

在德國總理梅克爾（Angela Merkel）與法國總統馬克宏（Emmanuel Macron）的支持下，歐盟執委會主席范德賴恩（Ursula von der Leyen）宣稱：「歐盟將以綠色目標作為疫後經濟復甦的驅動力。」甚至多位資深銀行家，包括英國央行總裁貝里（Andrew Bailey）和法國央行行長戴加洛（François Villeroy de Galhau）都於六月五日聯名投書《衛報》：「疫情帶給我們一生只有一次的機會，重建經濟足以抵禦下一個重大衝擊，也就是氣候崩潰……疫情過後，各國啟動綠色復甦至為重要。」

他們怎麼做？德國的動作最快，率先提出一千三百億歐元（約新台幣四．四兆元）的經濟刺激方案，其中四百億歐元將投資於解決氣候變遷的相關計畫。德國在疫情期間，看見了環境回歸自然的美好，決心疫後致力於打造一個更永續的環境。

歐洲議會環境委員會主席坎芬（Pascal Canfin）強調，「氣候變遷並未隨著新冠肺炎到來而消失，所以振興經濟必須一石二鳥。」從經濟與就業的角度來看，不但要支持能為氣候變遷提供解方的產業，他更認為接下來兩年，有必要投入三千億歐元的公共投資以支持綠色復甦。

令外界驚訝的是，過去被視為「破壞環境的惡棍」的韓國——世界第十二大的經濟體卻是第七大的碳排國，也在三月提出極具野心的「綠色新政」（Green New Deal），在回應氣候變遷上，不讓歐洲國家專美於前，更意圖「一石三鳥」。

韓國二月發生新天地教會群聚感染後，政府控制疫情的能力受到質疑，還因此出現了罷免總統文在寅的聲音，一份「彈劾文在寅總統請願書」甚至在韓國國會「國民請願」網站上，收到超過一百四十六萬個簽名，達到國會相關組織審議門檻。面對病毒與政治雙重危機，韓國政府祭出普篩與入境管制等鐵腕措施，才逐漸控制住疫情，並搶救了執政黨的聲勢。

文在寅的民調滿意度迅速地在三月底就回升到五成以上，同時間，挾著疫情趨緩帶來的政治資本，他繼參選總統時就已提出的環保綠色政策後，再度推出綠色新政，擴大投資再生能源等綠色產業，並且比照歐盟，訂下「在二〇五〇年達到碳中和」的目標。

四月十五日國會大選結果揭曉，文在寅帶領共同民主黨拿下史上最大勝利，在六成六的投票率下，贏得一百八十席、六成的席次，成功全面執政，並創下韓國自一九八七年民主化後，首次由單一政黨占據國會五分之三議席。

韓國的綠色新政，被長期研究各政府綠色金融計畫的法國巴黎銀行亞太區可持續資本市場總監黃超妮，形容為「超級了不起」，為什麼？

冬季長、溫度動輒跌破零下的韓國，民生與工業用電需求都很大，目前全國四〇％的電力仰賴六十座的燃煤電廠供應，綠色新政卻要將目前僅占個位數的再生能源發電占比，一舉在二〇三〇年提升至二〇%，二〇四〇年前再增加至三五%；此外也預計實施碳稅，並在逐步去碳化的同時，逐步廢除核電。

一石三鳥大計：環境、就業、提升國際地位

「韓國提綠色新政是要一石三鳥，做到環境友善、帶動就業和國際接軌，這是聰明的，」嫻熟韓國政治的台灣智庫副執行長董思齊表示，綠能和減碳等環境議題，本來就是韓國執政的進步派政府的施政方向與目標，「是未來振興韓國經濟要走的一條路。」

此外，「《京都議定書》跟《巴黎協議》，讓日本和法國變成了這個領域公認重要的國家，韓國也想做這件事，」董思齊說，韓國認為自己的某些技術可以幫助親環境目標更快速達成，並做出更多的應用。繼二〇一八年全球綠色目標夥伴（Partnering for Green Growth and the Global Goals 2030, P4G）在哥本哈根召開首屆峰會後，原本二〇二〇年六月要在首爾舉辦第二屆，後來因疫情而延到二〇二一年一月，「基本上韓國希望透過聯合國永續發展目標（Sustainable Development Goals, SDGs）的發展，在國際社會的特定領域中有話語權。」

韓國成了東亞地區第一個宣誓將在本世紀中達到碳中和的國家。四月底，聯合國祕書長古特雷斯（António Guterres）在一場記者會上，盛讚韓國在對抗新冠病毒的同時，仍力抗氣候變遷，「這兩件事如何能夠被同步處理，韓國提供了驚人的典範。」

令人驚訝的是，文在寅的綠色新政同時也受到在野黨的支持。董思齊指出，在野的保守派沒有反對，這是因為李明博政府二〇〇八年就有做綠色新政，只不過當時的目的是經濟成長，不提減碳；現在是要創造就業，但保守派會認為「這東西本來就是我們之前提過的，所以大家都安心，反對的人很少」。然而，疫情逐漸和緩之後，韓國民眾是否像國會大選時一樣支持綠色新政，仍然有待觀察。

在能源轉型的同時，為了帶動就業，韓國的綠色新政還包括了設置地區能源過渡中心，協助非新能源產業的勞工受訓、以順利進入新產業就業。董思齊強調，文在寅自二〇一七年上台以來，一直要解決的都是失業問題，疫情後更明顯的會是青年就業問題，「比經濟成長更重要的，其實是充分就業，只要失業人口增加，政權就會遇到很大的危機。」

此外，與過去李明博政府追求的綠色成長有所不同的是，文在寅政府不希望只追求單純的經濟成長。「對他們（文在寅政府）而言，如果執政的過程中，獨惠某些產業，造成某些部門過度肥大，那就不是他們要的，因為他們政權的正當性在（強調）平等。」

「韓國要救的不是所謂的GDP成長率，而是如何讓內需市場更活化，」董思齊表示，一場疫情讓國際交流大幅減少，是否能透過新的勞動服務等方式，讓無法離開在地的人有更多的工作機會，「這是韓國綠色新政比較值得重視的事情。」不過，由於韓國綠色新政較多是綱領性質的政策宣示，對於能否真正解決失業問題等具體成效，還有待再過一段時間才能檢驗。

台灣疫後二氧化碳濃度達三百萬年高點

對比之下，台灣的疫情相對穩定，五二〇連任就職後，總統蔡英文的民調滿意度達到歷史新高的七成一，衛福部長陳時中滿意度更突破了八成。

民進黨政府擁有比韓國執政黨更高的民意滿意度，在提出無保一萬元的急難紓困金、十萬低利紓困貸款和計程車司機每月一萬元薪資補助、可連領三個月等紓困方案後，又提出「拿一千領三千」的振興券方案，但外界還未看見政府同時面對氣候變遷、推動綠色轉型的長期性策略思考。

二〇二〇年第一天，一群災害與風險管理的產官學界專家在LINE群組中熱烈討論氣候危機，絲毫沒有慶祝新年的心情，反而憂心忡忡，認為依目前全球二氧化碳濃度成長趨勢，台灣面對的已不是氣候變遷，而是氣候緊急狀態。

主導該討論的氣象專家、天氣風險公司總經理彭啟明指出，「新的疫情雖然會讓地球得到緩解，代價卻無比巨大，」也正因為疫情大幅影響經濟活動，根據許多預測，今年有機會達到《巴黎協議》年度減碳八%的目標，「但我們的生活習慣沒有改變，疫情之後（碳排）就會報復性地衝上去。」

果然各地解封才不久，一進入夏季，即可觀察到明顯的暖化與二氧化碳濃度升高。「上半年雖然人類排碳量減少，可是全世界的溫度都在創新高，台灣還創下有史以來最熱的六月，」彭啟明問道，「不是人類活動減少嗎？但以全球來看，溫度都在創新高，而且二氧化碳濃度還在往上走。」

根據加州大學斯克里普斯海洋研究所和美國海洋暨大氣總署偵測到的資料顯示，光是五月的平均二氧化碳濃度就超過四一七・二ppm，甚至超過去年的四一四・八ppm，也讓地球二氧化碳的濃度達到很可能是三百萬年來的最高點。疫情前即存在的氣候緊急狀態，並未因疫情出現而消失，卻因此被忽視而成為隱憂。

法國經驗：一手給紓困金、一手推產業轉型

因為疫情，許多產業、尤其航空與觀光業大受影響，在紓困業者的同時，有可能再置入因應氣候變遷的思維嗎？

法國航空（Air France-KLM）大幅減少航班與營收後，向政府提出了高達一百零八億美元的紓困貸款要求，法國政府同意了，但同時提出必須促進永續環境的條件，包括法航必須停飛和火車路線競爭的短程航班，因為相同的短程路線，火車移動排放的溫室氣體少了許多；此外，法航也必須承諾將每位乘客的溫室氣體排放，在二〇五〇年前減少到二〇〇五年標準的一半。

法國財政部長勒麥爾（Bruno Le Maire）強調，「給法航的並不是一張空白支票。」利用紓困的機會，趁機協助產業轉型為更永續的營運，無疑是將效益極大化的一石二鳥策略。

對比法、韓，「他們是趁機要（把汙染）拉回來，我們卻想的是趁機要鬆綁，都有趁機的概念，可是方向完全不一樣。」地球公民基金會副執行長蔡中岳說。

以禁塑政策為例，蔡中岳指出，當初政府要禁免洗餐具跟塑膠吸管，都是好不容易才推動，

但台灣一遇到疫情，「第一步的想像就是把這些東西全部開放，這個鬆綁其實對環境的影響是非常大的。」

陳時中在五月二十一日的記者會上表示，免洗餐具其實對防疫幫助不大，「餐具重複使用、好好清洗，比免洗餐具更乾淨。」於是環保署再收回鬆綁的禁塑政策。蔡中岳評論，「搞成這樣，顯然他們（政府）並沒有策略性地推動對環境友善的大政策，反而是一遇到狀況就想要開放。」

蔡中岳認為，在疫情加劇的二月，全球油價大跌，甚至跌到了負油價，更是一個可以趁機推出能源稅的絕佳時機，「油價低檔的時候趕快推出能源稅，反正大家負擔感覺沒那麼大，還有對石化業者的補貼，也（應該）在油價低的時候拉掉，但我們不敢趁勢做一些事情。」

「我可以理解有些政策在人民有困難的時候，很難推動，但應該在有機會的時間點推出來，大家反彈比較小。」他感慨，台灣實際上是反其道而行，掌權者根本沒有看到回應氣候變遷的重要性。

綠色復甦可成為防疫助力

乍看之下與疫情無關的綠色復甦，事實上還有助於日後的防疫。根據許多來自歐洲、美國和中國的國際研究，空汙與疫情存在高度相關性，空汙愈嚴重的地方，新冠肺炎的感染率、重症率和致死率也愈高。其中最受關注的哈佛大學研究更指出，在美國，空氣中每增加一個單位的細懸浮微粒（1 μg/m^3 in $PM_{2.5}$）濃度，新冠肺炎的致死率即增加八%。

台灣健康空氣行動聯盟理事長葉光芃指出，「空汙和氣候變遷是一體的二面，改善空汙就可以改善氣候變遷、改善氣候變遷就可以改善空汙。」他強調，這項論述聯合國在二〇一九年六月就提過，現在加上防疫的需求，台灣政府應更積極回應空汙和氣候變遷挑戰，落實全面無煤目標。

身為彰化基督教醫院婦產科主治醫師的葉光芃，研究並倡議乾淨空氣超過十年，他指出，空汙對於非傳染性疾病，例如早產、氣喘、過敏和肺部慢性疾病等，已有大量科學研究證實關聯性，對目前的健保與醫療資源已是沉重的負擔，如果再計入台灣人口的老化速度，目前已是老年人口超過一四%的高齡社會，未來若再發生新的疫情，「十年、二十年之後，到時預計會有三成的老年人口，非傳染性疾病加上傳染性疾病，台灣就崩盤了。」

他憂心地表示，「疫情後的振興不能單純從經濟角度出發，必須有防疫指揮官參與，也要從醫學與健康的角度來思考。」

如果不回應氣候變遷，伴隨而來的極端氣候恐怕愈來愈難以承受。二〇〇九年八月八日發生的莫拉克風災（又稱八八風災），造成近六百八十一人死亡、小林村滅村，是台灣近十年來傷亡最慘重的天然災害；二〇一八年，又有驟雨強度超越莫拉克風災的八二三水災，造成七死、一百零一傷。

彭啟明提醒，雖然過去十年的天氣預報技術進步非常多，「但是氣候極端化在這十年又是加乘了一倍，」從數量上來看，全球各項天然災害從十年前的每年六、七百件，「大概增加了一〇%，一年有八百件左右。」

未來的災害將更頻繁、氣候會更極端？彭啟明連說兩次：「一定會的、一定會的。」甚至預測到了二、三十年後，「全世界的災害會從每年八百件成長到一千件。」

加上疫情的因素，彭啟明提到另一種可能的情境：「疫情可能年底又來、或者明年又再來，如果疫情加上天災，那怎麼救？這是沒有任何國家去想像過的。」

然而，疫情加天災的雙重打擊，五月下旬就在孟加拉灣區發生了。孟加拉灣近二十年來最強的超級氣旋安芬（Amphan）侵襲印度東部與孟加拉，迫使兩國撤離了低窪地區超過三百萬居民，風速一度達到每小時兩百公里，總計數千棟房屋被摧毀，正當全民忙著防疫之際，還要防災與救災，如何還能顧及社交距離？

疫情過後的紓困和振興，因為看到了更長遠的未來，歐洲多國與韓國紛紛提出了綠色紓困和綠色振興方案，利用疫情帶來的機會，引導產業轉型，打造更永續、更具韌性的經濟與社會。然而，「不是歐盟變得很green（綠），韓國變得很green（綠），接下來地球就會停止暖化，」蔡中岳說，面對後疫情時代的氣候變遷困境，沒有人能置身事外。面對疫情衝擊，台灣對未來的想像是什麼？韓國及歐盟的綠色振興方案，值得政府與社會各界深思。

文／曹馥年　攝影／楊子磊

總舖師與水腳最漫長的寒冬

——疫情下失溫的古早菜和宴客文化

新冠肺炎最典型的症狀之一就是「味覺和嗅覺消失」，那不僅是少數患者染病的徵兆，漫長的疫情讓觀光業和餐飲業受創慘重，許多人們集體記憶中的「老味道」也面臨消散危機。

一九九〇年代，農民曆見紅的好日，廟口和馬路邊都是「黑松大飯店」——總舖師不論強風暴雨、橋斷路崩，都得到主家澎湃開桌。辦桌文化的「傳統味」，不只是電影中如同神話的「雞仔豬肚鱉」等經典菜色，更是台灣獨有的宴客人情和民俗。

疫情侵台後，從限制群聚、暫緩媽祖遶境開始，外燴業者訂單少了九成，總舖師甚至只能去便當店「打工」。資深總舖師憂心的不是自己無法討生活，而是台灣從此失去辦桌真正的宴客文化和民俗意涵。

26

疫情衝擊，總鋪師與水腳憂失業、更怕失傳

正午陽光照在高雄內門紫竹寺的廟埕上，這片時常演示內門著名宋江陣的廣場，現在豎著幾面嶄新旗幟廣告，上頭印著封肉、魚翅羹、八寶丸。不遠處的大馬路，一座新搭設的布棚懸掛「桶仔雞、烤豬肉」布條，附註「筵席包辦」以及業者電話，棚內收著辦桌用的大圓桌與幾張塑膠凳。

「這都是總鋪師擺的攤位，現在沒得辦桌，大家還是要活下去啊！」高雄內門「四合一宴席包辦」總鋪師薛孟輝扯開嗓門，一面翻炒鍋內的螞蟻上樹一面解釋，受疫情影響，各類辦桌筵席不是延後就是取消，有的師傅只得準備幾道「手路菜」擺攤，做點外帶生意。

經濟部統計，外燴及團膳承包業受疫情影響，二〇二〇年四月營業額年減三二．三%[21]，比餐廳、飲料店還慘。南、北部近十名總鋪師紛紛反映，外燴辦桌桌數從農曆年至今，至少縮水九成。

「九二一傷到（外燴）一點，SARS傷到一半以上，今年的疫情，可能讓辦桌成為沒落的產業，」嘉義市餐飲業職業工會祕書鍾月春感嘆。

四十八歲的薛孟輝，是台灣辦桌一級戰區的內門鄉「總鋪世家」，七十三歲的父親薛清己，是辦桌文化演進的見證者。薛家父子兩代累積五十多年的辦桌經驗，薛孟輝高中開始幫父親辦桌，慣用廚具是鑊子大的鍋鏟，長期料理上百人筵席，好幾斤沉的湯勺，也舉重若輕。

但揮舞二十多年的鍋鏟，從未像現在讓他感到如此沉重。二〇二〇年的遶境、廟會都因疫情停辦，薛孟輝農曆二、三月的場子就被取消五百多桌；在家枯等不是辦法，於是到朋友開的便當店

打工。他一邊俐落將「螞蟻上樹」裝盤，一邊感嘆，不知景氣何時能回去。

台南的辦桌業者也哀鴻遍野。小年夜開始，中國武漢封城就觸動台灣企業主的敏感神經。大年初一，台南資深總舖師「阿勇師」汪義勇的太太陳秋蓮接到客戶電話，第一句是「恭喜」，第二句是「歹勢」，要取消公司二十幾桌春酒。隨疫情曲線攀升，大甲媽遶境停辦，大小廟宇跟進，而早在中央流行疫情指揮中心建議停辦百人以上集會活動前，上半年的婚宴已紛紛延期、減桌或取消。

台南安南土城有三年一科的刈香傳統，「加丁師辦桌宴席」主廚蔡裕峰出生當地辦桌世家，在SARS前能接到一千桌平安宴，SARS後縮水為六百桌。二〇二一年又逢刈香，經過這次疫情，辦桌規模恐又縮水。

消失的辦桌訂單，牽動關聯產業一併停滯。和薛孟輝長期配合的食材供應商，營收在疫情爆發以來縮水八成，唯一成長的客戶，是草山月世界三〇八高地的土雞城，「因為夠空曠，大家敢在那裡聚餐。」

21 主因為航空客運量減少，空廚營收大幅滑落所致。由於並非所有外燴辦桌業者都會辦理營業登記，此統計無法確實反映辦桌產業受衝擊的實際情況。

辦桌史上最蕭條的寒冬

這是台灣辦桌史上最蕭條的時期，遠比SARS嚴重，SARS疫情集中亞洲，疫情迅速受控，政府也未限制集會人數；這次新冠肺炎撼動全球經濟，與景氣相扣的辦桌，很難在短時間內回溫。

長期參與廟會、辦桌等傳統民俗的文史工作者顏震宇分析，較不受影響的總舖師有兩種：一種是有提供祭祀供品，因為就算沒有大型活動，祭祀活動不會少；再來是師傅有設備或中央廚房，將食材轉換為真空包，搭配宅配、電商販售。

像薛孟輝這樣中小型、無店面，也未轉型網購的外燴業者，在這波疫情中受創最深。政府的紓困方案，薛孟輝認為申請者有限，「因為部分業者沒有營利事業登記，第

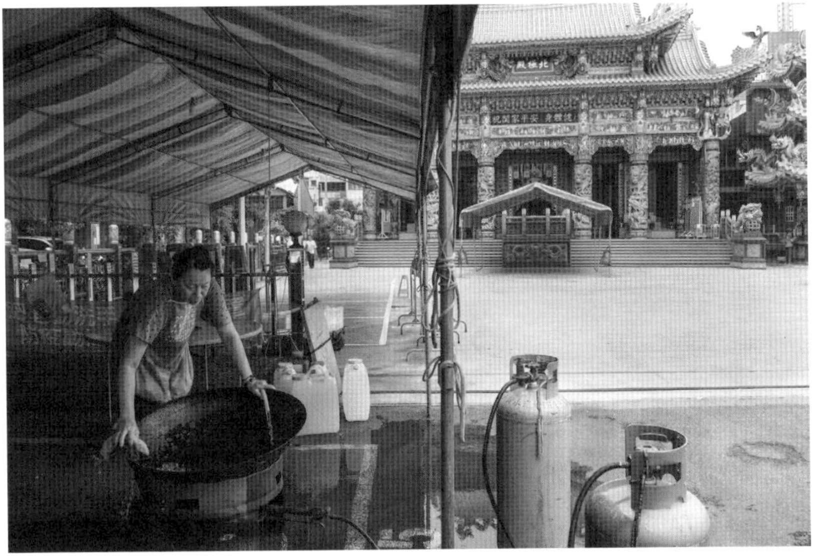

疫情加上宴客文化的改變，讓這個產業的寒冬愈來愈長。（攝影／楊子磊）

一關就過不了」；至於紓困貸款，很少和銀行借錢的師傅欠缺信用紀錄，未必能核貸。無一定雇主，且有在工會加保的水腳最有機會適用紓困，開放申請第一天，各縣市的外燴工會、廚師工會大排長龍。

面對這段意外長假，總鋪師與水腳的回應都是「等」。有人做臨時工、到工廠當作業員、回鄉下務農、年長者順勢退休。雖然台灣疫情控制得當，但他們嗅到的風向，是一千三百三十家企業放無薪假，創史上新高，代表後疫情時代的衝擊才剛開始。

「我們不只擔心今年，更擔心大家不請（辦桌）變成習慣，」蔡裕峰說出辦桌業最深的恐懼。辦桌要練就十八般武藝，氣候、場地等變因遠比餐廳複雜，每位總鋪師都練就隨機應變的好功夫，但時代變遷和突如其來的疫情，總鋪師陷入的不是失業、而是失傳的危機。

曾經一天趕十場，年辦兩萬五千桌

辦桌產業的危機，其實不是疫情才開始，近二十年已隨工商社會的變遷走向黃昏。「從月休二日到週休五日，」薛孟輝形容。

薛孟輝對產業變化的記憶，以各總統任期為度量。在他記憶中，內門辦桌榮景跟著十大建設起飛，一九八八年到二〇〇〇年，李登輝當總統時來到黃金年代，不只傳統「八慶一喪」[22]，小孩

22 訂婚、結婚、滿月、歸寧、開市、壽宴、入厝、續弦與往生的「來生宴」。

考上博士、賽鴿贏錢都有理由請客。農民曆見紅的好日子，廟口和馬路邊都是「黑松大飯店」[23]，主家敢花錢，龍蝦、紅蟳等珍貴食材都上桌。

他在一九九〇年代後期接下父親事業時，每年都到前鎮、楠梓加工出口區接春酒尾牙，目測廠房招租有九成滿。隨著產業西進，緊接著全球經濟放緩，中小企業客戶漸減，剩下大廠。黃金年代的刻度，大約在陳水扁執政第三年止步，有老客戶連兩年沒請他辦尾牙，一問已經倒閉。

「有次翻到我爸當年的工作日誌，整本年曆寫滿，一年辦兩萬五千桌，大日子一天十幾場，廚師凌晨出門，中午結束趕晚場，有沒有睡到四小時都不知道。」在慶典密集的農曆二、三月，以及年底嫁娶、尾牙集中的「大月」，可以出三千桌，

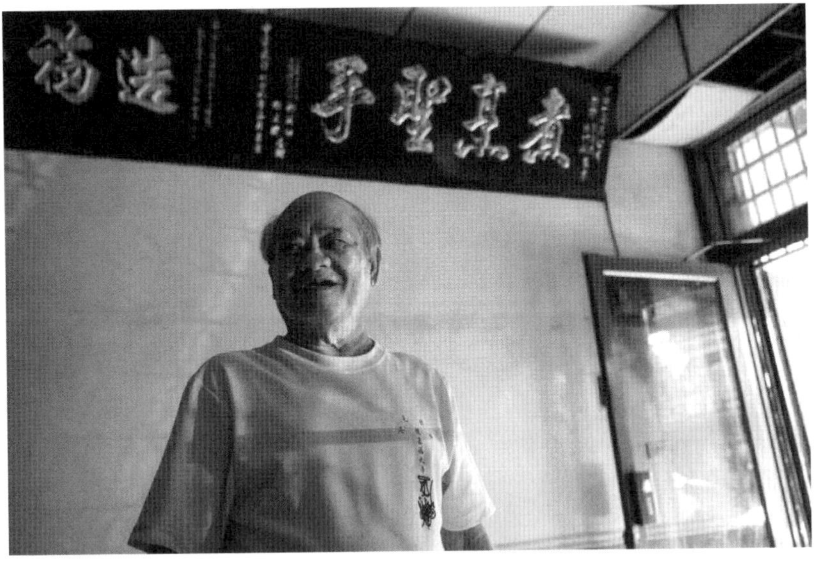

高雄內門是全台總舖師密度最高的地方，薛清己是地方知名的總舖師，後來把家業交給兩個兒子。（攝影／楊子磊）

月營收達一千兩百萬元。

這收入由辦桌產業鏈雨露均霑，辦桌發展到後期，分工更精細化，帆布棚、桌椅、碗筷、食材、水果、飲料都有專門的供應商，總舖師不只懂做菜，更像行政主廚，包辦接案、成本控管、規劃菜單、協調角色分工、盯場、維持餐點品質等工作。為數龐大的水腳，常由無給職的「班長」或「菜頭」統籌——他們也是水腳一員，依配合的總舖師需求調度人力，也確保自己的工作機會。

辦桌好景氣吸引鄰近鄉鎮居民投入，薛家出門辦桌時，最遠要繞去半小時車程外的杉林區接水腳。內門的辦桌能量，在這片不利農耕、廟宇林立的惡地養活無數家庭。

高樓起、場地難尋，昔日宴客意涵式微

「在我父母親的年代，婚宴來說，好日子得在一年前擇定，主家以稻梗和泥土製作土埆磚，選定吉時在吉利方位做灶，」薛清己回憶。

那時民間有負責烹飪宴客菜餚的「刀煮師」，會與主家討論菜單，但食材、調料、豬羊雞鴨等，全得由主家提前準備甚至飼養。宴客當天，刀煮師只需帶著慣用的菜刀、鍋鏟與長柄大勺到

23 早年辦桌使用的帆布棚常由飲料商提供，有些棚子上會有黑松汽水廣告，讓「黑松大飯店」成為辦桌的代名詞。

場，接過主家奉上的禮物與紅包，祭拜灶神，就可大展身手。這樣的情節畫面，只有薛清己這樣碩果僅存的老師傅可以傳述。

那時代，家有喜事，就是全村的大事，左鄰右舍大方出借自家的八仙桌、板凳、鍋碗瓢盆讓主家使用。薛清己說，當時常見的辦桌菜是炒米粉、炒麵、白斬雞、芹菜魷魚湯、貢丸湯，這是少數能吃到肉的場合，菜色看似簡單，大家仍吃得歡喜又有人情味。餐畢，主家還得循規矩拆除土灶才算圓滿。由於交通不便，刀煮師常得翻山越嶺提前抵達主家，過夜時睡在大通鋪，才出現「總鋪師」稱號。

然而，如今都市立起高樓大廈，辦流水席得申請路權；此外，祭祀文化改變、少子化加劇，新移民亦未必依台灣傳統辦桌宴。賓客觀念也在變，從前好日子交由農民曆和神明決定，吃辦桌等同打牙祭；現得選假日請客才有人來，而且現代人吃慣好料，不再覺得辦桌有何稀罕，都讓辦桌產業節節萎縮。

「中南部還有婚宴市場，北部結婚九成九辦在餐廳或飯店，辦桌主要是宮廟、社團，」新北市總舖師李均祥說，在北部都市辦桌不像南部，要封路，跟鄰居講一下就好。就算依規定申請路權，被民眾檢舉是家常便飯。

「廟會晚宴請來那卡西，音樂一下，警察就來了。甚至我們在炸東西，旁邊住戶開罵，要跟環保局檢舉我們製造空汙。激動點的，甚至從樓上丟東西趕人，」李均祥嘆氣。

七年級生黃嘉郁是新北市「豆腐師」黃謀遠的女兒，是北部少數以婚宴為主力的外燴團隊，她發現，新人選擇辦桌，不見得想吃古早味，主要是為營造懷舊氛圍。各個世代口味不同，菜單能保留討論彈性，讓她煩惱的是辦桌場所難找，例如台北市的活動中心與國小禮堂幾乎不出借舉辦宴席，「光場地問題就被打趴。」

冷凍、外包取代手工

市場有限，無從吸引新血，李均祥認為北部青黃不接嚴重，「外燴師傅四十歲算年輕，主要是家裡有淵源才接手，三十歲的師傅十個找不到兩個，水腳普遍高齡化。」

江義勇觀察，餐飲學校畢業生僅二%投入外燴，「辦中午場，早上三點半要出發，工時長、爐腳熱，年輕人站一下就嫌到流涎，不如去餐廳工作，有冷氣吹。」

腦筋動得快的總舖師，近年開設餐廳、婚宴會館，或進一步搶攻精緻外燴、戶外婚禮市場。但有更多老師傅在做不動後選擇退休，一些老味道與辦桌習俗，就此淡出時代。

沒有新血接班，古早經典菜也逐漸失傳，電影《總舖師》裡的「雞仔豬肚鱉」，得將甲魚、土雞塞入豬肚裡燉三小時，因太繁瑣而幾乎沒人做；而四十年前曾流行口味甜、以栗子、菱角、雞肉等製作的「栗子雞」，來到減糖養生時代，年輕師傅已不會做這道菜。

「為什麼古早菜會失傳？第一是費工，第二是一代代口味改變，」台南玄饌海鮮宴會館董事長、歸仁百年「施家班」宴席團隊的第三代主廚施宗榮點出。

不同世代有各自偏好，辦桌也要與時俱進，近十年，少油、少糖、以海鮮代替紅肉，是辦桌菜單的演進趨勢。總鋪師的觀念是，古早菜很難在辦桌場上精準復刻，他們在意的，是古早菜的手藝與意涵是否被傳承。

「老一輩師傅從基本功開始練，從殺豬、殺雞到甜點的布丁、蛋糕都自己來。現在有外包廠商、冷凍食品，廚師學徒學不到什麼，」李均祥說，基於成本、時間考量，師傅會專注在少數幾道精緻在行的餐點，其餘菜色，北部常以冷凍食品加熱，南部則將焗烤、水果塔等包給配合廠商。但這樣一來，學徒就錯失中間過程的學習機會。

「久而久之大家變懶散，鱔魚、鰻魚懶得殺，最好給我現成的回鍋弄熟，馬上開桌，有些手路菜就是這樣消失的。」

老中青世代總鋪師的觀念也大不同，顏震宇觀察，早期辦桌是手把手教學，師傅精通技術，卻未必知其所以然。現在餐飲科出身的年輕師傅，或許知道美味背後的密碼，但在求吸睛變化、跨縣市多接一場是一場的氛圍下，較無法守住在地味道，「人家出鮪魚秀我也出鮪魚秀，忘記自己的東西是什麼。」

辦桌只是吃吃喝喝？文化與認知斷層急需搶救

對全台辦桌呷透透、還曾邀請北中南總鋪師舉辦「台灣尾牙」推廣辦桌文化的顏震宇而言，菜餚本來就會輪替與消逝，更讓他擔心的，是年輕世代對辦桌文化的認知斷層。

「現代人對辦桌的想像，就是一個大家聚在一起吃東西的場合。但辦桌的意義，應該是一個生命禮俗或時令歲時的聚會，」他比喻，辦桌就像每隔一段時間就會出現的主題趴，結婚、普渡、祭祀供品……都與生活習習相關。總舖師兼具民俗顧問，滿月禮怎麼準備？供品怎麼擺？哪些食物不能在特定場合上桌？問他們最清楚。

像二〇二〇年閏四月，已婚女兒要買豬腳麵線回娘家，因為閏四月運勢不好，要帶補運的豬腳回家為長輩添福壽。這習俗從前常由外燴師傅口傳，姐妹淘會請師傅為大家合辦，「但現在年輕人只接收到比較表面的行銷，教你買豬腳，卻沒有教育你。」

黃嘉郁則發現，廟宇活動參與者以老一輩居多，許多祭祀文化沒被年輕人銜接上。當世代更替，傳統民俗被簡化，未來總舖師與廟宇的關係，可能不再緊密。

「總舖師在民俗上的角色會愈來愈淡，敬神還好，祭祀與葬禮很多習俗可能亂掉，」李均祥是看牲大師李隆慶之子，這種在普渡、做醮、喪事時以米、麵粉捏製鳥獸作為祭品的精細活已不常見。而父親教導他，普渡的牲禮要放前面，喪家的牲禮要放後面，豬肚部位位於內臟下方，不能用做拜天公的五牲……現在這些都不再講究。

辦桌產業的困境，已不只是疫情期間個別勞工與行業紓困認定的難，而是飲食、民俗文化保存的難。李均祥坦言，外燴產業的黃昏是市場所趨，政府能幫的有限，依舊要回歸這行業的工作者是否有心傳承。

「《總舖師》電影拍出來的菜，有幾道大家會做？我曾建議一間餐飲學校將古早菜的手藝納入課程，校方回答，教這些用得到嗎？」他苦笑一聲，「這很現實的。」

顏震宇則認為，這次疫情是一次打擊，又未嘗不是一次刺激，讓總舖師提升衛生條件或思考轉型。未來可能會有愈來愈多總舖師開古早味餐廳或小吃店，辦桌時再出場，這是最安全與分散風險的方法。SARS還是經濟掛帥時代，疫情過後拚經濟復甦，但在新冠肺炎前，台灣已走到文化傳承時代，有更多經費投入傳統文化保存，「辦桌文化變動原因有三種：大環境、顧客、師傅觀念，後兩者正在消失，但除非全台婚喪喜慶都不辦桌，外燴產業才會不見。既然老一輩還在，這事情就不可能發生，我們要趁來得及的時候推廣它。」

他認為記下辦桌菜的手藝不難，但辦桌精神的傳承，不在一次次重現菜色，而是要同時理解辦桌在節氣、民俗、生老病死當中的意義，這是推廣的努力方向。

高雄市外燴飲食職業工會理事長古來生受訪時分享一個小故事：「早期鰻魚出口，不只要打氧氣，還要放兩隻土虱，因為鰻魚容易死於安逸，但若遇到帶刺的土虱鑽來鑽去，就會保持活跳跳。」

古來生當時的意思是，若沒有政府的刺激帶動，夕陽產業的辦桌文化恐怕要永遠沉睡。但換個角度想，這次疫情何嘗不是隻土虱，讓業者遍體鱗傷，卻也可能是讓產業活過來的機會。

文／嚴文廷

繁華落盡的老上海味

——台灣第一代江浙菜大廚收山

戰後隨國民政府遷台的外省族群，帶來中國八大菜系，出身江浙的蔣介石，間接造就江浙菜在台灣引領風騷。江湖人稱「寶哥」的彭永寶，便是第一代的台籍江浙菜大廚，客家人的他，操著一口道地寧波話，掌廚五十五年，手上開過三個館子「欣園」、「上海寶食府」和「老上海菜館」。館子裡曾將官、藝人、明星聚集，飲食作家舒國治形容：「拍電影找臨時演員，也找不出這樣扎實珍貴的陣容。」他的爐火，熬煮出的就是一鍋上海菜在台灣起落的時代風味。

隨著時移世易，江浙菜繁華漸褪，而二〇二〇年世紀大疫的致命一擊，讓不堪廚損的大廚決定就此收山退隱。縱有兩子傳承開業，但寶哥自己也感嘆：「我們第一代台籍江浙菜師傅，到我算最後一個了。」

濃油赤醬老上海味的時代轉身

位於國泰醫院巷弄內的「老上海菜館」，是彭永寶最後一家店。這個地點開業十一年，過往高朋滿座，二月疫情大流行後，生意急轉直下；將店中師傅安排好出路後，四月二十日熄燈、就此收店，六十八歲的彭永寶索性退休，雲遊四海，含飴弄孫。

「寶哥退休後，真正老上海口味，恐要在台灣絕跡了，」老三台時期的華視主播奚聖林，是「老上海菜館」的老主顧，聽聞寶哥要收山不禁感慨。他提到，正宗江浙菜以寧波為主，「濃油赤醬」是上海人的鄉愁，過去，他一個月總會光顧老上海菜館好幾次，帶著老爸來回味家鄉味。

談起自己的老上海菜館，彭永寶爽朗海派個性藏不住，聲量愈說愈大，「（疫情後）整整兩個月，業績少了七成，每天愈看愈心慌。」一個月房租十二萬元，十二個內外場員工，還有水電瓦斯費，每個月業績只剩六十萬元，僅是巔峰時期的三成，自己還要倒貼才能打平，「這樣下去我連自己的老本都賠光了，以後怎麼辦？兩個兒子餐廳才剛剛起步，還要他們照顧兩老怎麼行，幾經思考決定快刀斬亂麻，收店走人。」

「說不可惜、不遺憾這是騙人的，從事一輩子的餐飲業，有這麼多老客人都愛吃我燒的菜，決定前真的很掙扎，」彭永寶甚至探詢房東，希望租金砍半，幾個月不賺錢都沒關係，只要能讓老店再撐下去就行，但房東一毛都不肯降，成了壓垮駱駝的最後一根稻草，不敵疫情下，只能含淚關門。

收店時，寶哥的長子彭浩倫幫忙收拾，整整打掃了一個多星期，彭浩倫說：「畢竟這是讓我學會一身功夫的地方，真的蠻感傷的，一度鼻酸到差點掉眼淚。」

畢竟還是難捨打拚大半輩子的事業，寶哥不只幫忙徒子徒孫安排好出路，連跟他「水裡來，火裡去」的鍋碗瓢盆都照顧妥當，全數送給舊貨商，希望這些長年浸淫美味的傢伙們有好去處、繼續有活幹。而他自己回家養老後，只有孫子能吃到他的拿手菜。

這波疫情來得又急又猛，台北餐廳很多都無法繼續撐下去，問寶哥為何不向政府申請紓困？他沒好氣地說：「開餐廳都是現金交易，房子也是房東的，我拿整家店去借錢，以後還是要還，洞會愈挖愈大洞，這種事我才不幹。」也凸顯出這次紓困中，店家所想的，和政府推出的政策還有一段差距。

用舌尖破解老師傅食譜的起步

十五歲那年，跟著姐姐從竹東到台北找工作，因在餐廳當學徒有吃有住，寶哥就這樣踏進西門町的餐館，從洗鍋開始，最長三年沒拿過薪水，邊洗鍋邊看著師傅怎麼買菜、燒菜，弄了台三輪車，每天一大早跟著寧波師傅到市場買菜。

「當時別說學藝，根本就是去當『畜牲』，每天遭受老師傅打罵，」回想貧苦少年，寶哥豐富的人生滋味，不輸盤裡燒出的菜。那時實在太窮，離開廚房就會流落街頭，再怎麼苦也得咬牙撐下去。從聽不懂上海話，到聽懂甚至說上兩句，他漸漸取得老師傅的信任，慢慢跟著在旁邊學。

「說學是好聽，偷功夫比較貼切。當師傅燒好一道菜裝盤後，鍋子甩過來立即要刷洗，我就是趁著刷洗之前，嚐一下這道菜的味道並牢記，所以我從來不寫菜單也沒有祕笈，味道都刻在我的腦海裡。」靠著苦練和天分，十年後，他從學徒變成掌廚。

這個台灣第一代跟著江浙師傅學菜的廚子，展現客家人的硬頸，讓他的舌尖不僅硬記下了道地的江浙菜，連寧波話都練得入味。奚聖林笑說：「寶哥毅力驚人，那一口操著客家腔的寧波話，真的只有佩服。」

獨當一面後，寶哥進入當時退輔會的欣欣餐廳。他記憶猶新提起，四十二年前的國慶日，一位從日本回台的華僑到餐廳用餐，賞識他燒的江浙菜，以四倍薪水挖角他到日本當主廚。寶哥說：「當時年輕什麼都不怕，既然出這麼高的價錢，當仁不讓，收拾東西跟著老闆一起到日本六本木楓林小館當主廚。」

日本一待就是十二年，為什麼沒有繼續留著，而是回台灣呢?寶哥笑說：「其實當時很想留下來，但老闆似乎沒有要幫我辦長期居留的打算，深怕我穩定後就會自己跑去開店，既然如此，沒什麼好留戀的，帶著妻小就回台灣開店自立。」

為了感謝當年欣欣餐廳的栽培，他將新餐館特別取名為「欣園」，就此在台北落地生根，並慢慢打響江浙菜「寶哥」名號。

每個老客人心裡，都有一道「招牌菜」

經歷欣園、上海寶食府到老上海菜館，談起江浙菜，寶哥眼睛炯炯有神，「江浙菜重湯頭、重河鮮、重燒工，缺一不可。」而客家背景，也讓他在江浙菜放入了台灣味，例如「老鹹菜馬頭魚」以前使用上海老鹹菜，但在台灣愈來愈難找到，他便改良使用客家鹹菜，不失老味道又能讓傳統菜色繼續上桌。

大兒子彭浩倫回憶，十幾年前父親餐廳每天高朋滿座，沒有事先訂位根本吃不到。他憶起，有回，影視大亨邱復生臨時想吃，但客滿真的沒辦法，只好搬桌椅讓大老闆坐在店外吃。寶哥說起這些往事豪氣道：「在我的餐廳吃飯就得照我的規矩，一律排隊照順序，誰來都一樣。」

搖滾教父倪重華則是少數去日本吃過寶哥楓林小館的老客人，以前父親在世時，總喜歡吃寶哥的菜配上幾杯高粱酒；父親過世後，他也常帶著家人去老上海吃飯，並來上幾杯高粱，從酒食味裡追憶父親。聽聞寶哥的老上海要收攤，倪重華特別約了老朋友在關店前一聚，吃吃招牌菜「花三鮮」。傳說，這是老蔣總統每逢過節必吃的家鄉料理。

「腐乳肉」也是許多人的最愛。外觀看起來有點類似東坡肉、但肉色卻呈誘人的粉紅色，因為道地的寧波腐乳肉，醬汁用紹興酒釀完後的酒糟處理後，再加上大溪豆腐乳，帶點粉紅；五花肉則是用黑豬肉，先炸再蒸，最後和酒糟一起燒，配上點微酸的醬汁，油而不膩，「這和熱炒店都能做的東坡肉不同。」廚師有他的堅持。

奚聖林必點的則是「雞火干絲」。講起這道菜，津津有味，「寶哥堅持干絲必須用刀工片，每一塊豆腐得片十二片，切二十四刀，才能符合標準，雞火干絲在砂鍋上慢滾，吃起來非常柔嫩溫潤。」他常在酒後三巡後再點上一盤豆干肉絲，這時寶哥只要一看到單就會親自下廚，端上桌時還會一起坐下來喝幾杯，還不忘稱讚自己在盤底沒有留下一攤油的真功夫。

另外一道「扁尖腐衣毛豆」，是箭竹筍、腐皮與毛豆的組合，更是奚聖林的心頭好。箭竹筍經過醃製後，呈現淺灰色，加上帶點煙燻味的腐皮以及毛豆的蛋白質，簡直是絕配，「這道菜只有在寶哥的店才吃得到。」兩人相識三十年，早已從主顧成為朋友，到老上海吃飯，像去老朋友家串門子。

回不去的江浙菜繁華

政局更迭加上飲食習慣改變，台菜熱炒成主流，講究精緻的菜色不再吃香。彭浩倫認為，台式熱炒一家接一家，追求平價、快速，講究刀功、細火慢熬的江浙菜完全不是對手，雖然仍有一定客群以及老饕的支持，但和以前高朋滿座的盛況已不可同日而語。

曾經的風華逐漸褪色，今年這場世紀大疫，更是壓垮駱駝的最後一根稻草。

退隱江湖的寶哥，兩個兒子繼承衣缽，小兒子四年前到台中開店，大兒子兩年前也獨立到新店開店，開的也是江浙菜菜館。寶哥教兩個兒子，一如當年教他的師傅一樣嚴厲，大兒子彭浩倫一度因為老爸太兇，跑去五分埔賣成衣，最後才又回來重新學。

只是江浙菜費工耗時，有些菜色需要特別準備食材，已經消失在兒子的菜單上，不過，彭浩倫強調：「若是老爸的客人，先預訂這些菜，還是可以事先準備食材，這是幫老爸『售後服務』。」

像是彭浩倫餐館菜單上的紅燒馬頭魚豆腐，若老爸的客人先打電話來預訂，便可以改為寶哥招牌的「老鹹菜馬頭魚」，寶哥說，兒子可以還原八成味道。

彭浩倫透露，外面餐館都強調「色香味」，「色」擺第一；但彭家家傳餐館一定是「味香色」，味道絕對是最前面。至於江浙菜獨有的香味，是靠出菜前開大火燒出「鍋邊香」，讓菜上桌時香氣就能撲鼻而至，這也是為什麼江浙師傅都是從洗鍋開始，因為鍋邊都會焦黑一大圈，寶哥十五歲從洗鍋出道，兒子彭浩倫也是十六歲開始在老爸的廚房裡洗鍋。

當年，彭浩倫獨立開店時，第一選擇是外省族群最多的新北永和，但老爸的師弟都在附近的一家上海小館工作，基於尊師重道，因此改選擇新北新店。這波疫情雖然他自己的餐館也受衝擊，但因為店裡只有夫妻倆、五張桌子，規模小，房租和人事成本都低。寶哥收店後，也常去兒子的店裡探班，其實是偷偷嚐嚐味道，確定味道有沒有變。

「您幾位？裡面坐，這是菜單，慢慢看想吃什麼儘管說！」我們和寶哥約在大兒子彭浩倫餐館採訪那天，聊得正起勁時，他眼睛餘光掃到在門口徘徊的客人，疾速反射性地起身走到門口招呼，反應比兒子、媳婦還快。五十五年的大廚，不只一身好手藝，專業精神，更深烙在他的每一個細胞裡。

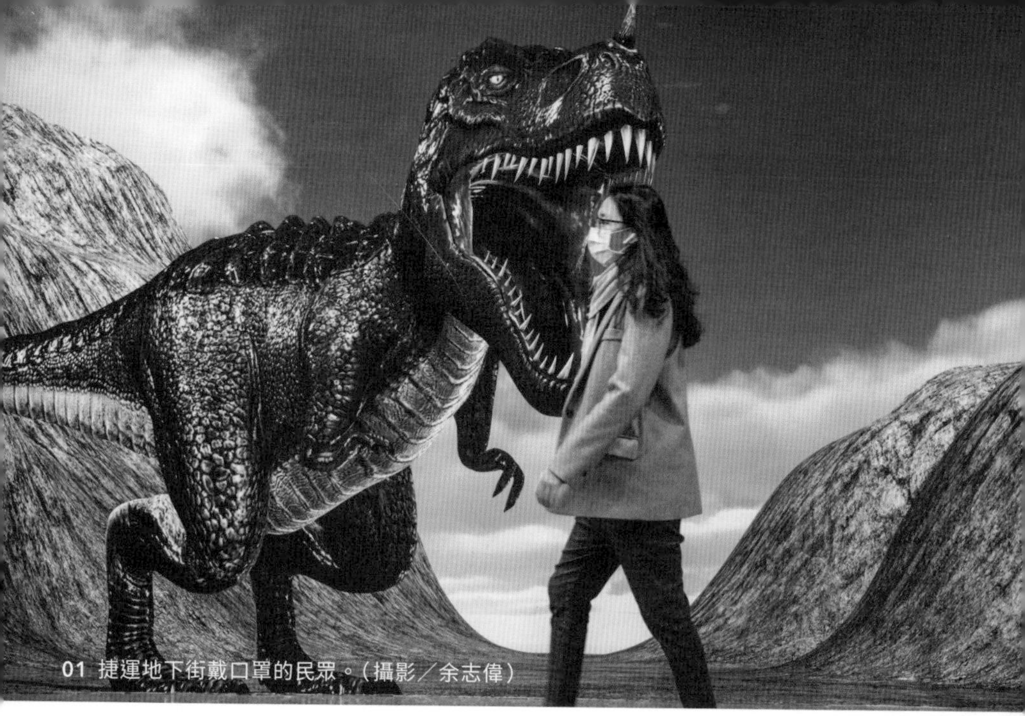
01 捷運地下街戴口罩的民眾。（攝影／余志偉）

文／余志偉、張良一
攝影／余志偉、吳逸驊、王容慧、楊子磊、陳曉威、蘇威銘、蔡耀徵、許菁倩

致我們還能這般生活的日常：疫情下的台灣

台灣緊臨疫情爆發的中心點，在政府、醫界、研發機構及全民動員攜手防疫之下，與不停封城鎖國的世界相較，我們還能過著相對尋常的生活。

疫情剛爆發時，許多人買不到口罩，惶惶不可終日，政府成立口罩國家隊，人們可以購買到的口罩數量雖不多，至少也多了一份安心，而每週一次到藥房排隊購買口罩，已成為防疫期間的尋常風景。上班上課戴口罩，週末晚上跳舞聯誼

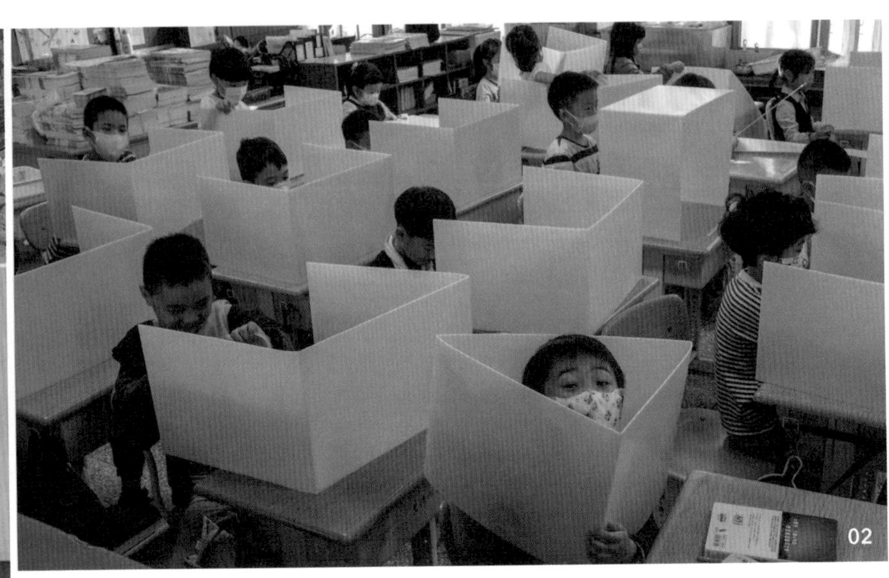

要戴上口罩；到兒童新樂園，也是戴著口罩玩遊戲，之後，還有園方的工作人員提醒用酒精消毒雙手。

升溫的疫情，讓尋常的生活趨於異常，面對一波波的恐懼，需要尋找平靜。靠著第一線的醫療人員、科學家拉起陣地，後方才得以喘息片刻。不論前線或後方都過得緊繃，面對這世紀之疫，我們正在持續作戰，這是一場全球、全民的戰爭，在我們尚未找到戰勝或與病毒共存方法之前，任何人都有責任持續奮戰，守在第一線的防疫人員更是重要戰線。沒有這一條堅實的防禦陣線，將會是黑暗的降臨；沒有這一群堅強的勇士鎮守，將會是後方的死亡。所有的演練與預設都不是兒戲，而是在面對殘酷之前做好準備。

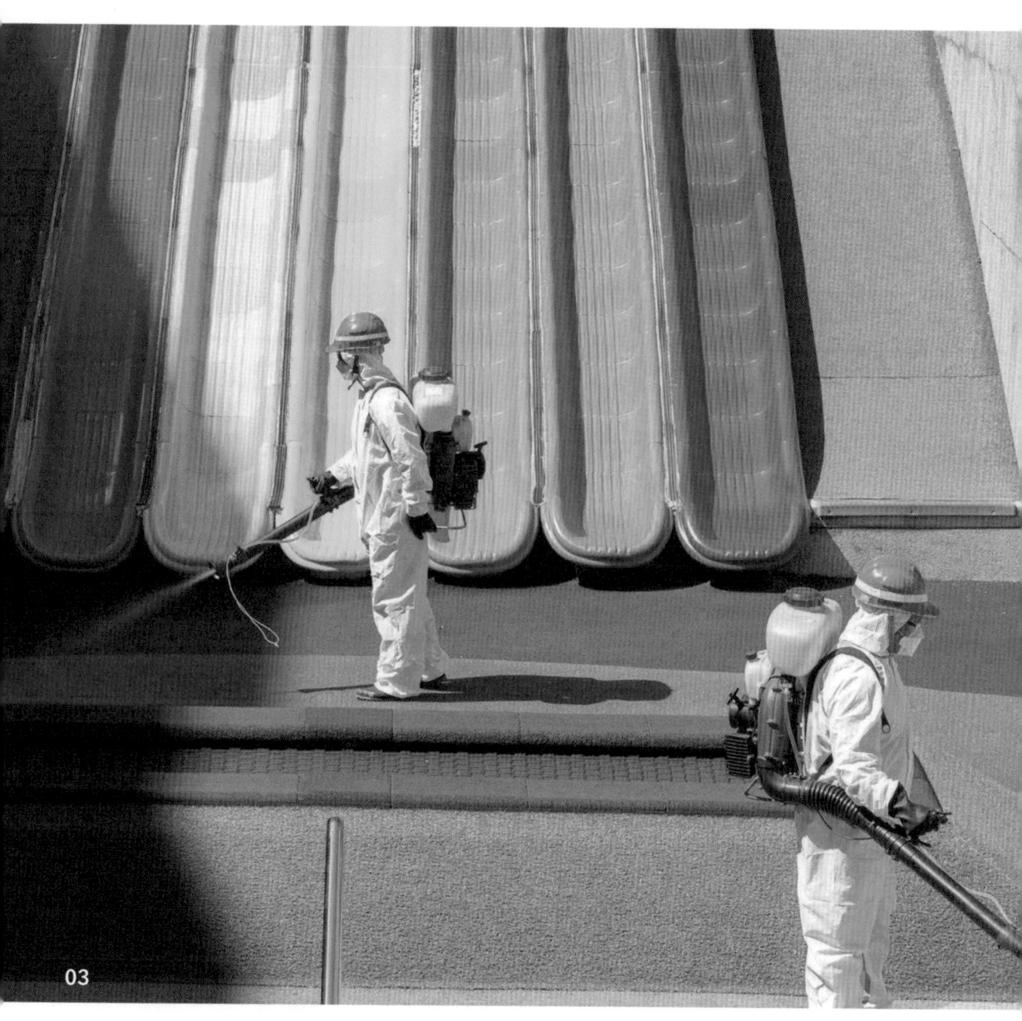

02 教室內的防疫隔板。（攝影／吳逸驊）
03 新北市進行校園全面消毒演練。（攝影／王容慧）

25.5°C
37.8°C
高溫警報
05

04

Central Epidemic Command
境外人士散播不實謠言 警政署駁斥
Command Center
06

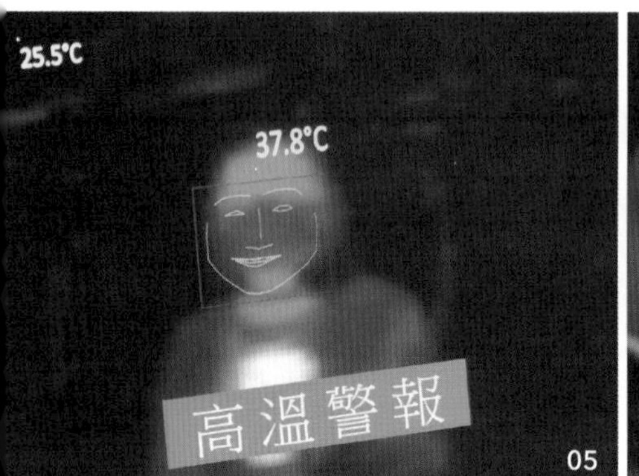

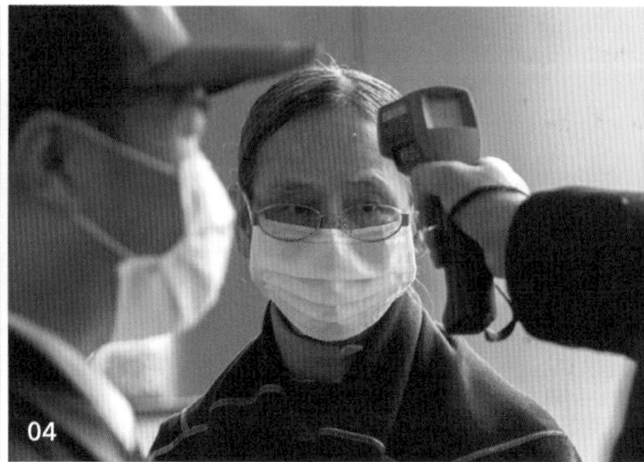

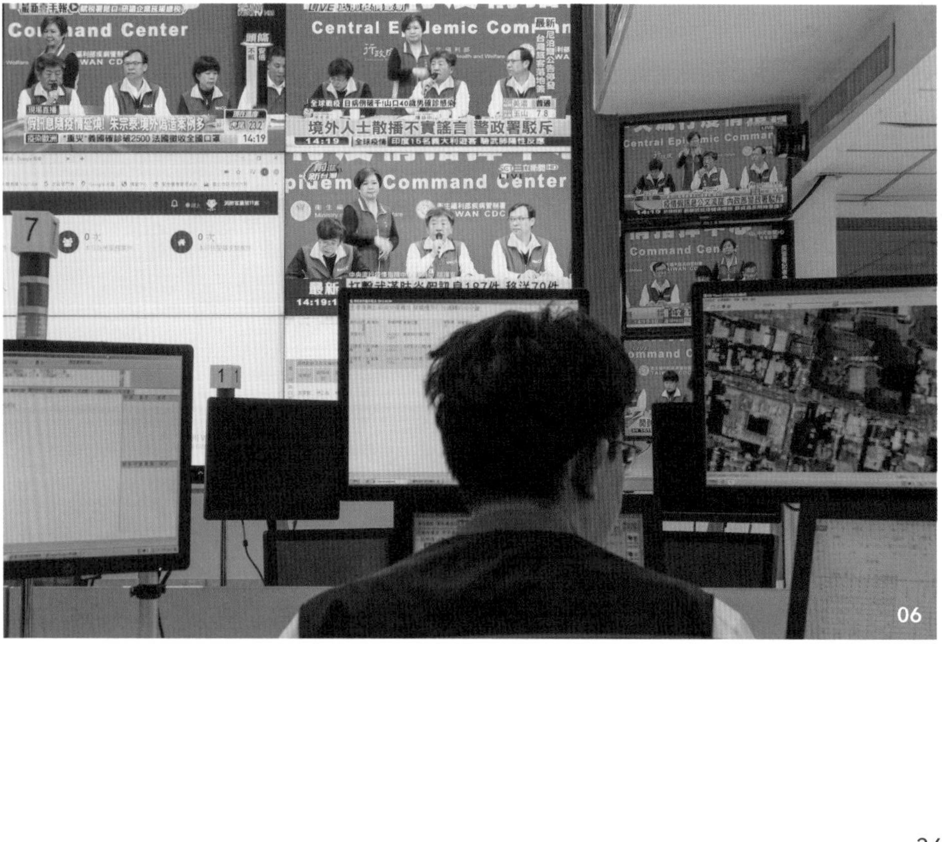

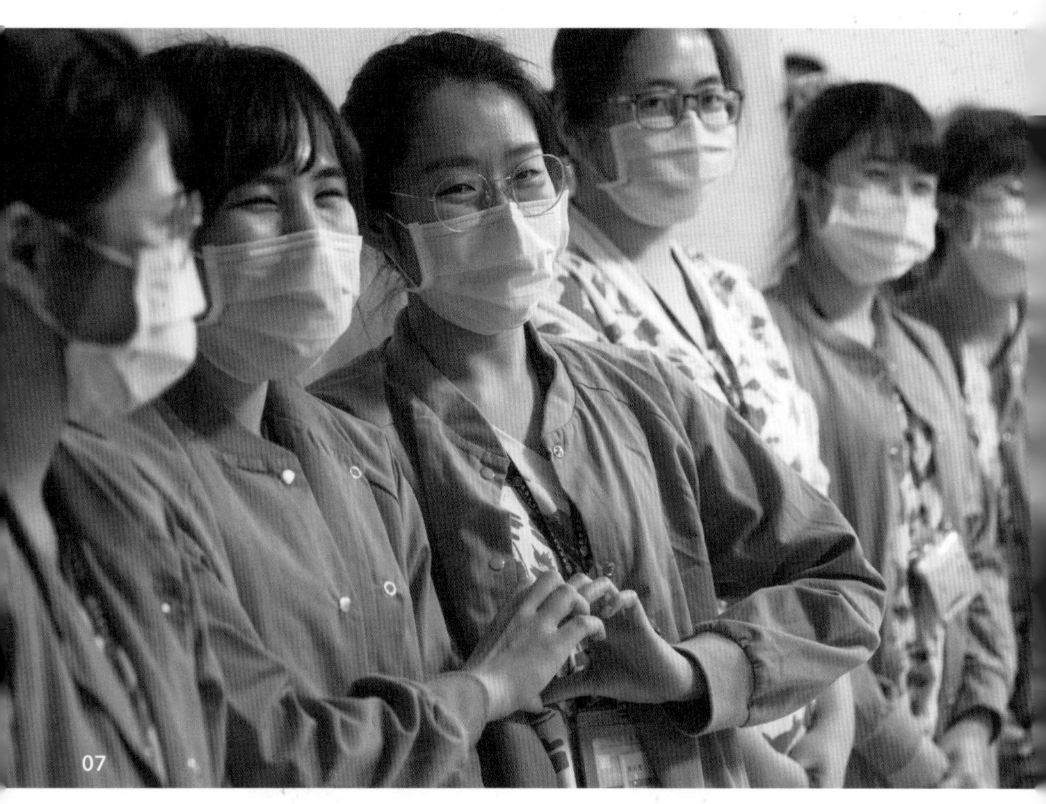

04 賣場保全為進入的顧客測量額溫。（攝影／王容慧）

05 桃園國際機場四月一日起於入境大廳實行進出人員體溫監測。（攝影／楊子磊）

06 台北市政府消防局防災救護指揮中心，統籌指揮台北市防疫救護工作。（攝影／陳曉威）

07 新北市長侯友宜視察尚未完工的市立土城醫院，準備上工的護理人員手比愛心相互打氣。（攝影／吳逸驊）

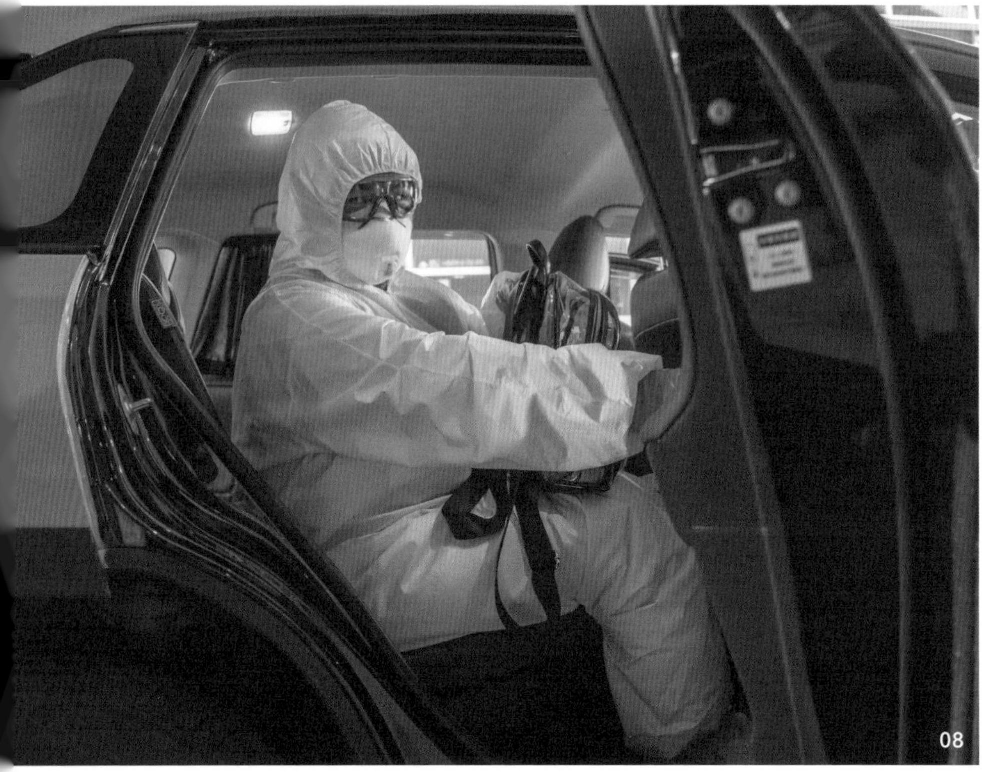

08

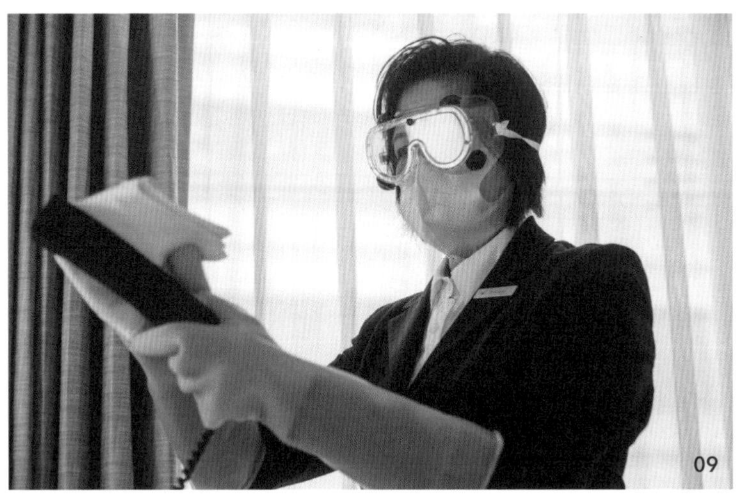

09

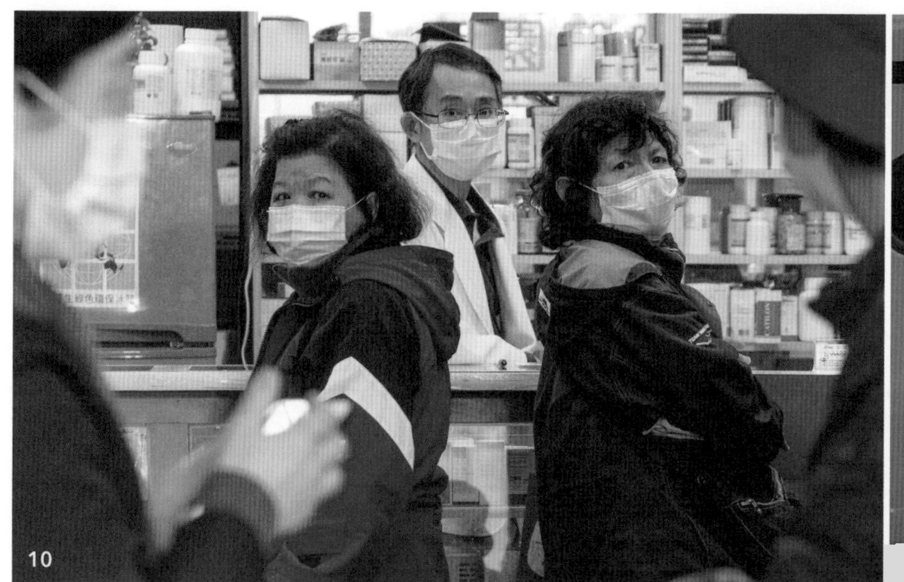

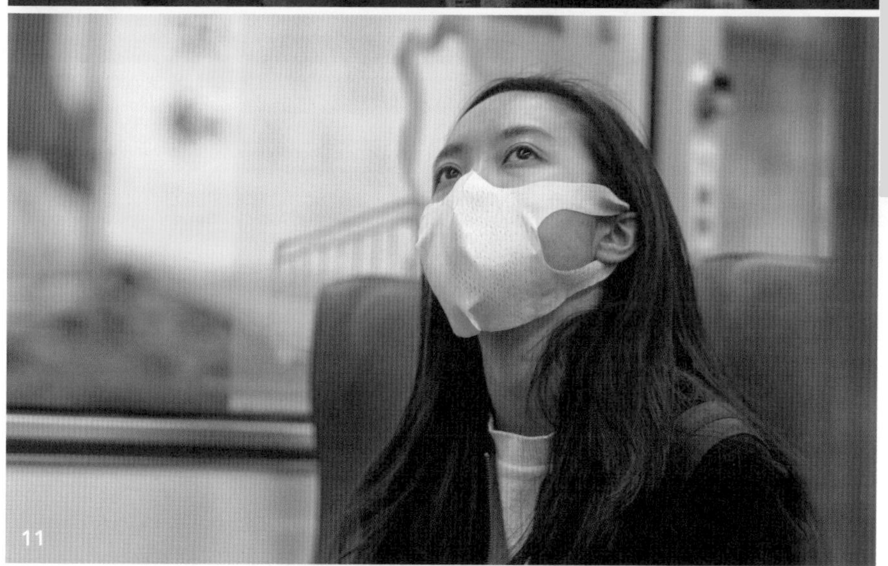

08 一名返台人士，穿著全身防護衣搭乘防疫計程車。（攝影／蘇威銘）
09 台北市防疫旅店正在進行消毒工作的人員。（攝影／蔡耀徵）
10 藥局內領口罩的民眾。（攝影／許菁倩）
11 戴著口罩的女性乘客。（攝影／許菁倩）

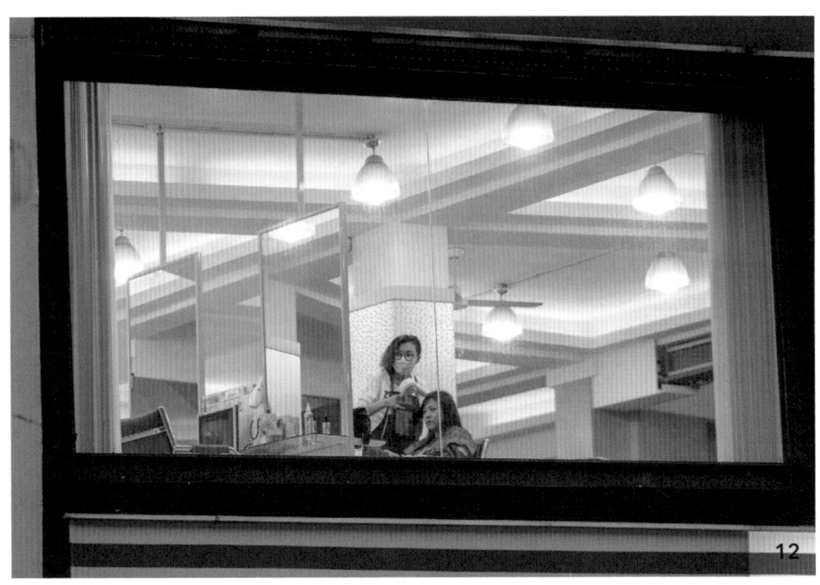

12 戴口罩為客人服務的美髮師。（攝影／許菁倩）
13 被搶購一空的大賣場。（攝影／陳曉威）

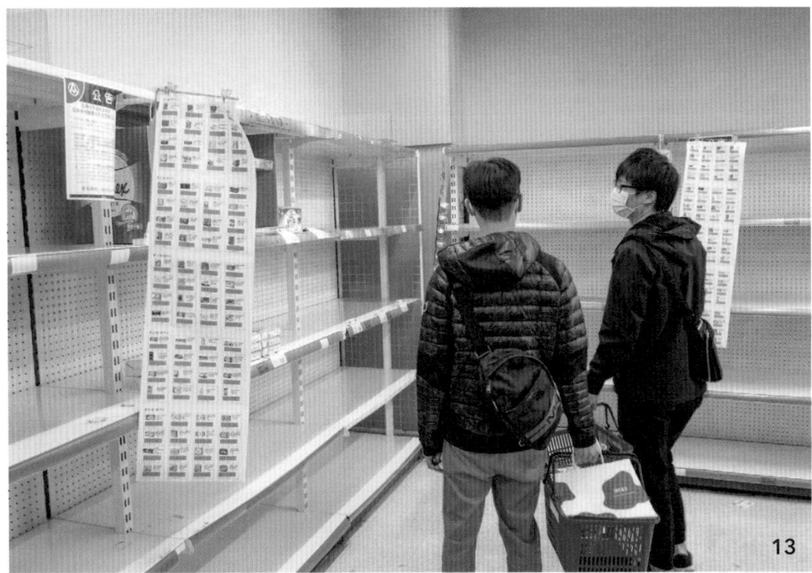

文／陳潔、柯皓翔

後記　疫情後的微光
——新冠肺炎帶給世界的十個契機

肺炎風暴吹亂了時代的面貌：新興傳染病的威脅下，空前的全球大封鎖，人們被「禁足」，飛機停了、車子少了，工廠停工……，人們被迫改變生活方式，生命與生計陷入雙重危機。然而，宛如末世的暗夜之中，卻乍現微光，人類「自我節制」的社交和經濟活動，讓世界有了喘息，意外帶來正面效應；國際處遇艱困的台灣，也因抗疫成績與醫療資源援助，突破低迷的能見度。

我們整理疫情爆發以來，從台灣到世界，環境、生態、健康、學術、外交中的「黑暗之光」，看這場世紀之疫的危機背面，帶給我們的轉變、契機與啟示——人們回歸正常生活後，如何維持各項正面效應，是後疫情時代應有的思考與挑戰。

世界篇

• 空氣變清新：全球日均二氧化碳排放，較前一年減少一七%

疫情席捲全球超過一百八十個國家地區，出現史無前例的「大封鎖」狀態，交通運輸、工業因而停擺。《自然氣候變遷》（*Nature Climate Change*）期刊一篇研究指出，全球化石燃料「日均二氧化碳（CO_2）排放量」下降，二〇二〇年一月至四月初，較前一年同期減少一七%，相當於回到二〇〇六年的水準；減少的二氧化碳排放量中，「地面運輸」最顯著，占了一半比例，其次為工業、能源、航空。

此外，中國作為疫情初期風暴中心，武漢一月二十三日宣布進入封城狀態，直到四月八日才解封。英國伯明罕大學（University of Birmingham）透過機器學習方法運算、排除天氣影響後發現，在工廠停工、交通受限下，武漢封城期間二氧化氮（NO_2）排放相較於封城前下降六三%，PM_{10}濃度亦下降。不過歐洲環境局（EEB）也觀察到，隨著中國各城市解封，空氣汙染指標已開始回升。

台灣健康空氣行動聯盟理事長葉光芃表示，疫情對台灣空氣品質的影響雖不顯著，但疫情已改變國際局勢、人們的生活方式，台灣產業也要面臨轉型。空汙是許多慢性病的共同因子，可能增加疾病致死風險，在後疫情時代中，台灣整體思維更應往前走，將「健康」擺在第一優先，降低疾病和環境負擔。

● 動物有生機：印度紅鶴數量增加二五％

防疫期間不少國家祭出封城策略，大自然沒有了人類，就成為不少動物的新漫遊場所。

根據《印度斯坦時報》（*Hindustan Times*），每年都會遷移到印度孟買大都會區的紅鶴，因為人類干擾的減少，紅鶴的數量比往年多出二五％，約可達十五萬隻，而二〇一九年最高紀錄僅十二萬隻。

《世界經濟論壇》（*World Economic Forum*）也整理疫情期間，各國出現的「動物奇觀」，例如印度出現易危物種欖蠵龜數量急遽增加，二〇二〇年已產下六千萬顆卵；其他還有如西班牙市中心發現野豬、英國街上出現山羊等；《時代》（*TIME*）雜誌也提到，空拍機拍下澳洲大堡礁附近的雷恩島（Raine Island）有超過六萬四千隻綠蠵龜準備登島產卵。

● 交通事故減少：美國加州每月少六千起傷亡車禍案件

疫情之下，人們避免外出，也讓交通事故減少，減輕不少社會成本。以美國人口最多的一州加州為例，過去，根據美國國家公路交通安全管理局數據，該州每年貢獻全國第二多的車禍死亡數。

然而，三月二十日，美國加州大學戴維斯分校道路生態中心（Road Ecology Center, UC Davis）報告指出，該州實施「就地避難措施」後的三週內，人們由於減少外出，交通事故件數、受傷人數減少一半，整體而言，加州避難令估計為當地每月減少了一萬五千次車輛碰撞、六千起傷害或致命事故；加州薩克拉門托地區的醫院中，駕駛、行人和騎自行車者外傷人數大幅降低一半。

該中心預估，此次因疫情實施的措施，至少省下十億美元醫療支出、工作損失等相關費用。

• 知識更無價：學術資訊免費放送，白宮開放近十四萬篇新冠肺炎論文

此次事件也讓學術界全面啟動，過去專業論文與期刊必須付費才能閱讀，但全球緊急公衛事件之下，學術資訊大放送，加速各國資訊取得的平等與時效。美國約翰霍普金斯大學系統科學與工程中心，第一時間架設全球病例即時統合的平台，成為各國採用的資訊；由多位諾貝爾獎得主及全球頂尖科學家成立的「全球共享流感數據倡議組織」開放平台，也即時分析各國上傳的病毒基因序列，提供跨國研究分析的素材。

美國白宮科技政策辦公室，則開放十三萬八千篇有關新冠肺炎的學術論文[24]，透過資源共享、並號召各地科學家以人工智慧分析，希望加速對新冠肺炎的解析。

全球最大的學術出版商愛思唯爾（Elsevier）[25]，也免費提供四萬一千多篇期刊文章，該集團旗下其中包含重量級知名醫學期刊《刺胳針》、《細胞》（*Cell*）、《免疫》（*Immunity*）等，也針對臨床醫師、研究員、學生、醫院等受眾將期刊進行分類，方便查詢。

• 石油減產：OPEC協議每日減產九百七十萬桶石油

為改善疫情期間石油油價大崩盤、停止沙烏地阿拉伯與俄羅斯的石油價格戰，石油輸出國家組織（Organization of the Petroleum Exporting Countries，OPEC）國家在二〇二〇年四月時首次達成協議，希望一天能減少九百七十萬桶石油，為期兩個月，這是史上最大的減產量；第二階段則自七月至年底，調整為一天減產七百七十萬桶；第三階段從二〇二一年一月至二〇二二年四月

底，降到一天減產五百八十萬桶。

根據報導，減產協議有穩定油價的具體成效：整個五月油價上漲了六五%。OPEC也在六月十七日發布月度報告，石油需求預計每日減少六百四十萬桶，但到年底將會逐步回升。

綠色和平特聘專案主任蔡篤慰表示，石油減產代表能緩解石油鑽勘、生產及使用所造成的環境傷害。舉例來說，人類在鑽勘海底油田時，會造成生物棲地的破壞、傷害珊瑚礁；爆破鑽勘的方式，也嚴重影響鯨魚的聽力。此外，減少石油的使用，能減少碳排放及空氣汙染。

蔡篤慰解釋，石油的供需一向與全球經濟情勢有關，近年石油也愈來愈匱乏，必須投入更高的成本來生產原油，因此各國都在投入能源轉型。只是過去傳統能源企業龐大，政府溝通不易、政策也較難推動。而這次疫情造成全世界大規模停工，正好是促進能源轉型的機會，也藉此機會給政府、人民、產業機會去檢視，石油產業是不是應該繼續存在，以及如何讓政府政策引導轉型。

---

24 https://www.kaggle.com/allen-institute-for-ai/CORD-19-research-challenge

25 https://www.elsevier.com/novel-coronavirus-covid-19

台灣篇

• 醫院變清靜：台灣醫療院所，疫情期間門診減少九百三十二萬人

全民健保讓台灣就醫便利，但也造成醫療院所如「菜市場」的世界奇景：一個醫師門診人數可達百人，不但醫師過勞、民眾抱怨看診只有短短三、五分鐘，甚至威脅院內感控。這個長年的血汗現象，在疫情期間快速改善，到醫院看診的病人大幅下降。

根據健保署資料，二〇二〇年一到四月，醫院門診加上及基層診所門診共有八千四百八十九萬就醫人次，相較前一年同期的九千四百二十一萬，大幅下降了九百三十二萬人次。在醫院二十大科別中，就醫人次減少最多的前三名為「小兒科」、「復健科」以及「耳鼻喉科」。

醫療改革基金會董事長劉淑瓊分析表示，疫情爆發後，指揮中心宣導勤洗手戴口罩發揮效用，醫院也減少主動預約病人回診，大大降低了民眾就醫的比例。雖然無法明確知道其中有多少是隱忍病痛而不去就醫者，但也應確實減少了一定比例的非必要就醫行為。

劉淑瓊說，過去SARS時期也出現同樣就醫人次下降的狀況，但在疫情緩和後，就醫人次就反彈。政府應趁此時做研究，了解數字下降的原因，搭配醫院、制度改革，例如積極做好分級醫療、善用基層醫療、分流病人，讓醫學中心主治罕急重難症等，才有可能讓改變成為常態。

●傳染病減少：台灣流感重症減少一五%、腸病毒十年首度「沒有流行」

全民戴口罩、勤洗手、維持社交距離等措施，不僅讓新冠肺炎疫情控制良好，也連帶把其他季節性流行病一起「預防」了。

疾管署疫情中心指出，流感與二〇一九年同期相較，門急診就診人次減少七一%、重症病例也少一五%。而統計顯示，二〇二〇年一月「流感併發重症病例」（含本土案例及境外移入）為三百七十五人，二月即下降至六十五人，三月更僅只一例，四月及五月皆為零例。而每年五月開始的腸病毒流行期，病例也較二〇一九年同期下降八八．二%、重症病例也減少六二%，最兇猛的腸病毒七一型在三月後幾乎沒有病例，「十年來首度沒有出現流行」。

是否真是防疫的連鎖效應？國衛院感染症與疫苗研究所主治醫師郭書辰指出，新冠肺炎和流感感染方式、防治措施相似，他從疾管署統計數據分析發現，二〇二〇年前十二週，臨床檢體陽性率、類流感門診人數、流感併發重症病例數等指標，都比前一年同期顯著下降，儘管門診人數下降可能因民眾不敢去看醫師而減少，但從「重症」比例也下降，顯示新冠肺炎防疫措施真的具有連帶防範效果。

●國際曝光大增：外媒爭相報導防疫成效，二個月內十度登上《紐時》

台灣因為二〇〇三年SARS慘痛教訓，使得防疫制度更加健全，此次防疫成效佳，國際能見度也因此提升，屢屢登上外媒版面。

二〇二〇年四月至五月，美國《紐約時報》標題含「Taiwan」、且內容與疫情有關的文章就達十篇，內容提及防疫創造台灣重返國際舞台的機會，及所面對的政治打壓，也曾報導台灣具有公衛背景的前副總統、台灣職棒率先全球開打等消息。

英國廣播公司（BBC）、德國《明鏡週刊》（*Der Spiegel*）也同樣報導台灣防疫成果及國際處境。來台奉獻一甲子的義大利靈醫會呂若瑟神父，為疫情慘烈的故鄉懇求台灣民眾伸出援手，六天募得一．五億元，捐助義大利醫療人員醫療物資，台灣之愛也躍上多家義大利媒體如《*Askaneus*》。

- **口罩外交效應：援助世界各國數千萬片口罩**

台灣在二〇二〇年一月疫情尚未爆發之初，就開始禁止口罩出口、國內全面徵用口罩，紡織產業綜合研究所指出，目前全台醫療口罩每日已可生產三千萬片，現在國內口罩庫存不僅充足，同時也已啟動多起「口罩外交」援助他國。

根據外交部統計，光是台灣前三波國際援助，便一共贈與八十多個國家、兩千七百五十萬片口罩，還有一百三十一台熱像儀、三萬五千支額溫槍，以及兩百五十組體溫自動量測系統。這波「Taiwan can help」的國際援助，不僅讓各國人民對台灣好感度上升，也凝聚台灣人民的價值認同。

- **全球聲援遽升：四十三個國家、六百名政要聲援台灣加入WHA**

台灣因為不屬於WHO的會員國，因此長年不具資格加入WHA。二〇二〇年台灣因為防疫有成，大大增加國際能見度，不少國家都聲援台灣參與大會，提供防疫的經驗給各國參考與學習。

根據外交部統計，此次有四十三個國家、超過六百位政要為台灣發聲。其中包含日本首相安倍晉三、加拿大總理小杜魯道（Justin Trudeau）、美國務卿蓬佩奧（Mike Pompeo）及紐西蘭副總理兼外長溫斯頓・彼特斯（Winston Peters）等都公開發言。

然而，目前各國正陸續解封，紐西蘭、澳洲、日本等聲援台灣的國家，卻未將台灣納入首波鬆綁解禁的名單當中。前衛生署長葉金川認為，影響他國做下決策的主要因素，第一仍是政治關係。此外，葉金川說，台灣雖然防疫良好，但發表在專業期刊、有分量的研究不夠多，因此可能造成他國的信任度不夠高；其他篩檢、抗體檢驗等「該做的還是要做」，例如台大公衛學院與彰化縣衛生局合作血清抗體檢驗，調查社區感染狀況，不管數據如何，也能增加他國對台灣的信任觀感。要把防疫成績衝高的國際支持，化為實質效應，台灣還有許多挑戰。

世紀之疫
揭開COVID-19下，人性、病毒、新世界的深度紀實

策劃主編／楊惠君
文　　字／丁元元、史不凡、林雨佑、林慧貞、姜詠諺、柯皓翔、張子午、張軼、張碩尹、曹馥年、陳映妤、陳潔、廖珮雯、劉致昕、蔡百蕙、嚴文廷
攝　　影／Viola Kam、小草、王容慧、余志偉、吳逸驊、林彥廷、張家瑋、許菁倩、陳曉威、楊子磊、蔡耀徵、蘇威銘
責任編輯／黃鈺雯
版　　權／黃淑敏、吳亭儀、邱珮芸、劉鎔慈
行銷業務／周佑潔、林秀津、黃崇華、王瑜

國家圖書館出版品預行編目(CIP)數據

世紀之疫：揭開COVID-19下，人性、病毒、新世界的深度紀實／楊惠君 策劃、主編. -- 初版. -- 臺北市：商周出版：家庭傳媒城邦分公司發行，民109.12
面；　公分
ISBN 978-986-477-944-4(平裝)

1.傳染性疾病防制 2.病毒感染 3.報導文學

412.471　　109016239

總編輯／陳美靜
總經理／彭之琬
事業群總經理／黃淑貞
發行人／何飛鵬
法律顧問／台英國際商務法律事務所
出　　版／商周出版　臺北市中山區民生東路二段141號9樓
電話：(02)2500-7008　傳真：(02)2500-7759
E-mail：bwp.service@cite.com.tw
發　　行／英屬蓋曼群島商家庭傳媒股份有限公司　城邦分公司
台北市104民生東路二段141號2樓
電話：(02)2500-0888　傳真：(02)2500-1938
讀者服務專線：0800-020-299　24小時傳真服務：(02)2517-0999
讀者服務信箱：service@readingclub.com.tw
劃撥帳號：19833503
戶名：英屬蓋曼群島商家庭傳媒股份有限公司城邦分公司
香港發行所／城邦(香港)出版集團有限公司
香港灣仔駱克道193號東超商業中心1樓
電話：(825)2508-6231　傳真：(852)2578-9337
E-mail：hkcite@biznetvigator.com
馬新發行所／城邦(馬新)出版集團
Cite (M) Sdn Bhd
41, Jalan Radin Anum, Bandar Baru Sri Petaling,
57000 Kuala Lumpur, Malaysia.
電話：(603)9057-8822　傳真：(603)9057-6622　email: cite@cite.com.my

封面設計／許晉維　內文設計暨排版／無私設計・洪偉傑　印　刷／鴻霖印刷傳媒股份有限公司
經銷商／聯合發行股份有限公司　電話：(02)2917-8022　傳真：(02) 2911-0053
地址：新北市231新店區寶橋路235巷6弄6號2樓

ISBN／978-986-477-944-4
定價／450元

城邦讀書花園
www.cite.com.tw

2020年（民109年）12月初版
2021年（民110年）01月初版 2.1刷

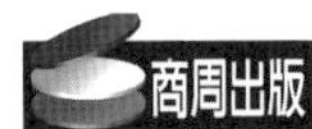

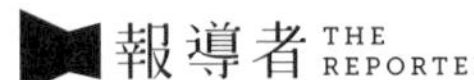

廣　告　回　函
北區郵政管理登記證
北臺字第10158號
郵資已付，免貼郵票

10480　台北市民生東路二段141號9樓

英屬蓋曼群島商家庭傳媒股份有限公司城邦分公司　收

請沿虛線對摺，謝謝！

書號：BO0321　　書名：世紀之疫

請於此處用膠水黏貼

讀者回函卡

不定期好禮相贈！
立即加入：商周出版
Facebook 粉絲團

感謝您購買我們出版的書籍！請費心填寫此回函卡，我們將不定期寄上城邦集團最新的出版訊息。

姓名：＿＿＿＿＿＿＿＿＿＿＿＿ 性別：□男 □女

生日：西元＿＿＿＿＿年＿＿＿＿＿月＿＿＿＿＿日

地址：＿＿＿＿＿＿＿＿＿＿＿＿＿＿＿＿

聯絡電話：＿＿＿＿＿＿＿＿ 傳真：＿＿＿＿＿＿＿＿

E-mail ：

學歷：□ 1. 小學 □ 2. 國中 □ 3. 高中 □ 4. 大學 □ 5. 研究所以上

職業：□ 1. 學生 □ 2. 軍公教 □ 3. 服務 □ 4. 金融 □ 5. 製造 □ 6. 資訊
□ 7. 傳播 □ 8. 自由業 □ 9. 農漁牧 □ 10. 家管 □ 11. 退休
□ 12. 其他＿＿＿＿＿＿＿＿＿＿

您從何種方式得知本書消息？
□ 1. 書店 □ 2. 網路 □ 3. 報紙 □ 4. 雜誌 □ 5. 廣播 □ 6. 電視
□ 7. 親友推薦 □ 8. 其他＿＿＿＿＿＿＿＿

您通常以何種方式購書？
□ 1. 書店 □ 2. 網路 □ 3. 傳真訂購 □ 4. 郵局劃撥 □ 5. 其他＿＿＿

您喜歡閱讀那些類別的書籍？
□ 1. 財經商業 □ 2. 自然科學 □ 3. 歷史 □ 4. 法律 □ 5. 文學
□ 6. 休閒旅遊 □ 7. 小說 □ 8. 人物傳記 □ 9. 生活、勵志 □ 10. 其他

對我們的建議：＿＿＿＿＿＿＿＿＿＿＿＿＿＿＿＿

＿＿＿＿＿＿＿＿＿＿＿＿＿＿＿＿

＿＿＿＿＿＿＿＿＿＿＿＿＿＿＿＿

【為提供訂購、行銷、客戶管理或其他合於營業登記項目或章程所定業務之目的，城邦出版人集團（即英屬蓋曼群島商家庭傳媒（股）公司城邦分公司、城邦文化事業（股）公司），於本集團之營運期間及地區內，將以電郵、傳真、電話、簡訊、郵寄或其他公告方式利用您提供之資料（資料類別：C001、C002、C003、C011 等）。利用對象除本集團外，亦可能包括相關服務的協力機構。如您有依個資法第三條或其他需服務之處，得致電本公司客服中心電話 02-25007718 請求協助。相關資料如為非必要項目，不提供亦不影響您的權益。】

1.C001 辨識個人者：如消費者之姓名、地址、電話、電子郵件等資訊。
2.C002 辨識財務者：如信用卡或轉帳帳戶資訊。
3.C003 政府資料中之辨識者：如身分證字號或護照號碼（外國人）。
4.C011 個人描述：如性別、國籍、出生年月日。

請於此處用膠水黏貼